解密祖传秘方
——乡野中医临证录

Decrypting the Ancestral Secret Recipes
——A Record of Rural Traditional Chinese Medicine Clinical Cases

杨现龙　著

Billson International Ltd.

Published by
Billson International Ltd
27 Old Gloucester Street
London
WC1N 3AX
Tel:(852)95619525

Website:www.billson.cn
E-mail address:cs@billson.cn

First published 2025

Produced by Billson International Ltd
CDPF/01

ISBN 978-1-80377-122-9

Hebei Zhongban Culture Development Co.,Ltd
Wanda Office Building B, 215 Jianhua South Street, Yuhua District, Shijiazhuang City, Hebei province, 2207

乡野中医临证录

自序

岁月沧桑不平凡，年华虚度甚遗憾。

浅读本草识药性，粗研内经知病源。

虽无扁鹊回生术，但有仲景妙方传。

甘为春蚕吐丝尽，愿做蜡烛照人寰。

    先父玉彩影彰公儒医兼通，其文章斐然，书法精湛，在其遗作中可窥见一斑。自二十岁曾设家馆教书，其桃李遍及乡邻各村。先父通读《内经》《本草》《伤寒论》《金匮要略》等经典，并精研"子午流注""灵龟八法"等针法，在当地治病颇有威望。我在先父教诲下，12 岁能背诵《药性赋》《汤头歌决》等中医启蒙书籍。小学六年级时值"反右"运动，因受校长株连而失去升学机会（当时 13 岁）。从此便走上了随父学医之路。1960 年，当地灾害严重，各种疾病丛生。党和政府从省地抽调大批医务人员、调运大批药物和器械免费为当地群众治病。我有幸在病房随省、地区来的老师侍诊，聆听他们的教诲，并接触了很多危重病人，使我正式步入医学大门。三年困难时期，父亲的去世给了我致命打击，不但失去了我学医的机会，而且又担起了全家生活的重担，和弟与母相依为命。当时曾有人断言："先生逝早，儿子太小，难步后尘了"。青年时代，为追求自己的理想事业也曾经狂热过、奋斗过；为改变自己的命运也曾经争取过、努力过，但始终改变不了被贬值的命运，甚至连参军的机会（部队定招的卫生兵）也被"偷梁换柱"。为此，我曾经失意过、痛苦过。由于性格耿率，颇欠圆滑，"文革"期间，也险些被无中生有、蓄意诬陷打入"另册"。

    在学校任教期间，偶有病人来诊，引起学生围观，影响上课。1968 年 10 月，大队领导把我从学校抽出，在大队组建卫生室，我才正式当上了"赤脚医生"。那时应诊者多是些常见病，多发病，应用平常西药就能解决。个别疑难杂症，治疗颇为棘手，有些改用中药治疗后效果颇佳，引起了我对中医中药研究的兴趣。当时我用中药，大多只有感性认识，上升不到理性认识上去。这也是小学文化，文质太低的原因。虽然当时在当地稍有名气，大多是仿先父用药习惯而遣方用药。1979 年 11 月，我首次应邀去界首市人民医院参加危重病会诊，会诊时衣着、行动、说话无不带有浓厚的乡土气息，更无理论可讲。大夫们征求我的意见时，我只说："我尊重大家的意见，我只开个药方就行了。"虽说是会诊，还不如说去聆听各位大夫畅讲治疗经过和原理。其后又到过淮阳、郑州、徐州、焦作等医院会诊，都出现了类似的尴尬局面。1988 年我参加了"齐鲁中医函授大学"的四年函授学习，从中医理论、文化知识上都有了很大提高。后来也试着书写医学论文，部分稿件已在医学杂志上发表。1992 年，曾被推选为"沈丘县中医临床研究中心"副主任委员。当年，根据"河南省科学技术委员会""河南省卫生厅"联合文件精神，根据我所发表过的 20 多篇论文，被晋升为"主治中医师"。在全县"乡村医生"中可谓是'独树一帜'。

回顾往事，感慨万千，想到自己为中医事业奋斗数十年，现在年逾古稀，体弱多病，自己多年来所治疗常见病、疑难病症的经验未曾总结，实属遗憾。查阅以前的诊疗记录，由于时过境迁，部分已经丢失，有些字迹不清，残缺不全。爰将有记录病例进行整理。也是为后代留下一点现成的参考资料吧。

在本书编写中，唯恐体力不支，难以杀青。好在天假我年，精神所在，为本书的编写增添了柱石。本书是笔者在长期临床实践中，对部分常见病、疑难杂症治疗的心得体会。书中所涉及的治疗方法和方药，绝大部分是经过笔者临床反复验证，而确实有效并经得起重复的方法和方药。大部分系笔者临床所创。

祖国医学有两大特点：整体观念和辨证施治。辨证是前提、是基础；施治是辨证的继续，而又是对辨证的验证。辨证和施治是中医学的精髓，具有较高的理论性和实践性，是理论和实践的高度统一。没有一定的治疗实践水平，很难达到这一境地。因此，祖国医学很重视行之有效的一方一法，（即单方、验方、秘方和独特手法的运用），编写本书的目的，是本人的经验介绍和传授，虽讲辨证施治，但不必拘泥而面面俱到，具有一般文化水平的人，都能运用书中所介绍的大部分方法和方药，因此，本书具有简便易懂、易学的特点。

十多年来，笔者由于年龄过大，头脑愚笨，在电脑的使用上困难重重，幸有本村贤侄宋子成老师的谆谆教导才能入门。并在本书的编排和修改中曾做了大量工作，故铭此言以记之。

　　本书只是笔者的一管之见，由于视野不广，水平有限，难免有欠妥之处，诚望同道师友及读者赐教指正。

杨现龙2016年7月于从心斋

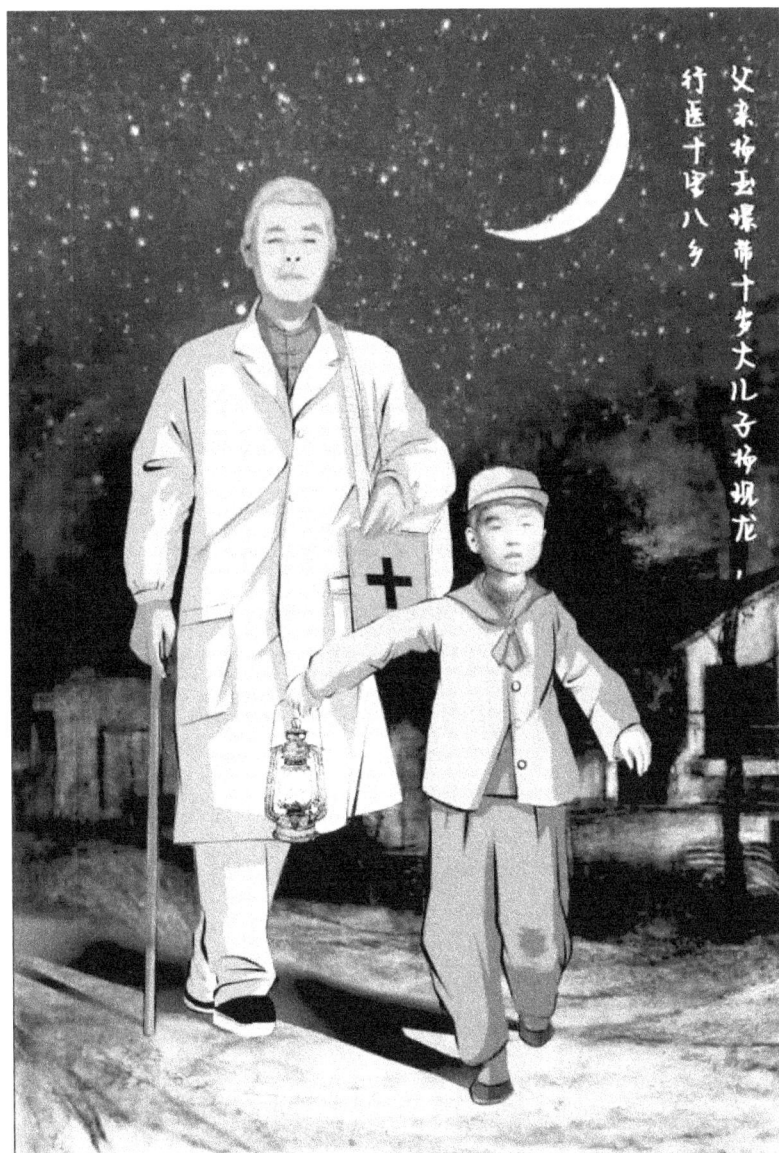

父亲杨玉煤带着十岁大儿子杨现龙，行医十里八乡

农村骄子——杨现龙

杨耀龙/文

五年前，听说河南老家我哥身体不太好，我就和妻子从新疆专程回老家看望。哥听说我们要回，可高兴了。他请木匠为我们专门打做了一张新大床，放在他新盖起不久、刚入住的小二楼里最大的主卧室让我们住，他和嫂子住次卧。我对哥说：无论从哪个方面说，我们都不应该住主卧，还是您和嫂子住主卧，我们住次卧。可无论怎么说，哥都坚持让我们住主卧。没办法，我哥就是这样的人，对亲人不仅亲情满满，做事也大方讲排场。二十世纪七十年代中叶，老百姓日子过得都很艰难。新疆的外甥回内地到我家去了，没钱招待亲人怎么办？我哥就把家里的耕牛卖了，招待外甥，临走还送钱给外甥。外甥一直记住令他感动的这件事。

哥从小聪慧过人，从十岁就跟着我父亲学医，治病救人。十里八乡的路上布满了我爹和我哥的足迹。小学毕业后，哥到县办卫校学了两年中专，这就是他一生的最高学历。但凭着他几十年对医学的热爱、执着和勤奋好学；凭着他秉承"病人至上"的家风医训，看病时都是细心把脉、认真研判和精心下药，对疾病的治愈率是很高的。他有丰富的实践经验，对病人又极端负责任；加上他有长期学习、钻研、实践中练出的高明的针灸技术，几十年来不仅给数以千计的病人治好了病，还医治了一些大医院不愿再治的疑难病症。这使得他在当地很有名望。

我哥叫杨现龙，还是称呼他为"现龙医师"吧，因为他获得的技术职称是"副主任中医医师"。我从现龙医师病例中拿出一两个典型病例，来证实他的治病才能。

病人孙某 63 岁，河南淮阳县人。周口市人民医院和河南省中医院（均是三甲医院）都确诊其患的是"胸膜内皮瘤"。也服了医院开的中西药，不见效果。近期右胸胁下呈间歇性针刺疼痛，近20天逐步加重。不能平躺，不能说话，连解衣服扣子都疼痛难忍。4 日无进食，5 日无行便，只能伏跪在床。大医院昂贵的治疗费他也交不起，只有在家任凭疾病折磨等死。家人慕名找到现龙医师，现龙医师详细查阅了周口市医院 X 光拍片和结论，查看了河南省中医院开的中医处方，对病人把脉诊断，当时病人体温显示 38.7c。当即认真仔细开出处方（处方略）。由于病情急，取药当晚就先服一剂。（煎两次），服后病人感觉症状减轻。下半夜服第二剂（煎两次），病人大便硬块排出，随后顺畅。体温降至 37.8c。但出现大汗和咳喘。现龙医师又调整处方，5 剂服后，喘定汗止。接下来，现龙医师又一次精心调整了处方，让患者建立起信心，一定坚持服药。患者前后服了 41 剂中药后，感觉身体一切正常。到周口市人民医院再次做检查，胸前后、侧位 X 光片显示"病灶消失，一切正常"。孙某后来年老而终，享年 86 岁。

吴某，女，68 岁，河南驻马店人，退休前某医院药剂师。经医院三次确诊"食道贲门癌肝转移"，吃饭下咽困难，大便干燥，四五天一次仍然难排。说话无力，情绪悲观。现龙医师告诉她：我看你这病难治，但难治不等于不能治。只要咱们医患双方都有信心，大有希望治愈。现龙医师先后调整三次处方，吴女士共服 95 剂药。经医院检查，健康恢复如初。十几年前，我在新疆患神经性耳聋，在一家三甲医院住进耳鼻喉科，检查，吃药，输液，还进高压氧舱吸氧两个疗程，先后两次住院花费超万元。虽有点好转，但进展不大。我听说我哥在老家给人治病很出名，就抱着试试看的态度，把"神经性耳聋"病对我哥写信说了。没过多久，我哥寄来他开的处方。安排我先吃三剂看看，如有效再吃三剂，没效再对他说，他再开处方。我拿处方到中药房买了中药，花费不到一百元，吃了三剂，感觉好了。我一下很震惊！这是我哥吗？这就是小时候带着我玩的哥吗？我兴奋地打电话告诉了他："我耳朵好啦！不聋了！"我哥说："不一定好彻底，再吃三剂。今后如有犯的时候，按这个药方把其中两种药再上调 5 克，吃三到六剂应该就好了！"哇！我一下感觉到我哥，在我离开家的这几十年里，奋斗得很有建树！对他肃然起敬！

二十世纪八十年代中叶，全国事业单位技术职称评定开始。学历等硬件要求很严。我哥学历虽低，但由于治愈了一些大医院不治的疑难病症，一时声名鹊起。请他看病治病的除了平常百姓外，还不乏政府官员。还有部队的军官带着护卫坐小车专程到"现龙中医门诊部"就诊。这对我哥的专业技术职称评定有着积极影响。医学理论统一考试，我哥由于多年博览医学群书，并著有论文发表，理论这一块顺利通过。上级卫生部门和当地的高评委专家组，根据我哥多年来治愈了不少疑难病症，破格评聘为副主任医师（副高）。从此，"现龙中医诊部"的牌子下，多了"副主任医师"五个字。我哥国民教育的初中都没上完，到技术职称评定时能顺利拿到副高证书（和副教授平级），不能说不是奇迹！哥还特别喜欢国学，爱好书法。几十年来，他用来包中药的纸都是他练过毛笔字的，透着墨香。他还根据几十年的行医治病实践经验，著有15多万字的《乡野中医临证录》，内有治疗疑难杂症的上百个我家祖传秘方和治愈的上百个疑难杂症典型实名病历。的确是非常宝贵的医学文献。

在我回老家看我哥兄弟俩茶叙时，我哥对我说："任何事物都在发展变化中。看病更应该根据病人的病情，对症适量下药。并要根据在治疗过程中，病人的身体变化，新出现的问题，体质和身体承受能力等，不断及时调整处方。力求每一组药都恰到好处。也就是常说的对症下药。"

哥还说："咱家的祖传秘方，我都在不断修改中。没有一成不变的秘方。"还说："哥想把咱爹几十年积累的秘方公布出去，对学中医的人是个帮助，对国家也是个贡献！"我顿感现龙医师的家国情怀和对待医学的科学态度。对其境界非常佩服！对其主张十分赞同！哥在他的《乡野中医临证录》书稿"自序"中开头有首小诗和一段话，我把它抄录出来，以证现龙医师的文字水准。岁月沧桑不平凡，年华虚度甚遗憾。浅读《本草》识药性，粗研《内经》知病源。虽无扁鹊回生术，但有仲景妙方传。甘为春蚕吐丝尽，愿做蜡烛照人寰。接着是"序言"的文字一小段。"先父玉璟彩彰公（注：我父亲叫杨玉璟，字彩彰）儒医兼通，文采斐然，书法精湛。在其遗著中可窥见一斑，先父20岁设家庭学馆教书育人，其桃李遍及乡邻各村；通读《内经》《本草》《伤寒论》《金匮要略》等经典；精研'子午流注、"灵龟八法'等针法，在当地治病颇有名望。我在先父教诲下，10岁跟随，12岁背诵《药性赋》《汤头歌决》等医学启蒙书籍，小学毕业后进县卫校两年，便正式走上了随父学医治病的道路。"……我哥现龙医师一身的才华，医术高超。我父亲去世后，我哥不仅很好的秉承了父亲的医学事业，并发扬光大！还对国学的研究，很有见地。县文化局根据我家对国学的几代传承，命名我家为"书香门第"之家，牌匾悬挂我家门厅。这个殊荣的获得，我哥在我父亲去世后，起到了承上启下的最关键的作用！现龙中医医师几十年的刻苦钻研，奋力拼搏，将自己打造成了一位"农村骄子"的可敬形象！

几年前在我哥病重期间，曾两次打电话给我："兄弟呀！哥希望你今后经济条件好了。帮哥把书出了。出书不为别的，就为传承。我的书稿里，有咱爹几十年手抄记载的治病效果很好的祖传秘方。我在秘方基础上，不断修改完善。治病效果确实很好！那可是咱爹和我的长期积累而成的。儿子，孙子现在都在从事医学。我曾对你说过，咱家不保密了，解密公开，贡献国家，造福人民。另外出书一是表明咱杨家医学旗帜在树立着，二是把咱爹和我两辈人的医德、医风、医术要传承下去，并发扬光大！"

我说："哥，放心吧！经济条件好了！我一定把书出版！让咱爹"病人至上"的精神代代传承！杨家这面医学旗帜高高飘扬！"

散文诗

喜欢读书　医德高尚

——又想起爹和娘

杨耀龙

豫东平原，沙河北岸，王寨村，是生我养我的故乡。
那里让我魂牵梦萦，我对那里情深意长。
那里的黄土下，埋着我的爹和娘。

那时农村穷啊！家家茅草屋，户户都缺粮，
孩子们只能等到过年，才能吃上顿好饭，才可能添件新衣裳。

爹是乡村里的秀才，办过私塾学堂；
后又攻读医书，在乡村联合诊所，当了名看病先生。

每天清晨是爹的读书声把我叫醒；
读书后，爹又吹起他的长箫，箫声悦耳悠扬。

爹对病人是那样的负责，无论刮风下雨、严寒酷暑，
只要有人请看病，爹药箱一背，马上跟上。
遇到特困家庭无钱吃药，爹让病人吃药治病，
有个小本，把药费记下，让诊所月底从自己薪水里减去，
往往是月月扣光。

直到爹自己病了，即便是病重了；

在夜里，即便是别村的人请看病，

爹不顾娘的劝阻，二话不说，穿起衣裳，点亮了他专用的罩子油灯，

吃力的背起药箱，柱上了拐杖。步履蹒跚，磕磕绊绊，行走十里八乡。

爹常说的一句话就是："当医生，就要'病人至上'！"

记得爹去世时，送行的人群排了两里长。撕心裂肺的哭啊：

"杨玉璟啊！大善人啊！你不要走啊！……"

"杨先生啊！没有钱买黄纸送您一程啊！

把孩子用过的作业本给您烧上，以表我们痛失先生的悲伤！"

……

一些人痛哭流涕，跪地不起呀！

一些人趴在坟上，呼喊着："回来吧！回来吧！我们尊敬的杨彩彰！"

"我们到哪里去找啊！再找到给我家多次垫药费的好先生！"

"您是我们穷人的医生啊！我都愿意替您去死呀！只要能换回先生！"

……

唉！六十年过去了，

那哭天抢地、撕心裂肺的悲痛场景，

儿，一直没忘！

我的娘叫孙景贤，勤劳、勇敢又善良，爱说爱笑又爱唱。

喜欢干净爱扫地，大伙喊她"扫地娘娘"。

四岁时受爹天天读书的影响，我向娘要书。

家里没有钱，娘就把她房前屋后种的菜摘了一筐。

一双裹过的小脚啊！奔走在去县城早市的路上。

卖掉了菜，又跑到新华书店，给我买了一本小人书，书名叫《三国孙策小霸王》。

我爱不释手呀，在哥哥姐姐帮助下，我很快记熟了，看着书能把故事对大人讲。

爹曾高兴对我说："喜欢读书，就是好儿郎！"

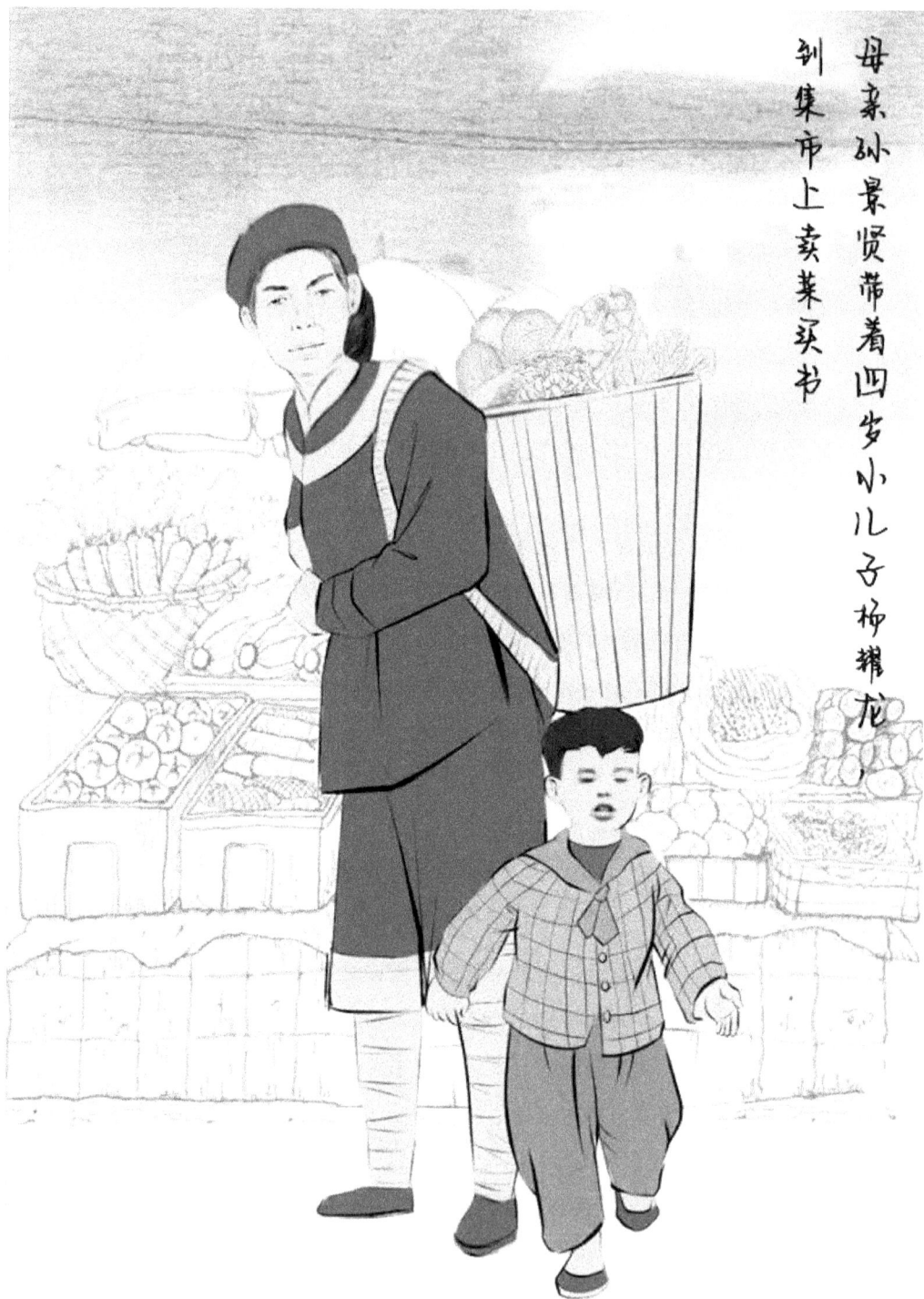

母亲孙景贤带着四岁小儿子杨耀龙到集市上卖菜买书

从我记事起，就知道娘不喜欢吃肉；

不喜欢吃白面馍馍；凡是我们认为好吃的，娘都不喜欢吃。

长大后儿子明白了，娘啊！您哪里是不喜欢吃啊！是不舍得吃呀！

儿子每当想到这些，就心酸流泪，心里好痛啊！我的娘！

几十年过去了，一切都翻天覆地，旧貌换了新颜。

故乡家家盖的是小楼，人人丰衣足食，正奔小康。

我常常这样想：爹娘如果能活过来多好，哪怕是三天，一天也行。

我会把爹娘紧紧拥抱不放，我会把天下最好吃的美食，给爹娘敬上！

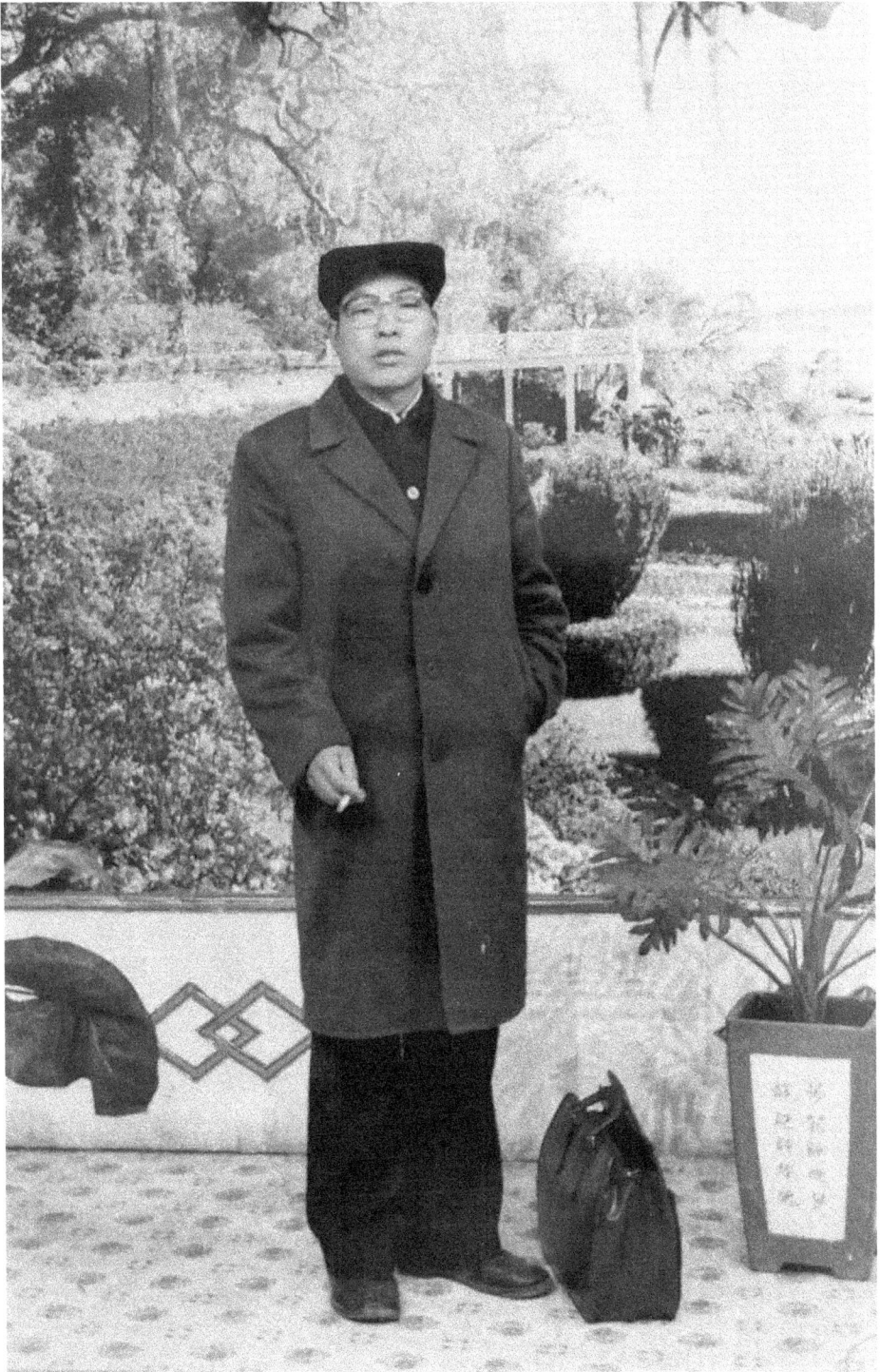

杨现龙　副主任中医医师

老中医杨玉璟先生手抄祖传医书、秘方部分照片

驗方彙集

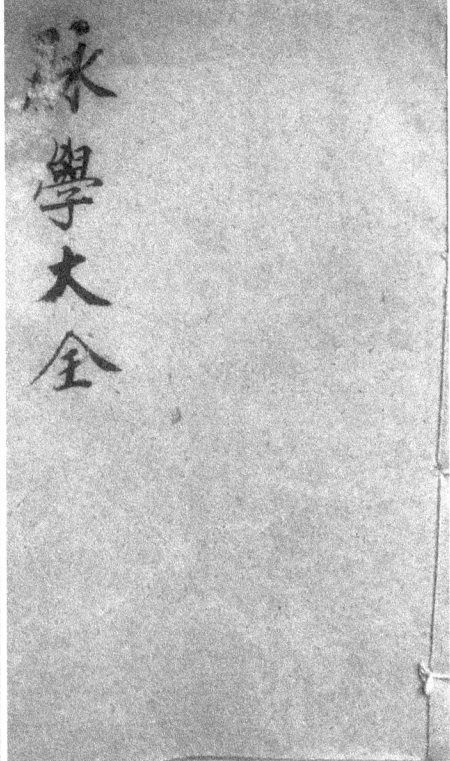

脉學大全

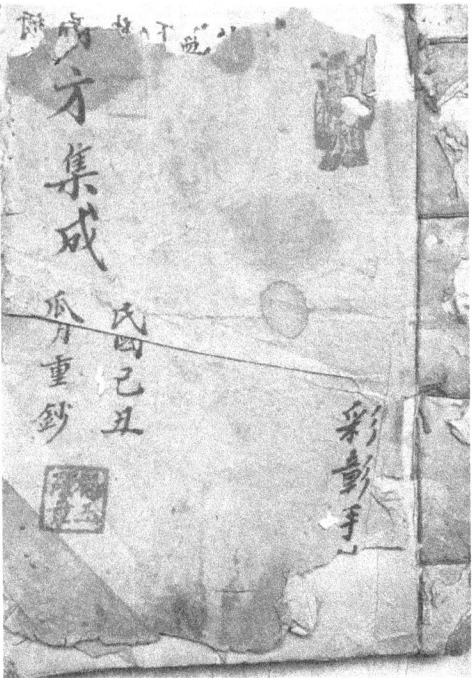

方集成　戊己丑　甩聲重鈔　彭手

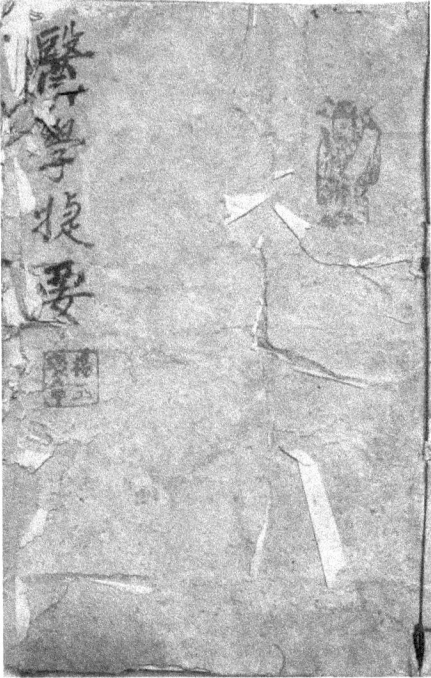

醫學提要

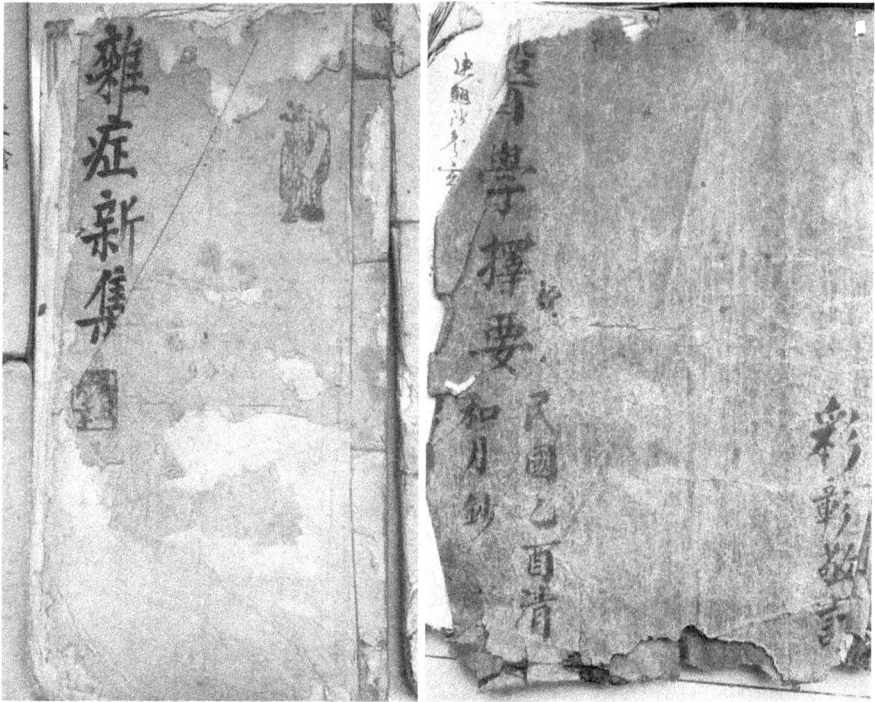

雜症新集

醫學擇要　民國乙酉清
和月鈔

彩彰嫡言

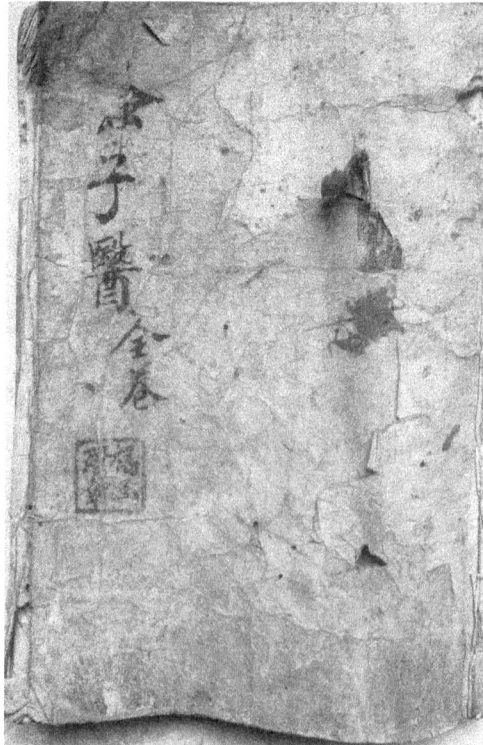

孟子醫全卷

老仁天門冬 貝母 百部 阿膠 款冬花 紫菀 而三錢

門冬

滋陰清火湯　吐血衄血宜用此方

凉血地黃湯　吐血衄血宜用此方
犀角地黃湯　玄參　赤芍　生地黃　丹皮　黄連　梔子　黃芩　牡丹皮　知母　荊芥炭

荷葉　如肝脾虛寒者用此方　乳烏

治嗽散方
紫菀　百部　白前　桔梗　甘草　陳皮　荊芥　薄荷引

藿香正氣散
藿香　紫蘇　陳皮　合香　半夏　砂仁
厚朴　香附

治霍亂方

治咳嗽方
杏仁　紫菀　五味子　桔梗　款冬花

洪数偏宜不妨浮大微濇难醫○脹滿之脉浮大洪濇實細而沉
微濇黃無倚○五臟為積六府為聚實彊可生沉細难愈○中
惡腹脹緊細刀生浮大維何邪氣已深○鬼祟之脉左右不齊
乍大乍小散作進○雜病未濟脉宜洪大又其已濟洪大如
作劇○肺癰已気寸數而無力肺癰已自脉宜
戒○婦人有子陰搏陽別少陰動甚其胎已結滑疾不散胎
必三月但疾不散五月可別左疾為男右疾為女女腹如箕男
短潰浮大相逢陰散而離経新産之脉小緩為應實牢弦牢
腹如斧○欲産之脉散而離経動甚其胎已自白脉宜
可剔○肺癰已気寸數而無力肺癰已自白脉宜
其已可明○何経八脉不可不察直上直下尺寸俱牢中央堅
賢衝脉昭胎胞中有寒逆氣攻心支滿溺失○直上
直下尺寸俱浮中央浮起督脉可求腰背強痛為惡○寸
尺左右彈陰蹻脉長男疝女瘕任脉之诀○寸左右彈陽蹻可法
維尺內斜上至寸陽維○脉有反關動在臂後別由列缺不干
寸外斜上至寸陰
脈候○経脈為脉業已眧詳将絕之脉更当度量○心絕之脉
如操帶鈎轉豆躁疾一日可度○肝絕之脉循刀責責新張弓
強死在八日○脾絕雀啄又同屋漏一似水流還如杯覆
絕如何如麻吹毛羽中髻三月而死○腎絕伊何發如奪索
辟辟弹石四日而作○命脉将絕魚翔鰕遊重如湧泉莫可抑

脉訣總論

甲膽乙肝丙小腸　丁心戊胃己脾鄉　庚屬大腸辛屬肺

壬是膀胱癸腎藏

太陽小腸與膀胱　少陽三焦膽中强　陽明大腸並足胃

太陰肺金脾土鄉　少陰心上與腎下　厥陰包絡肝中藏

手太陽屬小腸　　足太陽屬膀胱　　手少陽屬三焦　　足少陽屬膽

手陽明屬大腸　　足陽明屬胃　　　手太陰屬肺　　　足太陰屬脾

手少陰屬心　　　足少陰屬腎　　　手厥陰屬包絡　　足厥陰屬肝

六部脉屬臟腑歌

上皆屬手下屬足　說與醫人仔細推

醫宗釋疑　民國己卯桃月訂錄

彭彰手錄

醫宗釋疑 全部

彩龢手錄

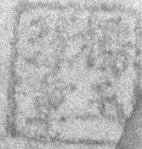

春蠶子醫 全卷 民國戊寅孟冬月

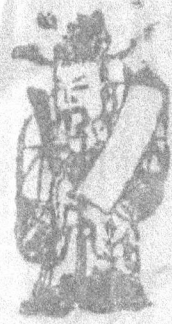

彩彰手重錄

土信生蝕爛肉枯砒輕粉官粉足　陰戶痛瘡無過此刀子刮後
將火鍬搬一搬燒有蛆撥亦清甫　其皮內金入與遍偏
君跌打損傷以大便為憑　雞內金用同内金入米糠炒性
血出用十全　黃枝大黃攻桃仁紅花蓁荊當歸尾煎
二便不通大黃添州大黃攻二两水煎引芒硝全大補為条
三乂好甫送之産　雞黃烹熱蛋引芒硝金大補為数　若被損傷二
七釐散為一切傷損不起最佳
傷損一種散主緊燒已豆去油薑黃青選乳香没藥為粉
血兒七釐散朱砂紅花雄黃選加上歸尾各一不三分元費三分元跌打傷損
種孕卯忘服服黃木醋調火燒爛破屋下
生肌散

象用牧石霜奶乳香没藥血竭木三黃丹伍爻白芷羚龍骨朝膈乾立止疼定立時

假體傷折去
將斷處見定將　免兒熱續断和糁共同多粉國閣煅炒醋和
将乳香没藥血竭　和朝膈炒止疼定立時

觀掌為方
（印章）道藏研究

脉來若弦某小緊此為可下不須疑
　　　　內又有通變
強脉宜溫養緊敛之脉汗要蜜

四時平脉
春弦　夏洪　秋毛　冬石　又春夏人迎微大秋冬气口微
肝木脉弦　心火脉鈎　脾土脉代
肺金脉毛　腎水脉石

脉為血脉也血脉百骸貫通大會之地寸口朝宗

脉有血脉也其脉也中氣道行為五臟六腑以又奇經者
之處則在寸口又寸口者五臟六腑之經脉也何以各
經之脉皆於此取子盖脉為華盖居於至上而諸臟腑之
其上各經之气無不上薰於肺故曰肺朝百脉而寸口為脉之大
會也

經之脉皆於此取子盖脉為華盖居于上至上

凡診人之脉令其掌心仰手後高骨是石關上
是即閣部也先將中指取定閣部才下前後一指於尺寸之
上也盖人長則下指宜踈病人短則下指宜密
診人脉者令疾人仰手醫者覆手診之掌後有高骨隆起

閣前為陽閣後為陰陽寸陰尺先徵雅象

而非濡也王叔和謂其一止復來亦有疵病蓋濡脉往來遲

難有類乎止而遲非也又曰細而遲往來難且散有乃浮

多而沉分少有類乎散而實非散也須知極軟似有若無若

微脉浮而且細為濡脉沉而且細軟為弱脉三者之

脉責指下糢糊而不清爽有似乎濡而確有分別也肺之為

臟氣多血少故右寸見之為合宜之珍腎之為

故左尺見之為虛憂（候）不問男婦凡尺中沉濡者必難於

嗣正血少精傷則必濡故滑主痰飲濡主陰虛也

則必濕枯槁之症也

虛脉陰也

虛合四形浮大遲耎皆不足之象也如幾不可見虛主血虛又主傷署

左寸心虛驚悸怔忡右寸肺虛自汗氣怯左關肝傷血不營筋

右關脾寒食不消化左尺水衰腰膝痿痹右尺火衰寒症蜂

起

按虛之為義中空不足之象也專以耎而無力得名也叔和

云虛脉遲大而耎按之豁然空此言最合義雖不言浮而曰

豁然空則浮字之義已包含其中矣崔紫虛以為形大力薄

但欠遲字之義耳偽訣云尋之有餘舉之不足舉之有餘是浮脉而非

脈來若弦來小緊此為可下不須疑

內又有通變

弦脈宜溫養緊數之脈浮長宜宣

四時平脈

春弦　夏洪　秋毛　冬石　又春夏人迎微大秋冬氣口微
大如是者為平脈

肺金脈毛　腎水脈石
肝木脈弦　心火脈鈎　脾土脈代

脈為血脈百骸貫通大會之地寸口朝宗

脈者血脈也血脈之中氣道行焉五臟六腑以及奇經各有
之脈皆在寸口大寸口者左右手六部皆肺之經脈也何以各
經之脈皆於此取子蓋脈為華蓋居於上而諸臟腑皆處
其上各經之氣無不上薰於肺故曰肺朝百脈而寸口為脈之大
會也

診人之脈令仰其掌掌后高骨是名關上
凡診人脈者令疾人仰手醫者覆手診之掌后有高骨隆起
是即關部也先將中指取定關部寸下前後二指於尺寸之
上也病人長則下指宜疎短則下指宜密

關前為陽關後為陰陽寸陰尺先後推詳

兼外加父葉與赤石一付飲之便立產○灌與竹瀝之類又如○

初一診時脉荒張診得久時全不動治宜利灌用二黃○熱地兼黃為○女子三寸不可
過於關脉○有一女子幾及弁診脉問我是真原我言三寸較關為稍大便是他病
身根枕左寸大今必減恒右寸大今必疼積敦他即用王金枕几便可此病立
調劑○老婦石尺右邊身疼不能食○老婦石尺甚虛寒兼之氣惱緊胸閉不補
命門重肉焦灌身疼減便能餐臾德代黃之藥全不用恐化引藥上頭額○
喉疼喉腫多是風寒○喉腫喉疼數十夫一見看油便小安真寒戊按六脉全不動
大用蒼麻加附子   透骨關加上熱軟燉海成因他眼含知渾身汗解便加蒼朮附子

是劑治法 治吐血不用血分藥亦是創治法○人吐血己數天我一診脉是受寒廿芷
治血全不懼心悶○少婦心脉結聚右臂腫硬○少婦心脉小皮錢右臂腫硬不能變

人大生氣右脇疼痛不能堪我用牛黃散一付便立時安因他初起身此密

我用凌霄玉金去破心加上澤漆 俗名貓耳眼 蒼朮麻黃連蜈蚣蠍子尖共為和內服二付兩
便能安○左寸如錢厚而高馭火一湧結上焦男子多是痰飲症女
子是經不調挾開心經○再用藥玉金菖蒲甚昭○咳嗽之脉尺寸皆無○老婦尺
寸脉全無中間兩部亦模糊如此之虛之不透那有氣血挽糖糖夜裏不能黏
枕頭一黏枕頭敗都盧○我用十全大補師午旱稍安子○沉寒出汗必須內外
兼治○沉寒之脉貼依眠全無鼓蕩真機械用盡熱藥不出汗內外夾治方得
安兩用熱補帶出汗外用酒打密打罐子服○氣惱之脉治法○氣惱之脉如破石
無絲無縷無綜絲大用蒼麻軟便透發加上熱地帶金丹看似爍分實不爍
必當脂之轉機關○咳嘔不必脉寬○咳嘔不必脉上寬二寸兩邊亂動難即是

醫學集要
民國乙酉辰月敬訂
於槐居義利昌商行
彩彰手抄

沉脉（陰）

（體象）沉行筋骨。如石投水。按之有餘。舉之不足。（主病）沉脉為陰。其病在裏。寸沉短氣。胸痛引脇。或為痰飲。或水與血。關沉酸筋急。尺沉背痛。亦主腰膝。（兼脉）沉下濕痒濁痢泄。沉遲痼冷。沉數內熱。沉滑痰飲。沉濇血結。沉弱虛衰。沉牢堅積。沉緊冷痛。沉緩寒濕。按沉之為義如之。沉於水底也。

遲脉（陰）

（體象）遲脉屬陰。象為不及。往來遲慢。一息三至。（主病）遲脉主臟。其病為寒。有力積冷。無力虛寒。浮遲表寒。沉遲裏寒。遲濇血少。遲緩濕寒。沉痛牽陰。（兼脉）有力積冷。無力虛寒。浮遲表寒。沉遲裏寒。遲濇血少遲緩。

寸遲上寒心痛停凝。關遲中寒。癥結攣筋。尺遲火衰溲便不禁。或病腰足。濕寒為痛。

脉若一息二至則遲而不及矣。陰唯之滿。故遲陰寒之症脉必見遲也。脉一息四至為和平。

數脉（陽）

（體象）數脉屬陽。象為太過。一息六至。往來越度。（主病）數脉屬陽。其病為熱。寸數喘咳。口瘡肺癰。關數胃熱。亦火土攻。尺為相火。遺濁淋癃。（兼脉）有力實火。無力虛火。浮數表熱。沉數裏熱。然數理熱為火炎。宜人參。若以涼攻則陰愈消而火愈熾也。此不可不知…

目录

一、临证部分

二、综述部分

三、秘方、验方

（五）五官科秘、验方 \ 300

一、临证部分

1.胸膜间皮瘤一例治验

孙某，男，63 岁，退休工人，淮阳县豆门乡孙营新寨村人。1978 年 3 月 19 日初诊。20 多天来，右胸胁疼痛逐日加重。近几日疼痛难忍，呈阵发性刺痛；右胸胁不能触衣被，不能平卧入睡，日夜伏跪在床，不能大声讲话；不能饮食已 4 日，大便已 5 日未行，曾服中西药通便无效。

望其身体瘦弱，呈痛苦面容。舌质红绛有瘀斑，苔黄而干，脉弦紧兼数。体温 38.7℃。察周口地人民区医院胸前后位及侧位 X 线拍片检查报告："1. 右胸上外侧靠胸壁可见约 5x10cm 椭圆形浓密影，内缘光滑，卧位占据上肺野；2. 右肺中下野，可见一类似圆形浓密阴影，如鸭卵大，卧位在右肺横裂处；3. 右胁膈角区有上述相似之阴影，边缘清晰；4. 与心影相重处也可见一与上述相似之阴影。"请考虑：1. 右侧多发性包裹性积液；2. 胸膜肿瘤。后去河南医学院经专家会诊，确诊为："胸膜间皮瘤"。脉证参看，治宜清热解毒，活血化瘀，泻热通便：方药组成：白花蛇舌草 30 克，半枝莲 30 克，龙葵 30 克，金银花 30 克，丹参 15 克，大黄（后下）15 克，芒硝（后下）15 克，当归 12 克，赤芍 12 克，制乳香 12 克，制没药 12 克，川牛膝 12 克，郁金 12 克，生地 18 克，汉三七（研末冲服）10 克，枳壳 10 克，桔梗 10 克，柴胡 10 克，桃仁 10 克，红花 10 克，川芎 6 克，甘草 3 克。2 剂，每日一剂，清水煎服。

由于病情急取药当晚上半夜服完第 1 剂（煎 2 次），自觉症状减轻，下半夜服完第 2 剂（煎 2 次），大便先解硬便，随后畅通，能与人正常讲话，能进稀粥半碗。体温 37.8℃，脉舌同前。上方去硝、黄加玄参 12 克，麦冬 12 克，太子参 60 克，每日 1 剂，清水煎服。上方服药 7 剂，右胸痛逐日减轻，现只觉微痛，饮食倍增，大便通畅，但动则气喘，近两日汗出如洗。查其脉虚大无力，舌质红，苔微黄不干，体温 37.5℃，原方加党参 30 克，黄芪 30 克，太子参增至 120 克继服。该方服 5 剂，喘定汗止。

先后以上方加减服药 41 剂后，1978 年 5 月 15 日去周口地区人民医院复查，胸前后位及侧位 X 线拍片报告："病灶消失，一切正常"。其人年老而终，享年 86 岁。

2.食道贲门癌肝转移病案

吴某，女，68岁，驻马店市人，退休前为某医院药剂师。2010年8月3日就诊。旁人代诉："3个多月前，自觉胸闷，咽中终日有异物梗死感，但饮食尚能吞咽。其后吞咽逐渐困难。经医院三次检查确诊为'食道贲门癌'，每次检查所见，均有发展，最后检查有肝转移迹象。现在只能吃流质食物，有时流质食物吞咽也很困难，曾多次治疗病情有增无减。目前大便干结，四五天还不解一次大便。"望其形体消瘦，说话无力，脉弦细数。

食道下连胃之上口"贲门"，胃为足阳经之府，喜润恶燥，本病乃燥化太过，胃津被灼，所以上则咽中梗死，下则大便干结，甚则饮食不能吞咽而吐出。故前人谓为"胃稿"，俗称"噎膈"。治宜滋阴润燥，生津养胃，佐以软坚散结，消肿败毒之品：

方药：白花蛇舌草120克，半枝莲60克，蒲公英30克，淮山药25克，南沙参25克，玉竹25克，玄参25克，五凤草25克，麦冬10克，旋覆花（包煎）10克，鲜白茅根100克，蜂蜜150克为引。15剂，每日一剂，清水煎服。

用药方法：上药共煎2次，滤汁后加蜂蜜与药汁熬和，分4次服。

另用单方：

1. 白鹅血热服。用法：一人将白鹅两翅及双腿紧握，另一人将鹅颈宰断后令患者口含鹅颈饮其热血，每五至七天一次。如无白鹅白鸭亦可，功用相同。

2. 将白鹅尾部毛拔下，烧成灰研细，调米汤或稀饭服完，肉可煨汤食。

3. 96—54胶囊、妙灵2号胶囊各4瓶，两样每次各服5～6粒，每日3次。

2010年9月9日二诊：服药的同时，共饮白鹅血3次，病情有所好转，食流质已不感困难，照前方20剂，上述胶囊各4瓶，服法同前。

2010年10月10日三诊：病情大有好转，吃饭顺利，大便畅通，体重增加2公斤，面有喜色，效不更方，照方取药同上，服法同前。

其后，根据情况上方略有加减，共服药95剂，健康如初。

3.肺癌治验

2007年9月2日，沈丘县中医院李怀端院长因患肝癌来诊，县医院李东亮、徐公振二主任同时来访，巧遇郑州患者陈芬荣来诊，我们四人共同为其会诊。陈芬荣，女，68岁，郑州市人。因发现患肺癌2个月，曾在本地某医院西医治疗，住院近一月病情无好转，因不能接受化疗，故求中医诊治。近十多天胸痛厉害，并有咳嗽、咯血，身有微热，体温多在37.5～38℃之间。饮食欠佳，夜难入寐，大便干燥等。舌质红有瘀斑，苔薄黄，脉细弦数。查医院检查结果："右上肺未分化癌"。拟清热解毒、活血化瘀、益气养阴之法：白花蛇舌草30克，半枝莲30克，龙葵30克，忍冬藤30克，太子参30克，黄芪30克，草河车15克，连翘15克，郁金10克，当归10克，生地10克，川芎10克，赤芍10克，柴胡10克，银胡10克，桃仁10克，红花10克，桔梗10克，牛膝10克，枳壳10克，黄芩10克，青蒿6克，甘草各6克。15剂，每日一剂，清水煎服。

9月26日，其儿媳专程来取药，讲述服药情况："上次来诊后，由于路途遥远，不耐路途颠簸，回家后病情加重，上药服至8剂，病无丝毫见效，自己生气坚决不再服药，只有卧床待毙。后在多人的劝说下才勉强继续服药，当服完12剂后，奇迹出现：身热已退，胸痛减轻，咯血稀少，惟咳嗽依旧，痰中有时带血，饮食欠佳。"余根据所述病情处方如下：

白花蛇舌草30克，半枝莲30克，龙葵30克，草河车30克，合欢皮30克，黄芪30克，太子参60克，玄参15克，生地15克，熟地15克，麦冬15克，天冬15克，百合15克，桑白皮15克，马兜铃15克，桔梗15克，枳壳15克，黄芩15克，南星15克，半夏15克，当归15克，赤芍15克，远志15克，桃仁10克，红花10克，五味子10克，杏仁10克，陈皮10克，甘草6克。15剂。

96—54胶囊5瓶，每次5～7粒，每日3次。

九一丹胶囊5瓶，每次5～7粒，每日3次。

4853—1329胶囊2瓶，每次2粒，每日3次。无反应每日可增加1粒。

10月20日，其家人来电话说："病情稳定，饮食转佳，咳嗽减轻。药还有，过几天就去取。"由于没有按时按剂量服药，虽有一定效果，但未达到预期效果。

10月29日处方：白花蛇舌草30克，半枝莲30克，龙葵30克，合欢皮30克，黄芪30克，太子参60克，杏仁10克，五味子10克，陈皮10克，草河车15克，黄芩15克，北沙参15克，山药15克，玄参15克，麦冬15克，天冬15克，百合15克，桑白皮15克，马兜铃15克，远志15克，紫菀15克，桃仁15克，丹参15克，川芎15克，南星15克，半夏15克，桔梗15克，当归15克，生地15克，枳壳15克，15剂。每日一剂，清水煎服。

按：方中白花蛇舌草、半枝莲、龙葵、合欢皮、黄芩清热解毒，抗癌消炎；玄参、北沙参、天冬、麦冬、百合、山药滋阴保肺；桑白皮、马兜铃、五味子、杏仁、紫菀、远志定喘化痰，敛肺止咳；川芎、桃仁、丹参活血化瘀；南星、半夏、陈皮燥湿理气化痰；桔梗、枳壳宽胸利气，太子参、黄芪、生地、当归补气养血。此方攻邪不伤正，扶正不留瘀，敛肺不留邪，燥湿不伤阴。与三种胶囊配合应用，共同达到扶正祛邪，抗癌保肺的目的。

2008年1月18日中国长城铝业公司总医院检查报告："病灶缩小，未发现转移"。

后以上方加减又服70剂，患者健康如初，未再服药。全疗程历时八个月，共服药130剂，治疗结束。

4.白龙汤加减治疗急性白血病

急性白血病是一种或多种造血干细胞及祖细胞恶性变、失去正常的增殖、分化及成熟能力，无控制地继续增殖，逐渐取代骨髓并经过血流浸润全身组织及器官，是一种造血系统的恶性肿瘤，故有"血癌"之称。其病来势凶险，治疗难度大，死亡率高，因此对该病的研究有着很重要的现实意义。本病属中医学的"温毒"范围，多由外感因素引起。《内经》有"邪之所凑，其气必虚"之说。人体在正气内亏的基础上，邪气乘虚而入。这种外邪主毒、主热，毒、热入侵体内转化为"壮火。"《素问·阴阳应向大论》说："壮火之气衰，少火之气壮，壮火食气，气食少火，壮火散气，少火生气。""少火"是生理之火，物赖以生，"壮火"是病理之火，物赖以耗，壮火不但能耗散真气（元气），而又可伤精灼髓，致使骨髓造血功能紊乱，其病理特点为"本虚标实"，"邪气盛则实，精气夺则虚"是其主要病机病理。清热解毒，益气养阴，生精壮髓为治疗大法。多年来，余根据急性白血病的病机病理，治疗法则，自拟"白龙汤"治疗该病，并根据病情灵活加减，有时配合灵龟八法针刺治疗本病数十例，部分病人可得到缓解。

方药组成：白花蛇舌草 20～30 克，龙葵 20～30 克，半枝莲 20～30 克，旱莲草 20～30 克，太子参 30～60 克，水牛角 15～30 克，金银花 15～30 克，大青根 20～30 克，生地 10～是 15 克，天冬 10～15 克，麦冬 10～20 克，黄精 10～15 克，山萸肉 10～20 克，牡丹皮 10～20 克，赤芍 10～20 克，黄芩 10～20 克，连翘 10～15 克。

加减法：若发热者加青蒿 19～30 克，银胡 10～30 克，桔梗 10～20 克；若高热不退者加生石膏 50～100 克；若有出血点者加紫草 10～20 克，青黛 10～15 克，栀子 10～15 克，玄参 10～30 克，白茅根各 10～30 克；若贫血严重者加西洋参 10～15 克，当归 10～20 克，黄芪各 20～50 克，其他可根据症状变化灵活加减。

病案举例：

（按：所记白血病病历和"胸膜间瘤"治疗过程，后经县医院刘传捷院长、县中医院李怀端院长审阅，没想到现在写书有用，后来辗转丢失，现只能将诊治过程从略。其他外地病人由于时过境迁，缓解后情况不明，无法列举，只有将邻近村庄知根知底的病人，列举两例以飨读者。）

（1）宋某，男，6岁，本村人。1970年因患急性粒细胞型白血病求余诊治，当时余对白血病的认识还不十分清楚，对其治疗更是茫然，只有查看大量的医学资料才能摸索新路子，初治头几天毫无成效，后通过白龙汤加减，病有起色，发热、出血、贫血逐渐好转，处方如下：白花蛇舌草 20 克，半枝莲 20 克，龙葵 20 克，旱莲草 20 克，太子参 30 克，水牛角 30 克，金银花 15 克，生地 10 克，麦冬 10 克，黄精 10 克，牡丹皮 10 克，青蒿 10 克，赤芍 10 克，黄芩 10 克，连翘 10 克，青黛 6 克（分 2 次冲服）。根据上方加减，经过近四个月的治疗病情缓解，长大后应征入伍，后在焦作工作。该病的治愈使我对该病的研究和治疗增强了信心。

（2）凡某，女，60 岁，邻村藤营村人。1979 年 8 月诊，其夫妻无儿女，是五保户，因其患白血病，其外甥田连金明（淮阳县倒槐连庄村人）来邀余诊视。还没进村，来人说："都说这病治不好，今请你来对其把把脉，估计还能撑多久，好与生产队协商准备后事……"。由于患者有强烈的求生愿望，故按白龙汤加减法投药：白花蛇舌草 30 克，半枝莲 30 克，龙葵 30 克，旱莲草 30 克，太子参 50 克，水牛角 30 克，金银花 30 克，连翘 15 克，黄芩 15 克，牡丹皮 15 克，生地 20 克，赤芍 15 克，青蒿 10 克，黄精 10 克，麦冬 15 克，栀子 10 克，青黛 10 克（分 2 次冲服），服药三剂，病有起色，配合灵龟八法针刺经治两个多月，病情缓解。20 年后至 80 多岁年老而终。

5.灵龟八法为主治愈软骨瘤

邻近藤营村张朝生之女，12 岁，1987 年 9 月 8 日初诊。其姐代诉：本年 5 月，因双膝关节疼痛，多方求治不效，继之双膝关节肿大坚硬，下肢伸屈不便，某医院 X 线拍片诊为"软骨瘤"。建议手术（截肢）治疗。因家境贫困，未能手术，由人举荐，前来诊治。刻诊：望其呈痛苦病容，双膝关节内则肿大，坚硬不红，触之则痛，下肢活动受限，舌质淡，苔薄白，脉弦细。拟灵龟八法针刺为主，配合祛风除湿、疏通经脉，蠲痹止痛之中药为治。

中药处方；木瓜 15 克，威灵仙 15 克，鸡血藤 15 克，怀牛膝 15 克，秦艽

15 克，桃仁 15 克，红花 15 克，赤芍 15 克，甘草 15 克，白芍 30 克，当归各 30 克，每日一剂，清水煎服。

针刺方法：于当日 10 时 20 分（时值庚申日辛巳时配卦为坤）先取主穴双侧照海，针刺得气后，再针次穴列缺，留针半小时。起针后，患者自觉疼痛减轻。嘱其每天扎针一次，配服上方中药一剂，3 天后，症状明显减轻，因患者家运多艰，只服上方中药 8 剂后停服，余继用灵龟八法针刺，免费为其治疗 2 周，病获痊愈。随访至今无复发。

按：灵龟八法是针灸学中一种按时取穴的治疗方法，本法按人体阴阳气血盛衰和穴位开阖的规律，结合人体奇经八脉的会合，取其与奇经八脉相通的八个穴位，再依照日时干支的推演数字变化应用相加相除的方法，作出按时取穴的一种针刺法。此法使针刺穴位、手法、时机三者巧妙地融为一体，具有疏通经脉、调和阴阳、行气活血，扶正祛邪的作用。本例患者采用这一方法配合祛风除湿，蠲痹止痛的中药治疗，故获良效。

6.鸿雁传书治顽疾

20 世纪 70 年代初，本大队工厂采购员韩绍周长住郑州，结识一友名叫黄达华，家住广东省茂名市大头岭。其人擅书法，好诗文，因身患顽疾，曾来函求方：来信曰：

"杨现龙医师：你好！

余患病已十余载，主症为'半身不出汗，遍身呈鱼鳞状，平时有痰饮，夜尿频多，别无他恙。'多年求医仰药无丝毫之效，余甚悲观。真乃是头颅时晦平生之贱，肝胆长怒一寸之丹，一条薄命犹如阴阳之界，浮沉何如？扁鹊卢医在何方！诗曰：

郁郁数载想且愁，

> 只缘病魔折磨由。
>
> 残身虑作黄泉客，
>
> 叹问？谁主我沉浮。
>
> 思郁驰骋同忧国，
>
> 唯恐丹心付东流。
>
> 云天若施灵妙药，
>
> 病除身健后有酬。

今草书于您，望恩赐惠方，以期康复。"

从来信的字迹和诗文中，其文化素质和气派可窥见一斑。

余接信后，认为该病是由痰瘀所致。由于四诊不全，辨证欠确，故拟"通窍活血汤"加化痰之品，以观后效。并附诗一首，宽其胸怀，以励其志，并嘱其来信详述四诊内容。曾和七言古风一首，诗曰：

> 劝君自珍须少愁，
>
> 战胜顽疾寻来由。
>
> 云天生人各有用，
>
> 丹心不会付东流。
>
> 四诊资料须详细，
>
> 八纲辨证方有谋。
>
> 拯溺救人本医衷，
>
> 施方岂敢图报酬。

处方：桃仁 10 克，红花 10 克，川芎 10 克，赤芍 10 克，胆南星 6 克，半夏 15 克，陈皮 10 克，大枣 5 枚，老葱 3 根，老姜 3 片，麝香 0.1 克（冲服）。清水煎服，每日一剂，嘱其先服 5 剂，以观后效。

二次来信说：服上药十多剂，诸症有好转，但自感胸闷不舒，余又拟血府逐瘀汤方：当归 10 克，生地 12 克，桃仁 12 克，红花 10 克，柴胡 10 克，赤芍 10 克，枳壳 10 克，牛膝 10 克，桔梗 10 克，甘草 6 克。与上方交替服用。

3 次来信说：上 2 方交替服用，效果不错，近 2 天动则有些气喘，有时汗出津津，不知何故。我去信说，活血逐瘀药都有伤气之弊，应在血府逐瘀汤中加黄芪 30 克，党参 15 克。

4 次来信说：照信加药，照嘱服药，效如桴鼓，再三感谢。

其后，书来信往十数封，易方十多首，不外活血化瘀，清热化痰，滋补肝肾，疏肝解郁，终获病情好转，但原信件、原方剂均丢失，甚为遗憾。在搜集资料中，余为其写的养病诗还幸免丢失，现附列于后：

君体患病莫忧愁，

去疾强身各有谋。

辨证遣药实可贵，

怡情悦心不可忽。

外来六淫及时避，

内伤七情巧运筹。

花鸟虫鱼随雅兴，

琴棋书画伴白头。

7.顽痹

1997 年 9 月 19 日，宁波市浙东海外贸易公司徐明江来信为其父求方。来信曰：其父患坐骨神经痛 10 多年，当时家庭艰苦没有正规治疗，后来虽多方求医，但服药罔效。一年前，脊柱呈畸形，不能直立，腿和脊柱疼痛难忍，走路呈跛行，双目浑浊，精神萎靡。

CT 报告：L4-5，L5-S1 椎体骨质增生。

根据信中所述，实属"顽痹"，"肾督亏损"证。"拟益肾强督""蠲痹通络"之法：

鹿衔草 30 克，怀牛膝 30 克，熟地 30 克，骨碎补 30 克，鸡血藤 30 克，续断 30 克，白芍 60 克，淫羊藿 15 克，威灵仙 15 克，宣木瓜 15 克，肉苁蓉 15 克，炒杜仲 15 克，全蝎 10 克，甘草 10 克，蜈蚣 2 条。每日一剂，清水煎服。

另：川芎为末，醋调成糊状敷增生处，隔日一换。

1997 年 9 月 20 日用快件发出。

1998 年春节后特来电话致谢，说照方用药后，病情大有好转。

8.生脉散合当归补血汤治疗慢性低血压

方药组成：黄芪 30 克，党参 15 克，丹参 15 克，麦冬 10 克，五味子 10 克，桂枝 10 克，炒白芍 10 克，当归各 10 克，炙甘草 10 克，每日一剂，清水煎服。

中医认为，慢性低血压病主要是心脾两虚，阳气不足，血行乏力所致。因此治则是温补通阳，佐以补脾健运。一般情况下可用肉桂 10 克，桂枝 10 克，甘草各 10 克，水煎服或开水泡当茶饮，每天 1 剂，若伴睡眠欠佳者可加夜交藤 30 ～ 50 克；舌红少津咽干者可加麦冬 15 克，五味子 10 克。根据辨证施治，可辅以中成药如归脾丸或人参养荣丸等也有一定疗效。若出现头晕，乏力，蹲下站立眼前发黑，心前区疼痛严重症状者，可服生脉散合当归补血汤加味治疗。一般服药 3 ～ 5 剂，症状就可有所改善。

病案举例：

贾某，70 岁，3 个月来，不断出现头晕、乏力，眼前发黑（特别是蹲下站立时），并伴有心前区隐痛，记忆力减退等症状，夜间睡眠不佳；测血压：80/40mmHg；舌质淡红，少苔，脉虚大无力。诊为心脾两虚，血运乏力所致，治宜益气生血，通阳活血，投生脉散合当归补血汤加味：黄芪 30 克，夜交藤 30 克，党参 15 克，丹参 15 克，桂枝 10 克，白芍 10 克，麦冬 10 克，五味子 10 克，当归 10 克，炙甘草 10 克。3 剂，清水煎服，每日 1 剂。

二诊：上药服完 3 剂，症状有所改善，效不更方，守方继服 3 剂。

三诊：上药服完，症状基本控制，守方继服四剂而安。

王某，女，50岁，患者平素血压偏低，一般保持在100～90/60～50mmHg之间，每逢劳累，或活动剧烈时，则心慌气短，近月余症状加重，稍微活动即头晕眼黑，望其身体消瘦，面色无华，心律90次/分钟，律齐，舌质淡，苔薄白，脉细弱，血压75/45mmhg，投上方加鸡血藤30克，3剂，清水煎服，每日1剂。

上药服完，症状明显减轻，血压升至100/65mmhg。效不更方，守方继服6剂，诸症消失，测血压110/70mmhg。能正常主持家务。

*9.*清上蠲痛汤治疗各类头痛

方药组成：麦冬5克，黄芩4克，羌活3克，独活3克，防风3克，苍术3克，当归3克，川芎3克，白芷3克，蔓荆子2克，菊花2克，细辛1克，甘草1克，干姜0.5克。

加减：左侧头痛加红花2克，龙胆草2克，柴胡3克，地黄3克；右侧头痛加黄芪3克，葛根3克；前额眉棱骨疼痛者加天麻2克，枳实2克，半夏3克，山楂各3克；头顶痛加藁本3克，大黄1克；风入脑髓而痛者加苍耳子3克，木瓜2克，荆芥2克；气血两虚常自汗出者加人参3克，黄芪3克，芍药3克，地黄3克。

按：多年来，笔者应用本方加减治疗各类头痛数十例，若遇发热者多合青银汤；心中烦躁，睡眠不安者，宜加龙骨10克，牡蛎10克，主要是根据伴随症状灵活加减就可获效。

典型病例：

例一、张某，女，9岁，淮阳县豆门乡倒栽槐张庄村人，1994年1月29日（农历腊月廿八日）就诊。

其父代诉：一个多月来，头痛连绵不断，呈阵发性，起初每天2～3次，后每天发作6～8次。曾在某医院做"脑电图"检查，提示有点不正常。而后又作"CT"检查，结果亦正常。但头痛次数有增无减，相隔时间缩短，而后又到周口地区防疫站排除脑囊虫病，初步确定为"癫痫"病。但服药几日无效。在地区医院"专家门诊"以进行多方面检查，服药亦无效果。并建议去省级医院做进一步确诊。由于临近春节（1994年春节），待返家过年后再去郑州。回家后头痛连作，并有呕吐现象，故特来求诊以解暂时之痛。

望其面黄消瘦，呈痛苦面容，双目微闭，舌质红，苔薄白，脉弦细。问其所苦？其手摸前额及眉棱骨，并说疼痛厉害。鉴于几个大医院治疗不效的返归病人，一时很难作出准确判断，故予清上蠲痛汤以试服。

羌活5克，独活5克，防风5克，苍术5克，干姜3克，细辛1.5克，白芷5克，枳实5克，菊花5克，麦冬5克，黄芩5克，蔓荆子15克，山楂各15克。藁本5克，天麻5克，苍耳子5克，当归5克，川芎3克，甘草3克，2剂，清水煎服。嘱其父："今天腊月廿八，明天廿九（因小月廿九是除夕）年前两天，先服两天，以观后效。"

翌日其父来告：昨日诊病归家后，头痛大作，此次比历时都剧，哭号难忍，其母心急把2剂药1次煎完，服完头煎后，渐至入睡，醒后头已不痛，状若常人，傍晚服2煎，一夜睡眠如常。今天除夕，为过平和春节再照原方取药2剂以巩固。后经家访，共服4剂药讫病除。

例二、孙某，男，45岁，豆门乡孙营村人。2005年6月30日就诊。自诉：患头痛病一年有余，多方治疗无效，前日出差，头痛严重，曾在周口、淮阳、沈丘等几个医院就诊治疗无效，故改中医诊治。诊其舌质红，苔薄白，脉弦数。予下方：羌活10克，独活10克，防风10克，蔓荆子10克，黄芩10克，苍术10克，白芷10克，天麻10克，当归10克，川芎10克，葛根30克，山楂各30克，菊花10克，丹参15克，麦冬15克，甘草6克，干姜5克，细辛3克，三剂，清水煎服，每日1剂，清水煎服。

7月3日二诊，服药后，头痛止，再取3剂以巩固。

郑某，男，45岁，淮阳县鲁台镇人。因发热和剧烈头痛，曾多次治疗无效，测体温39.5℃，自吵头痛如劈，实在难忍，舌质红，苔薄白，脉弦数，予上方加味治之：金银花30克，连翘20克，羌活10克，独活10克，防风10

克，蔓荆子 10 克，菊花 10 克，麦冬 10 克，黄芩 10 克，苍术 10 克，白芷 10 克，当归 10 克，川芎 10 克，干姜 3 克，细辛 3 克，青蒿 10 克，银胡 10 克，石膏 60 克。2 剂，每日 1 剂，清水煎服。上药服完 1 剂，头痛减半，2 剂服完，头已不痛，体温也降至正常（36.8℃），为巩固疗效，守上方继服 2 剂。

*10.*补中益气汤治疗巳时头痛

巳时（上午 9 ~ 11 时）为足太阴脾经气血灌注之时，脾经气血不足，则出现巳时头痛。补中益气汤有补益中气、升举清阳之效，脾气健运则脾经气血自能灌注充满，巳时头痛亦能缓解。

笔者有识于此，曾治本乡藤营村一李姓女患者，38 岁，头痛反复发作 3 年有余，每日上午 9 时 30 分开始发作，至午后 1 时左右才能自行缓解。痛在前额及眉棱骨，由轻渐重，伴头晕心悸，四肢乏力，不欲睁眼，只喜卧床闭目休息。每遇劳动过度后症状加重；腹部重坠，白带较多，经行先期，量多色淡，质清稀；舌质淡，苔薄白，脉细弱无力。证属脾经气血不足。治宜健脾益气，宁心安神。药用：党参 30 克，黄芪 30 克，白术 15 克，当归 12 克，茯神 12 克，陈皮 10 克，炒枣仁 10 克，远志 10 克，龙眼肉 10 克，白芷 10 克，菊花 10 克，柴胡 6 克，升麻 6 克，炙甘草 6 克，大枣 5 枚。3 剂，每日一剂，清水煎服。

二诊：服药 3 剂，诸症明显好转。效不更方，继服 3 剂，诸症消失，随访至今未复发。

按：补中益气汤是一首著名的补益方剂，方中黄芪补肺益气，助阳固表，党参、甘草益气健脾、和中，三药补养强壮，着重强健肺脾；肺统一身之气，脾为化生之源，二者强健则正气自充。白术燥湿强脾，陈皮利气畅脾，二药协同，促进脾胃消化吸收，消除补药泥滞之弊。升麻、柴胡升举清阳，使下陷之气（中气、脾气）复其本位，并能轻轻发散。当归一药和阴养血，以使所补之气、所升之阳有所依附而不致空越。生姜、大枣调和营卫。加强黄芪卫外功能。诸药协和，补中益气，调补脾胃并能益卫固表，温阳轻散。方中加炒枣仁、远志、茯神、龙眼肉仿归脾汤义，增强主方补益气血，又有宁心安神之功效；加菊花、白芷清利头目，散风止痛。

11.散偏汤治疗偏头痛

偏头痛是反复发作的一种搏动性头痛，发作前常有闪光、视力模糊，肢体麻木等先兆。同时伴有神经、精神功能障碍。它是一种可逐步恶化的疾病，发病频率可越来越高。目前，中外专家均称，偏头痛的病因目前尚不清楚，很可能与下列因素有关：

（1）遗传因素由于60％的患者可问出有家族史，部分病人家庭中有癫痫病人。故专家认为该病可能与遗传有关，但尚无一定的遗传形式。

（2）内分泌因素血管性偏头痛，多发病于青春期女性，月经期发作频繁，妊娠期停止，分娩后再发，而更年期后逐渐减少或消失。

（3）饮食因素经常食用奶酪、巧克力、刺激性食物或者经常吸烟、喝酒的人易患血管性偏头痛。

（4）其他因素情绪紧张、精神创伤、忧虑、焦虑、饥饿、外界环境差及气候变化也可诱发偏头痛。

历代医家对偏头痛多未设专篇论述，散见于头痛的相关内容。头痛之病名源于《素问·风论》据其病因有"脑风""首风"之名，认为风寒之邪侵犯头脑所致。《素问·五脏生成》篇提出："头痛额疾，下虚上实"。张仲景《伤寒论》六经条文中有太阳头痛、阳明头痛、少阳头痛、厥阴头痛等，《东垣十书》

指出：内伤与外感皆可引起头痛。根据病因和症状不同而有伤寒头痛、湿热头痛、偏头痛、真头痛、气虚头痛、血虚头痛、气血两虚头痛，厥逆头痛等。还补充了太阴头痛和少阴头痛，因而为头痛分经用药奠定了基础。朱丹溪认为头痛多因痰与火，《丹溪心法·头痛》"头痛多主于痰，痛甚者火多，有可吐者，可下者。头痛须用川芎，如不愈可加引经药，太阳川芎，阳明白芷，少阳柴胡，太阴苍术，少阴细辛，厥阴吴茱萸。如肥人头痛，是湿痰，宜半夏、苍术，如瘦人是热，宜酒制黄芩、防风。"《普济方》认为"气血伤于阳经，入于脑中，是令人头痛"。张景岳指出："诊断头痛应辨别病程长短，病位表里，邪正虚实，"并予以辨证治疗。

多年来，笔者应用《辨证录》中的"散偏汤"治疗偏头痛多例，无不应手辄效，近年在临床报道中有用此方治疗三叉神经痛，疗效卓著。

方药组成：川芎30克，白芷8克，白芥子10克，白芍10克，香附10克，郁李仁10克，柴胡10克，甘草5克。

病案举例：

李某，女，45岁，教师。1980年，余去卫生院开会，遇到患者，看其愁眉不展，探问其故？言讲她患偏头痛几年，时好时坏，多方治疗不佳，不知先生有何妙方？以解病痛。我照上方处方，让她试服。时过一个多月，在县城遇到患者，问起病情，其高兴地说：上方服1剂就不痛了，又服2剂以巩固，现在已能正常上班教课。

在多年临床中，余用此方治疗偏头痛多人，根据病情，灵活加减，无不药到病除。

张某，女，40岁，农民，项城市人，1984年，5月来诊，自诉，患偏头痛12年，时好时坏，多方求医，效果不著，每逢经期发作频繁，每次发作前都有闪光、视力模糊等症状。每逢情绪紧张，气候变化时可发作频繁。由人举荐前来就诊。予散偏汤3剂。每日一剂，清水煎服。

二诊，3剂服完，头痛得到控制，守方继服3剂而安。

按：散偏汤是以川芎为主药，活血止痛，行气开郁，故为血中之气药；香附行气分亦入血分，为气中之血药，助川芎，活血行气，助柴胡解郁疏肝，助白芥子行气涤痰；白芷祛风解表，散寒止痛；白芍、郁李仁、甘草柔润缓急。诸药配合，可使气血畅通无阻，共同达到通则不痛的目的。

12.防眩汤治疗眩晕

此方出自经方家曹颖甫先生治眩晕证所录，用之临床每每有效。为治疗虚证眩晕的好方子。临证加减，治疗以眩晕为主证高血压、低血压、脑血管硬化、梅尼埃病等症，可收到意想不到的效果。

组成：党参 10 克，半夏 10 克，天麻 10 克，当归 30 克，熟地 30 克，白芍 30 克，白术 30 克，川芎 15 克，山萸肉 15 克，陈皮 3 克。

病案举例：

黄某，男，65 岁，退休工人，1995 年 8 月就诊。自诉患脑血管硬化症多年，近年余头晕严重，多次治疗无效。投上方 3 剂而愈。

霍某，男，60 岁，退休干部，淮阳县鲁台镇人，1992 年 3 月诊。因患眩晕症在医院住院半年未愈，服上方 5 剂而安。

按：眩晕之症，病位在于头，病标在于脑，病本在于肾。因脾虚失于健运，水湿失于转输，湿浊中阻，散精功能失调，湿聚生痰，痰浊上泛，蒙蔽清窍而致眩晕；肾藏精生髓，聚髓充脑，开窍于耳。肾精不足，脑海失养而致眩晕；肾为先天之本，脾为后天之本，肾阳不足，不能温煦脾阳，气血生化无源，"血虚生风"而致眩晕；又"肝肾同源"，肾水不足，不能涵养肝木，导致肝阳上亢，"肝风内动"而致眩晕；同时肝气横逆犯胃，胃气不降而致眩晕、呕吐、腰酸耳鸣等症。或因"久病成瘀"，或因头部外伤，瘀入脑络，致使清阳不升，浊阴不降，脑窍失养而致头晕。

防眩汤是根据眩晕症本虚标实，虚多实少的发病特点而设，本方以补血调血的四物汤合燥湿化痰，平肝息风的半夏白术天麻汤化载而成，配党参益气健脾，再加酸温补肝益肾的山萸肉一则助熟地滋阴益精髓，二则和白芍敛肝阴、养阴血。陈皮化痰，行气畅脾，以防益气补血药壅滞之弊。药理研究表明，川芎所含生物碱能通过脑屏障，较好地改善脑血流。诸药组成方剂，使肝气平，脾气旺，肾气盛，髓海充，胃气降，阴阳和，标本兼顾，风熄痰消，而眩晕自愈。

*13.*自拟滋阴养胃汤临证举隅

余临症几十年来，曾遇见不少大病初愈，身体瘦弱，胃气难复，甚至胃气败坏，胃阴久而不复，长久不思饮食，依靠输液维持生命的患者，治疗颇为棘手，后研制一方，多能在几天内恢复饮食，机体也随之康复如初。

方药组成：太子参120克，北沙参30克，金樱子30克，怀山药30克，党参15克，麦冬15克，石斛15克，枳壳15克，白术15克，每日1剂，清水煎服。

主治病症：胃气败坏，或大病后期，胃液损伤，舌质淡红无苔，干燥无津，脉细弱无力，不思饮食的患者。

方义：党参、太子参健脾益气，北沙参、麦冬、石斛养胃生津，与党参、太子参共补脾胃气阴；金樱子能促进胃液的分泌，促进饮食的消化，与山药同补肾阴，以滋津液之源；枳壳、白术合用为枳术丸，健脾消食，增强脾胃运化功能，又能行气化湿，使大队滋阴养胃药滋阴不碍胃，诸药配合共凑恢复脾胃气阴，增强运化功能，增进饮食的作用。

病案举例：

桑某，女，邻村高门村人，1983年10月诊，曾患胃炎八个月，一月前又患菌痢十多天，曾服过多种抗生素，病愈后，呈几天不思饮食，面色萎黄，身体极度瘦弱，舌质淡红无苔，脉细弱无力，曾服很多健脾消化药罔效。后为其研制此方，服1剂见效，药进3剂饮食如常，其他各方面也都随之好转，半月康复如初。

李某，男，70岁，沈丘县槐店镇人，1984年月来诊，2月前患阑尾炎手术后，身体一直很弱，有时几天不思饮食，依靠输液维持生命。察其身体瘦弱，说话少气无力，舌质淡红无苔，脉极细无力，予滋阴养胃汤3剂，病情好转，每次能食稀粥半碗，继服4剂饮食如常。

30多年来笔者曾遇到此类病人几例，都是以此方加减治愈。

*14.*胃下垂治疗

我师母马氏，女，66岁，沈丘县北郊乡大于楼村人。1988年10月15日由笔者的启蒙老师于云宵老师陪伴来诊。

主诉：患胃病数年，多方求医无效。近3月病情加重，曾先后在沈丘县医院、河南医学院两次作X线钡餐透视诊为"慢性胃炎""胃下垂（髂下12cm）"。因其年高又畏惧手术故求中医诊治。

望其形体消瘦，呈慢性病容，自诉脘胀腹痛，食后加重，嗳气则减，体倦乏力，头晕气短。舌质淡红有瘀斑，苔薄白，脉细弱无力。脉症参看，证属脾胃气虚血瘀，中气下陷。治宜益气升阳，调补脾胃，行气散瘀，投补中益气汤加味：

黄芪30克，枳壳40克，党参15克，白术15克，鸡内金15克，茯苓15

克，山楂 15 克，当归 12 克，陈皮 10 克，郁金 10 克，柴胡 10 克，升麻 10 克，炙甘草 6 克，大枣 6 枚。5 剂，清水煎服。

服上方 5 剂后，诸症均减，饮食倍增，又以上方加减共服 25 剂病瘥。

李某，女，64 岁，开封市人。1989 年 3 月由师母介绍来诊。自诉患胃下垂 3 年多，曾到多个医院治疗效果不佳，主要症状是脘腹胀满，食后加重，嗳气则减，伴饮食不佳，睡眠不安，神倦乏力，心悸气短。看其形体消瘦，呈痛苦病容，察舌体质淡苔白，有瘀斑，脉细弱无力，证属中气下陷，气虚血瘀，治宜益气升阳，行气散瘀，予补中益气汤加味：

黄芪 50 克，枳壳 40 克，党参 30 克，白术 15 克，鸡内金 15 克，茯苓 15 克，山楂 15 克，当归 15 克，陈皮 10 克，郁金 10 克，柴胡 10 克，升麻 10 克，炙甘草 6 克，大枣 6 枚。7 剂，每日一剂，清水煎服。（并把原方带走，药服完后可在开封市取药，）后得知共服上方 30 剂病愈。

按：补中益气汤乃《脾胃论》方，由黄芪、人参（现在多用党参）、炙甘草、当归、白术、陈皮、升麻、柴胡组成。功能调补脾胃，益气升阳。本方加郁金行气解郁，调畅气机；加枳壳、鸡内金宽中益胃以助提升；加山楂消食散瘀，加茯苓、大枣助主方补中益气。共凑升阳举陷之功，促该病速愈。

此后，有卞路口、白集 2 例病人，均用此方治愈。

15.严重胃溃疡治验

刘某，男，淮阳县豆门乡三合庄刘庄村人。1969 年春因患胃溃疡大出血来诊。当时患者大约有五十多岁，来诊时身上还穿着殡葬的衣服，口唇、嘴角、手指上还有没擦净的血迹。望其形体消瘦，面色蜡黄，双手按放在上腹部，时时发出低微的呻吟声。家人代诉：患者从 10 多年前患胃病，由于家庭贫寒没有正规治疗。经常胃痛、泛酸，有时服点小苏打粉也能暂时缓解。平时腹部发凉，大便稀溏，近半月胃痛逐渐加重，有时呕出大量血块，并排出柏油样大便，目前 7 天已水米未进，靠输水维持生命，但胃痛不止，每天发昏（即休克）3～5 次，只好穿上殡葬衣服，唯一待毙。现在 3 天已过，病情如旧，况且本人求生的愿望强烈，要求中医诊治。笔者当时年轻（只有 20 多岁），还没有治过如此严重的垂危病人，实在不敢接诊。后在众人的鼓励下，又有病家承诺："治疗好坏绝对与先生无关"。观其舌质淡红少苔，脉细弱无力，拟黄芪建中汤加味：黄芪 30 克，桂枝 15 克，白芍 15 克，党参 15 克，白及 10 克，槟榔 10 克，川楝子 10 克，黄芩 10 克，白术 10 克，吴茱萸 6 克，白蔻 6 克，炙甘草 6 克，干姜 6 克，川黄连 5 克，生姜三片，大枣五枚，蜂蜜 30 克（因无饴糖以蜂蜜代之）。3 剂，清水煎服，每日 1 剂。

二诊：服完上药，胃痛、呕血都有些减轻，稍能进食，但泛酸仍然厉害，上方加海螵蛸 10 克，瓦楞子 10 克，3 剂。

三诊：胃痛减之十之七、八，已不呕血，饮食大增，从人力车上下来后已能扶杖到诊室就诊。后以上方加减共服 32 剂，症状全除，体重增加，整日做生意（在路旁摆摊）维持生计。5 年后，余与其在豆门相见，见到其身体状如常人。

按：本案病情危重、复杂，病人体弱难支，治疗颇为棘手，处方遣药也应全面考虑。黄芪建中汤补气建中，缓急止痛，佐党参、白术、干姜（仿理中汤意）并有温中健脾之功；加白及收敛止血，消肿生肌；槟榔行肠胃之气，消积导滞，与川楝子配合，有行气止痛之妙；吴茱萸、黄连为左金丸，对胃溃疡病泛酸、疼痛有特殊疗效，方中加黄芩配白芍、甘草，有黄芩汤之意，调理肠胃。本方寒热并用，辛开苦降，补气建中，收敛止血，行气止痛，全面兼顾，病得治愈。

*16.*半夏泻心汤治疗慢性胃炎

慢性胃炎属中医学的"胃痞""胃脘痛"范畴。《素问》曰："胃者水谷之海，六府之大源也。五味入口，藏于胃以养五脏气。"胃为水谷之海，脾为仓廪之官。脾胃同居中焦以膜相连，互为表里。在生理上脾主运化升清，胃主受纳降浊。二者升降配合，相辅相成，共同完成人体消化吸收和排泄功能。在病理上，脾胃常常相互影响，往往同病，但有侧重之不同。古人云："实则阳明，虚则太阴。"也就是说，侧重于脾者则多虚多寒，侧重胃者则多实多热。若脾胃素虚，外感六淫，内伤七情，饮食劳倦以及攻乏失误，皆可使脾胃受伤，升降失常。胃失和降，上逆为呕；寒热互结，滞中为痞；脾气不升，下为泄泻。脾胃病证另一特点是多与饮食有关。常以湿、食为患。故脾胃病证从邪正角度分析，邪实以食滞、湿热为多，正虚以脾胃虚弱和脾肾阳虚有关。所谓脾胃病证多见寒热错杂者。究其实质，寒多指脾胃虚弱内生之寒，热多指食滞湿郁所蕴之热。

半夏泻心汤出自张仲景《伤寒论》，是为少阳病误下致痞而设，原方由半夏半升，人参三两，干姜三两，炙甘草三两，黄芩三两，黄连一两，大枣十二枚等7味药组成。方中半夏、干姜温里散寒，和胃止呕；黄芩、黄连清热除痞；人参、甘草、大枣补中和营，诸药配合具有和胃降逆，开结除痞之功。该方用药恰到好处，正合寒热错杂型脾胃病之病机，所以用该方治疗慢性胃炎疗效显著。

病案举例：

王某，男，30岁，卞路口乡铁佛堂人。2007年8月18日初诊，自诉：一年多来，胃脘部胀满不适，伴右胁肋胀痛，食后尤甚，嗳气泛酸，大便不爽。多方治疗效果甚微，经县医院检查为"慢性表浅性胃炎""慢性胆囊炎"。舌质红，苔薄白，脉弦细。诊为肝脾不和，脾胃升降失常，治宜辛开苦降，消痞除满，拟半夏泻心汤加味：半夏30克，白花蛇舌草30克，半枝莲30克，蒲公英30克，党参15克，干姜15克，炙甘草15克，黄芩15克，鸡内金15克，枳壳 15 克，海螵蛸 10 克，厚朴 10 克，藿香 10 克，黄连 5 克，大枣 6 枚。3 剂，清水煎服，每日 1 剂。

服上方 3 剂，诸症减轻，又以上方加减共服药 15 剂病愈。

豆某，女，40 岁，淮阳县豆门乡刘寨村人。2008 年 6 月来诊，自诉几个月来，脘腹胀闷，有时疼痛，不思饮食，嗳气泛酸，在沈丘县医院诊为"慢性胃炎"，察其舌质红，苔薄白，脉弦紧。证属肝脾不和，脾胃升降失常。治宜调和肝脾，消痞除满：半夏 30 克，蒲公英 30 克，干姜 15 克，炙甘草 15 克，黄芩 15 克，党参 15 克，柴胡 10 克，白芍 10 克，枳壳 10 克，黄连 5 克，吴茱萸 5 克，大枣 6 枚。3 剂，清水煎服，每日 1 剂。

服上方 3 剂，病愈强半，守方再进 5 剂病愈。

姚某，女，36 岁，淮阳县鲁台镇人。夫妻都在广东打工，因患慢性胃炎在广东治疗数月无效，故回原籍求中医治疗。现症脘腹胀闷，气郁不舒，嗳气则减，食欲不佳，在广东医院诊为"慢性胃炎"。观其舌质红，苔薄白，脉弦细。证属肝脾不和，脾胃升降失常，治宜疏肝健脾，消胀除满，处方：干姜 30 克，党参 30 克，炙甘草 30 克，黄芩 30 克，川黄连 10 克，半夏 40 克，大枣 5 枚，蒲公英 15 克，枳壳 10 克，厚朴 10 克，柴胡 10 克，白芍 10 克。5 剂，每日一剂，清水煎服。

二诊：服完上药，病愈十之七、八，效不更方，照上方 7 剂带广东服药善后。

17.痛通汤治疗气滞血瘀所致胸、胁、胃、脘诸痛

（附：新加金铃子汤）

方药组成：白芍 10～15 克，丹参 10～15 克，枳壳 10～12 克，川楝

子10克，木香8～10克，延胡索8～10克，柴胡6克，桔梗6克，川芎6～10克，砂仁6克，甘草6克。

加减法：偏热者加栀子10～12克，黄芩10～12克，黄连8～10克；偏寒者加干姜10～15克，肉桂10～12克，吴茱萸8～10克；偏气滞者加佛手10～12克，香附10～12克，合欢皮10～15克；偏瘀者加桃仁10～12克，红花8～10克，鸡血藤10～20克；湿盛者加苍术10～15克，厚朴10～12克，痰盛者加陈皮6～10克，半夏10～15克；食滞者加麦芽10～15克，莱菔子10～15克，鸡内金10～15克；便秘者加大黄8～10克，牵牛10～12克；腹泻者加扁豆10～15克，薏苡仁10～15克；呕吐者加生姜10～12克，半夏10～15克，竹茹10～12克，甚者加赭石15～30克；气虚加党参15～30克，黄芪15～30克；血虚加当归10～15克，熟地15～20克。

多年来，笔者用上方加减治疗上述胸、胁、胃、脘诸疼痛无不得心应手，爰将其原理分析如下：

本方的组成是在"芍药甘草汤""四逆散"的基础上加味而成。二方都是《伤寒论》之方。其中"芍药甘草汤"，由白芍、甘草组成，主要功能是：调和肝脾，缓急止痛，治伤寒伤阴，筋脉失濡，腿脚挛急，心烦，微恶寒，肝脾不和，脘腹疼痛，现代用于血虚津伤的腓肠肌痉挛、肋间神经痛、胃痉挛、胃痛、腹痛、坐骨神经痛、妇科炎性腹痛、痛经；以及十二指肠溃疡、萎缩性胃炎、胃神经症、急性乳腺炎、颈椎综合征等阴血亏虚，肝脾失调者。"四逆散"由柴胡、枳实、白芍、甘草组成，主要功能是：具有调和肝脾，透邪解郁，疏肝郁、止疼痛、散郁热的功能。主治阳郁厥逆证，或胀痛，或泻利下重，脉弦；肝脾气郁证，胁肋闷胀，脉弦。临床上常用于治疗慢性肝炎、胆囊炎、胆石症、胆道蛔虫病、肋间神经痛、胃溃疡、胃炎证属肝胆气郁，肝胃不和者。从两方的功效、治病范围看，对痛症都有良好的功效，不过各有侧重，芍药甘草汤侧重于"补阴濡筋，缓急止痛"；四逆散侧重"调和肝脾，行气止痛"。二方相合，相得益彰。中医认为，疼痛发生的原因是"不通"，"不通则痛"，但引起不通的原因很多，如寒气凝滞、热壅脉络、瘀血闭阻、气机不畅、痰阻脉络、食滞肠胃等都可引起"不通"，在诸多原因中，是以寒凝气滞为首要原因。故《内经》有"痛者，寒气多也，有寒故痛也。"痛通汤是根据"痛则不通，通则不痛"原理，在以上二方的基础上加桔梗辛开苦降，利气开胸；加木香、川楝子行气止痛；加丹参活血化瘀，配川芎行气开郁，活血止痛；加砂仁温胃化湿，行气止呕。诸药配合，瘀滞行散，瘀血得化，肝脾调和，血脉畅通，从而达到"通则不痛"治疗效果。

余在多年的临床实践中，"新加金铃子汤"也是一个经得起重复，值得推广的好验方。

处方：金铃子10～15克，吴茱萸3～9克，白芍10～18克，甘草6克，槟榔10～15克。

加减应用：大便结加大黄、芒硝；痛甚加郁金、延胡索；热重加黄芩、栀子；寒重减金铃子量，加重吴茱萸量；胃酸过多加瓦楞子、海螵蛸。

经多年实践证明，该方对于实证脘腹疼痛性疾病有确切疗效。临床常用于溃疡病、急慢性胆囊炎、胆道感染、胆道蛔虫、急性胰腺炎等有良好的止痛效果。

按："新加金铃子汤"是根据《圣惠方》"金铃子散"改变而成，以理气止痛的金铃子为主药，金铃子性味苦寒，兼有消火利胆之功，并能杀虫安蛔。佐吴茱萸辛热解郁止痛，在用于气滞热郁时，金铃子用量可至15克以上，而吴茱萸则小计量作为反佐，既能起到辅助金铃子行气止痛的功效，又能防止金铃子苦寒偏过的作用；在用于寒气疼痛时，将金铃子用量可适量减少，吴茱萸相应加大至5～9克左右。这时方剂的主要功能便是辛热散寒，行气解郁，而金铃子既能助吴茱萸行气止痛，又能制约吴茱萸辛热太过之弊。方剂的作用随着二味主药的计量调整而改变。使之既能适用于寒气所致之疼痛，又适用于气滞热郁引起之疼痛，且二药均具有杀虫安蛔之作用，因而又适用于蛔虫性疼痛。配白芍、甘草以缓急柔肝止痛，槟榔下气散结，全方合用既有行气解郁，疏肝利胆，杀虫安蛔之功效，因而对肝胃郁热，或寒凝气滞，腑气不通的胃与十二指肠溃疡、急慢性胃炎、急慢性胆囊炎、急性胰腺炎、胆道蛔虫等引起的急性发作均有迅速止痛的效果。

本方药味平常，普通易得，价格低廉，实有简、便、廉、效的特点，并经得起反复重复的好方子，值得推广。

*18.*六味地黄汤加味治疗慢性肾炎

慢性肾炎可发生于任何年龄，但以中青年男性为主。起病方式和临床表现多种多样，多数起病隐袭、缓慢、病程较长，以血尿、蛋白尿、高血压、水肿为其基本临床表现。病情迁延、反复、渐进性可发展为"慢性肾衰竭"。多年来，笔者用六味地黄汤加味治疗慢性肾炎数例，效果良好，现报告如下：

方药组成：熟地25克，山萸肉12克，怀山药12克，茯苓10克，牡丹皮10克，泽泻10克，枸杞子15克，防己15克，黄芪30克。每日1剂，清水煎服。

病案举例：

于某，男，30岁，沈丘县北郊乡大于楼村人。1995年12月就诊。自诉：半年前，自感神倦乏力，腰痛腿软，面目虚浮，饮食欠佳，在县医院经过尿检诊为"慢性肾炎"，曾服中西药无效，察其脉濡细数，舌质红，苔白略干。投上方3剂。

服上3剂后，上述诸症明显好转，上方共服18剂病愈，医院尿检各项指标均正常。

按：肾炎为局部累及整体的疾病，病情复杂，因果交错，损及肺脾肾诸脏，尤以肾脏虚衰为主。慢性肾炎属中医劳淋范畴，巢元方在《诸病源候论》中把本病的病机归纳为"肾虚而膀胱湿热故也"。慢性肾炎重在治本，滋补肾精，健脾益气为主治。六味地黄汤功能滋补肾精（精血），精血为人体生命活动的物质基础，精可化气，精血为阴，气为阳，滋补肾精在于恢复肾中阳气。慢性肾炎病程较长，病久必耗精血，而气与血又互为因果关系，"气为血帅""血为气母"，因此，精血的亏损又必然导致气的亏损，故在补益精血的同时，配合补气，补气即能生血。方中熟地滋补肾阴为本方主药；山萸肉补肝肾，敛精气；山药健脾胃，养肺肾，均为辅药；泽泻去肾中湿浊，使熟地滋而不腻，丹皮泻肝肾虚火，茯苓去湿以助山药健脾，均为佐药，合而为三补三泻，相辅相成，为滋阴补肾之要方。方中加枸杞子补肝血，益肾精，协同主方滋补肝肾；加防己清泄下焦膀胱湿热，并助泽泻去肾中湿浊；肾与膀胱相表里，膀胱湿热清利，有利于肾功能的恢复。加黄芪者主要助山药益气健脾，补肺气助其宣发肃降功能，增强机体免疫能力，并能降低尿蛋白，益元气，补中气。与防己、泽泻、茯苓等配合，更有补气利水之妙。诸药合用促使肾功能的恢复。

19. 宣肺利水饮治疗小儿肾炎

方药组成：桔梗 4.5 克，杏仁 6 克，薏苡仁 6 克，猪苓 6 克，泽泻 6 克，大腹皮 6 克，陈皮 3 克，木通 3 克，五加皮 3 克，茯苓 9 克，葱白一小撮。

用法：清水煎服，每日一剂。

功效：宣肺行气，利水渗湿理脾。

本方是五皮饮合五苓散加减而成。桔梗、杏仁宣肺疏表，肃降肺气，肺气得以宣通，则下焦也得以通利而小便畅行。这即传统所说的"提壶揭盖"法，既是宣肺利水饮所以有效的原因之一，也是肾炎从肺治的理论依据。

宣肺利水饮为江西中医学院杨扶国先生所创，多年来，余曾用本方治疗小儿肾炎数例，均获得满意疗效。

病案举例：

高某，男，8 岁，1982 年 3 月来诊，面及全身浮肿半年余，曾在沈丘县医院、项城县医院诊为肾炎，常用青霉素、强的松、双氢克尿塞等治疗，疗效不显，平时易感冒，病情不断反复，尿蛋白持续为（＋～＋＋＋），由人举荐，特来诊治。证见面目及全身虚浮，问其饮食和大小便？大便正常，小便少，饮食不佳。拟上方加白术 6 克，砂仁 3 克，3 剂清水煎服，每日 1 剂。

上药服完，全身肿消强半，饮食增加，守方 5 剂，浮肿全消，大小便正常，后以上方加减继服 30 剂病愈。现已长大成人，娶妻生子，随访至今无复发。

*20.*淋病治验

淋病是由淋病双球菌感染所引起，以尿道炎症性改变为主的泌尿生殖系统急性或慢性传染病。主要由不洁的性交传染，亦可间接通过带菌物品传染。急性者临床表现是患者 2～3 天后，开始从尿道流出白色黏液或脓性分泌物，尿道口红肿，有时伴尿频、尿急、尿痛、小腹拘急或腰痛等症状。女性淋病患者，除排尿频数，排脓尿外，尚有白带增多，宫颈周围糜烂等症状。

本病属中医学的"淋浊"范围，多因湿热下注膀胱，外阴不洁，疫毒之邪侵犯下焦所致。

方药：土茯苓 100～120 克，苦参 20～50 克，虎杖 20～30 克，夏枯草 20～30 克，萆薢 20～30 克，扁蓄 20～30 克，滑石 20～30 克，栀子 10～15 克，延胡索 10～15 克，甘草 10 克。每日 1 剂，清水煎服，

方中土茯苓、苦参、虎杖清热解毒，活血逐瘀；夏枯草清肝散结，《现代实用中药》认为："为利尿药，对淋病、子宫病有效⋯⋯"；萆薢、扁蓄、栀子、滑石祛湿泄浊，利尿通淋；延胡索活血、利气、止痛、利小便。

病案举例：

姚某，男，30 岁，有不洁性交史，事后 2 天，尿道流出脓性分泌物，尿道口红肿，伴尿频、尿急，腰痛等症状。处方：土茯苓 100 克，苦参 20 克，虎杖 30 克，夏枯草 30 克，萆薢 30 克，萹蓄 30 克，滑石 30 克，栀子 15 克，延胡索 15 克，甘草 10 克。2 剂，清水煎服，每日 1 剂。服上方 2 剂症减，继服 3 剂病除。

任某，男，35 岁，有不洁性交史，事后 2 天即出现尿道口流出脓性分泌物，伴尿频、尿急等症状，由于难以启齿，不敢公开治疗，病情逐日加重，并伴有腰痛、会阴部奇痒。遂到医院打针吃西药（药物不详）效果不显，即求中医治疗。处方：土茯苓 100 克，苦参 20 克，虎杖 30 克，夏枯草 30 克，地肤子 30 克，萆薢 30 克，滑石 30 克，萹蓄 15 克，瞿麦 15 克，栀子 15 克，延胡索 15 克，甘草 10 克。3 剂，清水煎服，每日 1 剂。3 剂显效，继服 5 剂病愈。

孙某,男,28岁,自诉10天来,尿道口红肿,伴尿频、尿急等症状,服西药、打针效果不佳。通过详细问诊,方知半月前曾去公共浴池洗澡,因没带毛巾使用了浴池的公用毛巾,3天后,出现上述症状,尿道口有脓性分泌物,诊为淋病,属间接性感染。处方:土茯苓100克,苦参20克,虎杖30克,夏枯草30克,萆薢30克,滑石30克,萹蓄15克,瞿麦15克,地肤子30克,栀子15克,延胡索10克,甘草10克。服药4剂病除。

按:过去一直认为,青霉素是治疗淋病的首选药物,但随着淋球菌对青霉素的耐药性不断增强,西医学已经分离出一种能对抗青霉素的淋球菌菌株。由此可见,试用中药治疗耐青霉素淋病,前途广阔。

*21.*补阳还五汤加减治疗心悸

组成:黄芪50克,赤芍10克,当归10克,枣仁10克,丹皮10克,茯苓10克,白芍10克,川芎8克,桃仁8克,红花6克,

功效:补气、活血、通络。凡气虚血瘀所致多种病症疗效较好。

本方以黄芪补气,当归、赤芍、桃仁、红花、川芎、丹皮活血通络,佐以枣仁、白芍、茯苓养心血,宁心神,诸药合用,使心气旺盛,血脉流畅,则结代除而心悸愈。

余在多年的临床实践中,大凡遇到证属气虚血瘀的心悸患者,多用补阳还五汤加减治疗,均取得较好的疗效。

病案举例:

张某,女,82岁,半年来,气短心悸,动则尤甚,头汗出,大便干,每2天1次大便。舌质淡红,有瘀斑少苔,脉现结代(5~7次一止),处方:黄芪50克,赤芍10克,川芎10克,当归10克,桃仁10克,红花10克,牡

丹皮 10 克，茯苓 10 克，白芍 12 克，枣仁 10 克，生地 10 克，炙甘草 10 克。1 剂知，2 剂症减，共服 5 剂药讫病除。

王某，男，65 岁，患有冠心病 10 年，近半年来，气短心悸，动则尤甚，口干舌燥。观其面色苍白，舌质淡红有瘀斑，少苔。证属气虚血瘀，阴亏。处方：黄芪 60 克，赤芍 10 克，川芎 10 克，当归 15 克，桃仁 10 克，红花 10 克，枣仁 10 克，牡丹皮 10 克，茯苓 12 克，白芍 12 克，党参 12 克，麦冬 10 克，五味子 10 克。3 剂，清水煎服，每日 1 剂。

二诊：服上方 3 剂症状有所改善，效不更方，继服 6 剂而安。

22.生发汤加减治疗脱发

甘肃中医学院华良才先生根据《医宗金鉴》神应养真丹化裁，创立"生发汤"治疗脱发效果良好，二十多年来，余经治十多例脱发症患者，均取得了满意疗效，是值得推广的好方子。

方药组成：制首乌 20～30 克，生地 15～20 克，菟丝子各 15～20 克，当归 10 克，天麻 10 克，白芍 15 克，川芎 6 克，蛇蜕 8 克（无蛇蜕可用蝉蜕 10 克代替，但效果稍逊）

加减：头皮刺痒重者加百部 10～15 克，地肤子 10～15 克，白鲜皮 10～15 克，头皮脱屑多者加白蒺藜 15～20 克，阴虚内热证（五心烦热或女子月经先期）加牡丹皮 8 克，地骨皮 12 克，女贞子 10～15 克，旱莲草 10～20 克，

按：中医学认为，肾藏精，主生殖，其华在发，发为血余。而脱发的原因不外乎精血不足，瘀阻脉络，毛发失荣有关。方中四物汤（当归、川芎、生地、白芍）有补血、调血，改善血液循环的作用；配菟丝子补益肝肾，填精补髓，

何首乌补血生精；配天麻、蛇蜕祛风通络。诸药配合，共同达到肾精得补，肝血得充，瘀血得活，脉络得通，毛发得养的效果。

病案举例：

王某，男，40岁，脱发一年余，曾服西药及用生发药水等无效，现在头发稀疏，不及平常人一半，枯槁无泽。舌质红，少苔，脉弦细。与生发汤原方5剂。

二诊：脱发减少，随症加减继服10剂，脱发得到控制，生出纤细新发，守方继服10剂满头密发乌黑发亮。

李某，女，30岁，近月余，头皮发痒，晨起梳头发现落发很多，逐日加重，服西药及生发灵等无效，由人举荐前来就诊。望其头发稀疏无泽，枯槁发黄，自诉头皮痒甚，舌质红，苔薄白，脉弦细。证由精血不足，毛发失荣所致，治宜补益精血，活血通络为治：当归10克，川芎10克，生地15克，白芍15克，菟丝子20克，何首乌20克，天麻10克，蛇蜕8克，百部15克，白鲜皮15克，地肤子15克。5剂，清水煎服，每日1剂。

二诊：头痒减轻，落发减少，守方继服10剂，脱发得到控制，继服10剂，黄发变黑，为巩固疗效，守方继服10剂善后。

$23.$育阴蠲痛汤治疗肝肾阴虚足跟痛

足跟痛系指足跟骨疼痛，甚者痛至不能着地。本病妇人多于男子，且常痛痛停停，对生活、学习、工作，诸多不便。故《医海酌蠡》说："足跟之痛本非常病，以肝主筋，肾主骨，属肝肾亏损所致也，惟中年以后妇女多有之。"

《中医妇科学》认为："足跟乃督脉的发源地，为足少阴肾经所过，发病病源属于肾虚，督脉为病，多因多产房劳，伤精耗血，损阴及阳，致筋脉失于濡养或温煦"所致。这一说法，实为本病之基因。

常见的足跟痛，辨证有：肝肾阴虚足跟痛，症见足跟发生疼痛，自觉足胫发热，时有时无，晨起足跟不能着地，着地之后又似慢慢缓解，全身症状每见月经先期，色鲜红，量少，头晕眼花，腰脊时有疼痛，甚至五心烦热，夜寐不安。舌质红，脉细数。治宜滋肾养肝育阴镇痛。可用"育阴蠲痛汤"：

炒龟板 30 克，牡蛎 30 克，熟地 15 克，山药 15 克，五加皮 15 克，牛膝 10 克，枸杞子 10 克，牡丹皮 10 克，山萸肉 10 克，茯苓 10 克，泽泻 10 克，甘草 10 克。每日 1 剂，清水煎服。

病案举例：

例一、孙某，男，45 岁，淮阳县倒栽槐孙营村人。自诉：近一年多来，每天早晨起床时，足跟不能着地，稍微活动后才能慢慢缓解，多次到医院就医，均治疗无效。平时不断头晕、头痛，五心烦热，失眠多梦，口燥咽干，全身疲乏。舌质红，苔白，脉细数。拟育阴蠲痛汤加味：炒龟板 30 克，牡蛎 30 克，熟地 15 克，山药 15 克，五加皮 15 克，怀牛膝 10 克，枸杞子 10 克，茯苓 10 克，山萸肉 10 克，牡丹皮 10 克，泽泻 10 克，甘草 10 克，服药 3 剂而愈。

例二、霍某，女，64 岁，淮阳县鲁台镇人，患足跟痛已半年，平时头晕眼花，耳鸣健忘，腰膝酸软，疲乏无力。舌质红，苔薄白，脉细数。处方：龟板 30 克，牡蛎 30 克，牛膝 1 5 克，山药 15 克，枸杞子 12 克，山萸肉 12 克，熟地 15 克，五加皮 10 克，茯苓 10 克，泽泻 10 克，牡丹皮 10 克，甘草 10 克。2 剂，清水煎服，服上方 2 剂好转，共服 4 剂而愈。

24.髂股静脉血栓形成两例治验

例一、李某，女，26岁，淮阳县鲁台镇大姚营村人。1994年产后患左髂股静脉血栓形成，左侧大腿肿胀疼痛，不能行走，整日病卧在床，经多个医院治疗效果不佳，后求中医治疗，余用下方治愈：

药物组成：川牛膝10克、地龙10克、羌活10克、秦艽10克、川芎10克、炒灵脂10克、桃仁10克、香附10克、当归12克、制乳香12克、制没药12克、丹参30克、黄芪60克、黄柏6克、红花6克、甘草6克、蜈蚣二条。每日1剂，清水煎服。

服药2剂症状减半，又以上方加减共服6剂愈。

例二、患女，22岁，产后左大腿肿胀疼痛，医院治疗半月无效，目前不能下床行走，舌质暗红有瘀斑，苔薄白稍黄，脉细数，证属气虚血瘀，治宜补气活血，行气通络：黄芪90克，丹参30克，桃仁10克，红花10克，川牛膝10克，鸡血藤30克，忍冬藤30克，地龙10克，羌活10克，秦艽10克，川芎10克，炒灵脂10克，香附10克，制乳香12克，制没药12克，黄柏10克，蜈蚣2条，甘草6克。每日1剂，清水煎服。共服12剂病除。

按：髂股静脉血栓形成，又称血栓性深静脉炎，是临床上常见的血管外科疾病。患病后容易造成肢体病残，严重者可危及患者生命。血流黏度高、血流缓慢、血管壁损伤是造成该病的三大主要因素。多发生于各种手术后，慢性病长期卧床，以及各种原因所造成的肢体活动受限的人群。深静脉血栓形成，系指血液在深静脉系统不正常的凝结，好发生于下肢，多见于产后，盆腔术后，外伤及长期卧床的患者。主要临床表现为：下肢肿胀、疼痛，血栓脱落可致肺栓塞，危及生命。余根据其发病机理主要是气虚血瘀，故拟活血化瘀，补益气血，行气通络、止痛之法

上方是身痛逐瘀汤（牛膝、地龙、羌活、秦艽、香附、甘草、当归、川芎、五灵脂、桃仁、没药、红花等组成）合活络妙灵丹（当归、丹参、制乳香、制没药组成）加黄芪、黄柏、蜈蚣而成。身痛逐瘀汤乃《医林改错》之方，是王清任活血化瘀诸方中代表方剂之一，方中以当归、川芎、桃仁、红花活血化

瘀；牛膝、五灵脂、地龙行血舒络，通痹止痛；香附行气活血；甘草调和诸药。配合"活络妙灵丹"、蜈蚣增强主方逐瘀、通络、止痛之功效。加黄芪者，不但能扩张血管，又补元气以推动血液循环使血脉畅通而疼痛自愈，肿胀自消。

25.炙甘草汤治疗结代脉

炙甘草汤出自张仲景的《伤寒论》，论中 177 条云："伤寒，脉结代，心动悸，炙甘草汤主之"。原方由炙甘草四两、生姜三两、人参二两、生地一斤、桂枝三两、阿胶二两、麦冬半升、麻仁半升、大枣三十枚、清酒组成。其功能为益气补血，滋阴复脉，故又名复脉汤。仲景方的特点是配伍精当，每味药物都有其用场，随便更易就会影响疗效，方中重用炙甘草四两，以养脾胃，补中气，以壮复脉之本；人参、桂枝合而补心气、温心阳；生地、麦冬、阿胶、麻仁合而补心血、养心阴；生姜、大枣合而健脾开胃，共建气血生化之源。凡在临床中证属气虚血亏，心慌心悸，胸闷气短，舌光少苔或无苔，脉现结代者，皆可用炙甘草汤治疗。现代多用于功能性心律不齐，期外收缩，多获良效。

由于汉代计量衡与现代相差甚大，方中药物的用量历代医家颇不一致，根据各方考证，得出汉代《伤寒论》中方药的计量与柯雪帆氏折合法近似，汉代的一两折合现代的 15.625 克，一升折合现代的 200 毫升，故此《伤寒论》《金匮要略》中的方药应以柯氏折算法为妥。

在多年的临床实践中，炙甘草汤方中药量如按现行方剂学中的计量，治疗脉结代效果不著，如按原方计量，以柯氏折算法折算，效如桴鼓。曾治一王姓吴氏老妇"心动悸，脉结代"的病人，四诊后，符合"炙甘草汤"证。遂按现行的方剂学计量拟方，投药 5 剂，效果不显，按原方计量改为：炙甘草 60 克，生地 250 克，生姜 45 克，桂枝 45 克，麦冬 45 克，党参 30 克，阿胶 30 克，麻仁 30 克，大枣 30 枚。2 剂，清水煎服，每日一剂。嘱其药煎好后滤渣分 3

次温服，服药时加适量清酒同服。服完 2 剂病愈强半，继服 2 剂，诸症皆平，原有之便秘也随之而愈。

据现代药理研究，方中人参能兴奋中枢神经系统，并能增强大脑皮层的兴奋与抑制过程，生姜除对大脑皮层有兴奋作用外，还能兴奋延髓的呼吸中枢和运动中枢，能促进血液循环，使血压上升，并给予呼吸和代谢以良好的影响。人参与生地均有强心作用，桂枝有扩张血管作用，麦冬能提高机体耐缺氧能力能缓解心绞痛和改善心电图，四药合用，对兴奋全身机能，旺盛新陈代谢，改善呼吸、循环功能均有良好的影响。人参能使血浆白蛋白与球蛋白比值上升，并能刺激造血器官；阿胶能加速红细胞与血色素的增长，合而有纠正贫血之效。生姜能促进消化机能，增进食欲，大枣、麻仁均含有营养物质，而有助于一般情况的改善。

纵观全方，能增强高级神经活动，旺盛新陈代谢，可改善呼吸、循环、代谢、消化、造血等系统的机能，而临床观察尚提示对心血管系统疾病可能有一定的选择性作用。

附：相关文献报道

据报道，用炙甘草汤治疗心律不齐 28 例，病程最短者 3 个月，最长者 2 年。显效（自觉心悸消失，听诊及心电图检查整齐）23 例；有效（症状改善，或间有心律不齐或轻度反复者）4 例；无效（服药后无改善者）仅 1 例，有效率达 96.4%。(《新中医》1974）

四川医学院报道，用本方加减治疗心脏期前收缩 4 例，其中室性期前收缩 2 例，房性和节性期前收缩各 1 例，用一般休息和镇静疗法 2 周以上无效后，以本方随症加减。有关节酸痛、小便短赤等湿热兼症者，加入四妙散以清利湿热，有短气懒言，夜眠易惊等兼症者，加入黄芪、煅龙齿、琥珀等以固气宁神。结果：4 例均获期前收缩和相应症状好转或消失的疗效。(【中医杂志】1964）

26.道听途说单方奇闻（医话）

豫东小镇——倒栽槐，乃沈、项、淮三县要塞。南临沙颍河与项城两崖相望，东靠马家沟与沈丘一桥相通。十三村相连，人口逾万，隶属淮阳（古称陈州）所辖。大千世界无奇不有，"老鼠治绒癌沉疴立起"，"鸡蛋擦血瘤无影无踪"，在当时已为小镇传闻。此闻虽近于荒诞而确系实事。爰列于后，以便同道临床验证。

（一）胶泥煨老鼠根治绒毛癌

肖庄肖门刘氏，年逾不惑，丁巳年（1977年）孟春来诊。自诉停经4月，2月前某医院妊娠试验阳性。近月余阴道反复出血，忽多忽少，连更数医，症状如故。即诊：腹检宫体大如6月怀胎，触无胎体，听无胎音，诊为"葡萄胎"。建议去医院手术治疗，淮阳某医院行宫体及附件全切术。术后低热不解，体温37.5℃～38℃之间，多次用药乏效，日渐体衰。又过月余，阴道复出血，某医院复查：转为"绒毛上皮癌"。时至家资告罄，诸医一筹莫展，惟只返家待毙。

归途中听人言："黄胶泥煨老鼠，待鼠熟去胶泥、皮毛、内脏，食其肉可愈"。归后如法，1次症轻，共食7只鼠肉症除。结合调养，月余康复如初。时过十载，迄今健康无恙。

（二）刚下黑鸡蛋擦愈血管瘤

甲寅年（1974年）仲夏，小镇新寨村患婴申某，由其母怀揣来诊。母诉："女婴出生后，发现右大腿外侧有一血痣，状若豆瓣，未曾介意。两月来'血痣'日渐上下蔓延，阖家忧虑焦急，祈失良策，速解忧患。"松解襁褓，视见女婴右腿外侧上至腰部下达足踝布满红色不规则形红斑，边界清晰，与正常皮肤相平，诊为"毛细血管瘤"。患婴刚2月，瘤患发展如此迅速令人结舌。见其母呈恐怖之状，遂以好语相慰，宽其胸怀，建议去省城医院手术根治。

翌年孟秋，余出诊小镇路过新寨村，见该婴裸股在路旁嬉戏，稚趣可爱，原之血瘤视而不见，且无手术痕迹，甚为惊疑，诘其祖母详述其因。

曰："跑遍大医院，皆言手术治疗，虑其面积大，又须植皮极其复杂，且家境艰辛，未能手术。归途中听人言：'黑母鸡刚下热蛋，趁热、湿涂擦患处可瘥'，归后如法，配合金戒指涂擦两月，渐消无影。"

此后，余将此方传于他人，有两婴治愈。

27.医话二则

（一）治病勿囿药贵重

庚申年孟春，槐店东关陈君来访，见其表情不悦，满面愁容，探问其故？曰；"小儿陈涛，刚满 2 月，半月前患咳嗽服药罔效，逐日加剧。10 日前呈阵发性痉咳，两目直视，颈项强直，急往县医院求治，门诊以百日咳收治入院。选用多种抗生素、化痰止咳等针药并用疗效不佳。近 5 日痉咳连作，时呕大量痰液，并有阵发性屏气，口唇青紫等症状，时有微热。诸医一筹莫展，阖家恐惧焦急，冀兄急施良策，速解忧难"。

听其言毕，思忖良久，该病实属"顿咳"之范畴，痰热阻肺之病机，应立涤痰泻热之法：急取礞石、白矾、芒硝，按 9；3；1 的比例细研，嘱其每服 2克（温开水冲服），日服 3 次，以观后效。翌日家人来告，"服药 3 次，病愈十之六七。"继服 2 日，痊愈出院。

（二）辨证确当效神速

丙寅年孟夏，同乡任营村患婴潘某，由其母怀揣来诊，母诉："患儿生后 2 日，发现会阴部及阴囊红肿，急往县医院诊治，更医数人皆按炎症处理，曾用多种抗生素罔效，继之阴囊肿大，身有微热，夜难入睡。众医调治 3 月余，病势日增，由人举荐，前来求治。"

患婴仅 3 月半，面清瘦，目秀慧，松解褓裉，视见阴囊肿大如成人拳头，晶莹透明，状若气球装水，会阴部发红，触之阴囊则啼。两手指纹现紫，舌质红，苔薄黄不燥，体温 37.5℃。余诊毕，顿生怜悯，以好语慰其母，宽其胸怀。细思此病乃肝肾两经湿热下注与胎毒互结所致，证属"囊痈"。予清热利湿，解毒消肿之法，拟龙胆泻肝汤加金银花、连翘、蒲公英、地丁为治。

服药 3 剂，肿消大半，继服 2 剂，药讫病除。

28.医案三则

1. 郭庄郭某案

1968 年秋，余应邀去郭庄出诊，行至焦柳营与品凤兄（现为北郊医院大夫）相遇，与其共同前往，及至病家，视见一老人（大约有 60 多岁），病卧在床，双目微闭，喉间有辘辘痰鸣声。其子代诉："病已月余，初病发热、咳嗽，左肋疼痛，不能饮食。公社卫生院诊为'肋膜炎'。住院十多天，因治疗无效，改住县医院治疗，县医院诊断为'心脏病''气管炎'，又住院十多天仍不见好转，身体越来越弱，一天不如一天，只有回家求中医治疗。现在卧床不起，吃饭得需人喂……"。望其形体消瘦，神情呆滞，呈胸腹式呼吸，身有浮肿，舌质胖大有齿痕，苔白腻，脉细软无力。听诊，心律不齐，心音衰，两肺遍及湿啰音。体温 37.6℃。

处方：党参 30 克，白术 15 克，远志 30 克，茯苓皮 30 克，茯苓 15 克，大腹皮 15 克，五味子 10 克，麦冬 12 克，枳壳 13 克，石斛 12 克，半夏 10 克，陈皮 10 克，砂仁 10 克，桂枝 10 克，葶苈子 10 克，桑皮 10 克，苏子 10 克，甘草 5 克。3 剂，每日一剂，清水煎服。

经服上方，一剂病轻，二剂病愈，三剂扫尾。其病愈之迅速，尚属罕见。

2. 大王楼一老妪案

王姓老人，女，76 岁。其子代诉：近二年来，以咳嗽、心悸为主症，县医院诊为心脏病，经医院治疗后有些好转，但不能痊愈。近来病情加重，夜间更重，并伴有大小便不利，尿现赤色，排尿疼痛难忍，大便干燥难解。

现病喘息严重，胸中闷热，难以忍受。

诊其脉，六脉无力，散乱不齐，脉现结、代。

处方：白芍 30 克，知母 30 克，滑石 30 克，黄柏 24 克，生地 12 克，火麻仁 12 克，党参 15 克，阿胶（烊化）10 克，赤茯苓 12 克，麦冬 12 克，当归 15 克，桂枝 10 克，炙甘草 15 克，生姜三片，大枣三枚，清水煎服。

上方服 1 剂病缓，2 剂症状平息，实属意外。

3. 吴楼姚某案

姚某，女，31 岁，淮阳县鲁台镇吴楼村人。2004 年 11 月 6 日来诊。

自诉有慢性胃炎史，平时易感冒，缠绵难愈，经来本所服中药后，诸症有些好转。前几天因受惊吓后，心中惊惕不安，遍身出汗，口渴引饮（一夜能饮两大瓶水仍不解其渴），夜间不能入睡（以前有精神病史），前几天去本地医院诊治，服西药罔效，故来求中医诊治。

望其呈焦虑面容，头面汗出，坐立不安，诊其脉，细数无力，舌质红，苔薄白略黄。此乃气阴两亏，神不守舍之证，治宜益气养阴，宁心安神，佐以生津止渴。

党参 30 克，霜桑叶 30 克，葛根 30 克，合欢皮 30 克，石膏 30 克，寸麦冬 15 克，天花粉 15 克，淡竹叶 15 克，远志 15 克，夜交藤 15 克，生铁落 50 克，炒枣仁 10 克，知母 10 克，灯草一扎。3 剂，每日一剂，清水煎服。

11 月 9 日二诊：

服上方后，诸症悉除，现有轻微感冒，身有微热，微汗未除，拟辛凉解表，佐以益气止汗，宁心安神之法善后。

柴胡 10 克，防风 10 克，黄芩 10 克，陈皮 10 克，白术 10 克，青蒿 10 克，银胡 10 克，桔梗 10 克，白芍 15 克，霜桑叶 15 克，枣仁 15 克，远志 15 克，连翘 15 克，金银花 15 克，夜交藤 15 克，合欢皮各 30 克，黄芪 20 克，甘草 5 克，3 剂，清水煎服，每日一剂。

取药后，未来再诊，2月后，大姚营其娘家父母前来看病，探问其详，答曰："取药3剂，药讫病除。"

29.桃花散治疗小儿支气管炎

方药组成：石膏9克，川贝15克，朱砂3克。

分别研细，过100目筛，然后混合均匀，备用。

1岁以内每次0.25～0.3克，2～3岁每次0.5～0.75克，4～5岁每次1克，6岁以上每次1.5～2克。每日3次，温开水冲服。（6个月以内小儿，可把药粉蘸在乳头上喂服。）

功能：清宣肺热，止咳化痰，平喘利尿，镇静安神。

病案举例：

孙某，男，8个月，1987年2月16日来诊。母诉：5日前，患儿有感冒症状，发热、咳嗽，急往医院诊治，医院以小儿支气管炎收治入院，入院5天，不但没有好转，而咳嗽加重，呼吸困难、喘憋、口唇发紫等现象，全家心急如焚，故自动出院另求他医。诊见患儿咳嗽气喘，口唇发绀，指纹现紫，体温37.5℃。证属"肺失肃降，肺气上逆"之病机，治宜"清热平喘，润肺化痰"，缓解支气管痉挛，纠正缺氧。予桃花散每次0.5克，每日3次，2天量（共6包），温开水冲服。

二诊：患儿咳喘已平，体温36.8℃，其父讲：患儿服药一天，症状减半，服完2天，咳喘平息，再取2天量药，以作巩固。

与上述患儿同来的2例支气管炎患儿也同样用"桃花散"用药2～3天治愈。

按：小儿支气管炎，系指支气管发生炎症，毛细支气管炎的病变主要发生在肺部的细小支气管，也就是毛细支气管，所以病名为"毛细支气管炎"，通常是由感冒，流行性感冒等病毒性感染引起的并发症，也可由细菌感染所致。是小儿急性上呼吸道感染性疾病。

毛细支气管炎的病原主要为呼吸道合胞病毒，可占80％或更多；其他依次为腺病毒、副流感病毒、鼻病毒、流感病毒等。

本方中石膏清热平喘，川贝润肺化痰，朱砂镇静安神，诸药合用，共同达到缓解支气管痉挛，纠正缺氧的目的，起到优于抗生素对病毒无效的作用。因而显效率在90％以上。

本方药源丰富，配制简单，服用方便，值得推广。

30.二子膏外敷涌泉穴治疗小儿腹泻

制用方法：吴萸子、五倍子按2：1或1：2的配方，共研细末，加醋适量，调和成膏。腹泻轻者（每天次数在7次以内）敷单侧，且吴萸子与五倍子按2：1配方；腹泻重者（每日大便在7次以上）敷双侧，吴萸子、五倍子按1：2配方。外用纱布固定，24小时换药1次。总有效率可达96.85%。

按：小儿泄泻的病因不外是外因和内因，外因主要是感受外邪（包括湿热、寒湿），内因主要是内伤饮食，脾胃虚弱，都可导致小儿腹泻。腹泻的主要病变部位在脾胃，其基本病理改变为脾胃运化功能失常，水湿并走大肠。盖胃主受纳，脾主运化，脾以升为健，胃以降为和，脾健胃和则纳化正常，升清降浊，精微输布则营养全身。若感受外邪，或内伤饮食，可脾胃虚弱，致脾胃受损，纳化失常，水谷不化，精微不布，水反为湿，谷反为滞，清浊不分，合污而下，并走大肠而成泄泻。

因小儿属稚阴稚阳之体，易于出现阴阳寒热的变化，加之腹泻易损伤气阴，如病情加重，或失于治疗者，极易发生伤阴伤阳的变证。尤其暴泻、热泻者，病势急剧，大量水液外泄，易于伤津耗液；寒泻、久泻迁延日久不愈者，易于伤阳耗气。重证常气随液脱，而致阴阳两伤。甚则阴竭阳脱而死亡。如久泄不止，脾土受损，土虚木旺，肝亢无制，则可出现慢惊风症状。也有因泄泻迁延日久不愈，脾胃虚损，气血化源不足，影响小儿生长发育而成疳症。

方中五倍子性寒，味酸涩，归脾、胃、大肠、肾经。有敛肺、止汗、涩肠、固精、止血、解毒之功效。主治肺虚久咳，自汗盗汗、久痢久泻，脱肛、遗精、白浊，各种出血，痈肿疮结等；

吴茱萸味辛苦性热，有小毒，归肝、胃、脾、大肠、肾经，有散寒止痛，疏肝下气温中燥湿之功能。主治厥阴头痛，疝痛，脚气肿痛，呕吐泄泻等。

本方采用五倍子性寒味酸涩，涩肠止泻之特性。配吴茱萸性热味辛苦，涩肠止泻之功能，二药相合，一寒、一热、一辛、一酸、一苦、一涩、一散、一敛，寒热并用，辛开苦降，散敛相合，相因相济，共同达到涩肠止泻的目的。

31.仙桃丸治疗痛证

主治手足麻痹，或瘫痪疼痛，腰膝痹痛，或跌打损伤，闪胁不可忍（即指扭伤腰痛）。

方剂来源：《串雅内编》选注。

方药：生川乌（不去皮）60克，五灵脂60克，威灵仙75克，共为细末，酒糊为丸，如梧子大，每服7～10丸，（现在已多装成胶囊，每次服2～4个胶囊）盐汤下，忌饮茶。

仙桃丸即明·李时珍《本草纲目》所载的"乌龙丹"，只是威灵仙易麝香而已。是治疗寒湿痹痛的方剂。方中生川乌辛温，除寒湿，主治诸风、风痹、血痹、半身不遂，并有麻醉镇痛作用；辅以五灵脂、威灵仙活血祛风，疗顽痹，三药合用有祛风除湿，散寒止痛的功效。因有活血镇痛之力，故亦可用于外伤所致的疼痛。考川乌生用有剧毒，一次用量不得超过 0.9 克，以防中毒。更兼本品辛温燥烈，凡阴虚火旺及孕妇忌用。据报道，川乌系乌头之一种，主产我国四川，故名川乌。本品含有乌头碱，其止痛作用可能与此有关。但它对呼吸中枢，血管运动中枢有抑制作用，故过量常出现呼吸气促、头痛、心跳加快、脉搏歇止等中毒现象，应予急救解毒，可速服绿豆汤或黑豆甘草汤缓解中毒，或用大量阿托品解救。为防止中毒，川乌可先下久煎减少毒性，从"不可多服久服"一语中，说明前人在临床实践中，已发现了生川乌具有毒性，这是很可贵的经验。

余在多年实践中，用药剂量是：每次先服 2～3 个胶囊，每日 2 次，服后无毒副反应后，再增加一粒，最多不能超过 4 粒，全天不超过 8 粒，从未发现中毒现象。

病案举例：

周某，男，在上海开车，因在开车中损伤右脚筋腱，疼痛不能行走，在上海治疗半月无效，只有回家治疗，在医院治疗多日，仍不见好转，由某医生举荐前来就医，取仙桃丸胶囊 20 粒试服，每次 4 粒，每日 2 次。服 2 次病愈强半，服完 20 粒已基本不痛。又取 20 粒返回上海。

李某，男，50 岁，因患关节炎，多年不愈，服仙桃丸胶囊 100 粒，四肢已基本不痛。

宋某，男，司机，因踩离合器右脚伤及筋腱，导致右脚行走不便，走路跛行，多方治疗无效，共服药 40 粒痊愈。

32.桂枝加附子汤配合灵龟八法治疗类风湿

高某，女，46岁，项城市关会镇人。1986年5月16日就诊。14年前，因产后触摸冷水后双手掌指关节及腕关节感到麻木，未曾介意，早晨关节僵硬，活动后自行缓解，其后关节疼痛，曾就诊多个医院确诊为"类风湿性关节炎"多方治疗不见好转。双手掌指关节及腕关节疼痛，十指僵硬不能伸屈，每遇阴雨天症状加重。望其双手十指呈爪形挛急，舌质淡红，苔薄白，脉弦细无力。先用灵龟八法针刺法：时值1986年5月16日，农历四月初八日，上午9点30分，干支为庚申日，辛巳时，配卦为坎，配穴申脉、后溪。先刺双则申脉，再刺双则后溪，得气后，留针30分钟。起针后，双手十指伸屈自如，其他关节疼痛亦减，患者及其亲属无不振奋，在场几人无不惊讶。予桂枝加附子汤：桂枝15克，白芍15克，炙甘草15克，附子10克（先煎）、鸡血藤20克，大枣6枚，生姜三片。每日一剂，清水煎服。

因本所当时无病房病床，为了治病方便，病人住在沈丘县城（离本诊所四公里），每天雇定城郊小辛营机动车，送其往返针灸、取药。经治月余痊愈。

按：类风湿性关节炎，是一种以侵犯小关节为主，同时也累及全身关节的自身免疫性疾病。终致强直、僵硬、畸形，活动功能障碍。临床上致畸致残率很高，是一种难以根治的疾病。本病属中医学中的"痹症""历节""痛风"等范畴。中医学认为，正气不足是该病发生的根本原因，邪气入侵是该病发生的基本条件，本虚标实是该病的病理特点。肝脾肾虚为本，湿滞、瘀阻为标。其基本病机为肝肾亏损，气血不足，风寒湿邪痹阻脉络，流注关节所致。

"灵龟八法"是针灸治疗学中一种按时取穴的治疗方法，是按人体气血盛衰和穴位开阖的规律，结合人体奇经八脉的会合，取其与奇经八脉相通的八个穴位，依日、时干支的推演数字变化，应用相加相除的方法，作出按时取穴的一种针刺法。此法使针刺穴位、手法、时机三者巧妙地融为一体，具有疏通经脉，调和阴阳，行气活血，扶正祛邪的功效。本例用桂枝加附子汤温通经脉，振奋不足之阳气，配合灵龟八法针刺，共同达到相辅相成的作用，故获良效。（注：灵龟八法后有专题介绍。）

33. 加减七子散治疗男性不育

方药组成：五味子 10 克，菟丝子 10 克，茯苓 10 克，黄柏 10 克，车前子 20 克，淮山药 20 克，熟地 20 克，金樱子 20 克，枸杞子 15 克，蛇床子 15 克，党参 15 克，黄芪 15 克，鲜石斛 30 克，山萸肉 12 克，肉苁蓉 12 克，巴戟天 6 克，附子 3 克。

加减法：伴阳痿、滑精、早泄者加芡实 10～15 克，牡蛎 15～20 克；梦遗者加远志 10～15 克，茯神 10～15 克；精液中有红、白、脓细胞者，加知母 10～15 克，牡丹皮 10～15 克。

用法：每日 1 剂，清水煎服，1 月为 1 疗程。另取五味子 300 克，晒干碾细末同第 1 疗程药一起吞服，每次 6 克，每日 2 次，服完为止，下个疗程不必再服。

几十年来，笔者运用上方治疗男性不育症十多例，治愈率能达到十之七八，实践证明，该方灵活加减，治疗男性不育疗效确切而经得起重复，爱举例如下：

楚某，男，28 岁，沈丘县白集镇人，夫妻都在广东打工。由于结婚七年未育，双方父母非常忧虑、焦急，几年来遍访名医验方，都无济于事，其岳父母本村 20 年前曾有由笔者治愈病例（其儿子已 20 多岁），即向其打听，其人把我姓名、地址向其告诉清楚。后其夫妻专程来访，2015 年 7 月 28 日，余听完叙述及看完检查结果（精子成活率、活动率均低下）即予以上处方加芡实 15 克，牡蛎 20 克，知母 12 克，牡丹皮 10 克，30 剂，每日 1 剂，清水煎服。并取五味子 300 克，烘干碾面每服 6 克，每日 2 次。

1915 年 9 月，患者从广东来电话说，其妻已怀孕。

刘某，男，30 岁，淮阳县鲁台镇人。自诉结婚其妻不孕，原以为是妻子的毛病，后来妻子在医院检查一切正常，自己到医院检查，结果精子成活率及活动率均低，多方医治无效，有时夜梦遗精，诊其舌质红少苔，脉弦细，予加减七子散为治：五味子 10 克，菟丝子 10 克，远志 15 克，茯苓 10 克，茯神 15 克，黄柏 10 克，车前子 20 克，淮山药 20 克，熟地 20 克，金樱子 20 克，枸杞子

15 克，蛇床子 15 克，党参 15 克，黄芪 15 克，石斛 30 克，山萸肉 15 克，肉苁蓉 12 克，巴戟天 6 克，附子 6 克，每日一剂，清水煎服。

另取五味子 300 克，共为细面，每服 6 克，每日 2 次。

后以上方加减，共服药 45 剂其妻怀孕。

34.附子理中汤治疗腹泻重症

邻村高门周姓老妪，患慢性腹泻月余，多方求医不效，其在新疆的儿子已被召回行孝（办理后事），后求治于余。望其身体瘦弱，说话少气无力，舌淡苔白，脉沉迟无力。问其所苦？答："经常腹痛肠鸣，腹泻清冷，每天十余次，饮食不佳，口吐清涎，手足、腰背冰冷。"脉症合看，证属脾胃虚寒，肾阳虚衰，外感寒邪所致。治宜补益脾胃，温中祛寒，温肾回阳。投附子理中汤加味：党参 15 克，白术 15 克，炙甘草 10 克，干姜 10 克，肉桂 10 克，附子 10 克，1 剂，清水煎服。

二诊：服上方 1 剂，腹痛与大便次数减少，其他方面都有所好转。效不更方，照原方两剂，药讫病除。

按："理中汤"乃《伤寒论》中之方。方中干姜温中祛寒，白术健脾燥湿，党参补气健脾，炙甘草补脾和胃，合而成为温补脾胃，治疗脾胃虚寒之要方。所加肉桂、附子者，不仅增强了温中散寒之功能，而又有温肾回阳之妙用。药证相符，沉疴立起。后遇数例类似病例者，均以此方加减而获愈。

现代药理研究，干姜含姜醇、姜辣素和多种氨基酸，姜辣素对口腔及胃黏膜有温和的刺激作用，故能促进消化液的分泌，可使食欲增加；本品尚能抑制肠内的异常发酵及促进积气排出。此外对大脑皮质、延髓的呼吸中枢及血管运动中枢均有兴奋作用，能促进血液循环，使血压上升，给予呼吸和代谢以良好的影响。

白术含挥发油，能缓和肠管蠕动，能减轻腹泻而有健脾之功；其利尿作用，又有除湿之效。甘草对胃黏膜的溃疡面有保护作用，并能促使溃疡面的愈合。且有解痉作用，故有调和脾胃缓急止痛之功效，二药辅佐干姜使本方调整肠胃功能的作用更为显著。党参有兴奋中枢作用，能减轻疲乏感，本品尚能促进红细胞及血色素增加。

党参、白术均有促进白蛋白的生成作用，对于化学疗法及放射疗法引起的白细胞下降，则能使其升高，二药与干姜配伍，使本方补益、强壮之力更强。

纵观全方，不仅能调整消化机能，增进食欲，缓解腹痛，减轻腹泻，且能振奋全身机能，改善机体全身状况，故为强壮健胃之剂。

35.芍药甘草汤的临床应用

芍药甘草汤出自张仲景《伤寒论》，是为太阳病误汗所设，如果说桂枝汤是群方之首，芍药甘草汤便是小方之首了。《伤寒论》云："伤寒，脉浮，自汗出，小便数，心烦，微恶寒，脚挛急，反与桂枝欲攻其表，此误也。得之便厥，咽中干，烦躁吐逆者，作甘草干姜汤与之，以复其阳；若厥愈足温者，更作芍药甘草汤与之，其脚即伸；……"。芍药甘草汤中记载："芍药四两，甘草（炙）四两。上二味，以水三升，煮取一升五合，去滓，分温再服。"此方由白芍、甘草二药组成，具有酸甘化阴，缓急止痛之功效，具有药物配伍之巧，药力专攻之精，酸甘相宜之妙。据现代药理研究，它对横纹肌、平滑肌的挛急，有镇静作用。凡符合本方病机的病证，若能审证确切，加减适宜，可扩大临床使用范围。可用于血虚津伤的腓肠肌痉挛，肋间神经痛、胃痉挛，胃痛、腹痛、坐骨神经痛，妇科炎性腹痛等阴血亏损，肝脾失调的患者，爰举例如下：

孙某，男，55岁，淮阳县人。每天夜里，右小腿肚经常转筋，发作时右腿肚聚起一包，腿不能伸直，患侧拇指向足心钩引，疼痛难忍，脉弦细，舌红绛少苔，此为肝血不足，血不养筋，筋脉挛急所致。投芍药甘草汤：白芍50克，甘草20克，服药3剂而愈。

患女，60岁，焦作市人，退休教师，以网络求医。自诉患便秘5年，3～5日大便一次，如厕费力汗出，心慌气短，并伴有腹痛、腹胀。予以芍药甘草汤（白芍50克，甘草20克）加枳壳、陈皮各10克。服药5剂便秘、腹痛、腹胀皆愈。

姚某，男，30岁，鲁台镇人，5天前，因夜晚跌入水沟内左脚踝被崴伤，左脚踝脚面青紫肿胀，疼痛难忍，虽经服药打针无效，予以芍药甘草汤（白芍50克，甘草20克）加赤芍30克，土元10克。4剂肿消痛止。

36.少腹外伤所致瘀血案

贾某，男，50岁，木匠，邻近藤营村人，1978年8月诊，自诉：2个月前，用带子锯开木料时，因锯条断悠击少腹，致少腹疼痛难忍，曾住院治疗月余不见好转，由于经济困难，故自动出院，求中医治疗。查其左少腹部有手掌大之紫印，坚硬拒按，舌质红绛有斑点，脉沉涩。证乃属少腹瘀血症，治宜活血化瘀，行气止痛。拟少腹逐瘀汤加减：当归15克，川芎15克，赤芍15克，生地15克，丹参15克，乌药15克，土元10克，三棱10克，莪术10克，香附10克，五灵脂10克，制乳香10克，制没药15克，蒲黄（包煎）10克，官桂6克，小茴6克，元胡6克。2剂，清水煎服，每日一剂。

二诊：服上方2剂，痛减强半，继以上方加黄芪30克，继服3剂。

三诊：硬块变软，紫印变淡，局部有脱皮现象，又以上方加减继服10剂而愈。

按：少腹逐瘀汤乃王清任《医林改错》方，由小茴七粒.炒，干姜二分.炒，元胡一钱，没药二钱．研，当归三钱，川芎二钱，官桂一钱，赤芍二钱，生蒲黄三钱，炒五灵脂二钱．等组成。功能活血化瘀，温经止痛，是活血化瘀的代表方剂之一。

王清任创立本方原为专治妇科病而设，后世医家在临床实践中，凡临床所见腹痛以少腹为主的绞痛、冷痛、胀痛、刺痛，痛处不移或拒按，舌边、尖有瘀点或瘀斑，脉见沉弦或沉涩等，皆是使用本方的辨证要点。根据临床症状灵活加减，治疗男科病而疗效卓著。据现代药理研究表明，本方能调节肠蠕动，促进肠内气体排出，有明显的镇静、解痉、止痛之功效。尤其溶解血栓，降低血液黏度，改善微循环，促使粘连病灶软化吸收而分离复位。故治疗凡少腹各种原因所致的瘀血病症多获良效。

37.身痛逐瘀汤加味治疗多种痛症

身痛逐瘀汤乃清代王清任《医林改错》之方。由秦艽一钱，川芎二钱，桃仁三钱，红花三钱，甘草二钱，羌活一钱，没药二钱，当归三钱，五灵脂二钱（炒），香附一钱，牛膝三钱，地龙二钱（去土）组成（《医林改错》原方）。本方以当归、川芎、桃仁、红花、活血逐瘀；牛膝、地龙行血舒络，通痹止痛，秦艽、羌活祛风除湿，甘草调和诸药。主治肩痛、臂痛、腰腿痛或周身疼痛经久不愈者（属血瘀所致）。笔者多年来应用本方适当加减治疗多种疼痛患者，疗效满意。爰举例如下：

坐骨神经痛

孙某，男，36 岁，3 个月前患腰腿痛，症状逐日加重，疼痛自腰骶部右侧大腿后外侧向腘窝、足跟部窜痛，尤以咳嗽、大便用力时疼痛加重。医院诊为坐骨神经痛，多方治疗疗效不佳，察其面色晦暗，表情苦楚，步履蹒跚，行动困难，脉沉弦而紧，舌质淡红，苔薄白，诊为"痛痹"（坐骨神经痛）。证属寒凝气滞，瘀阻脉络，治宜活血化瘀，温阳散寒，蠲痹止痛。本方去秦艽加桂枝、附子、延胡索。处方：当归15克，川芎10克，牛膝15克，地龙10克，羌活10克，香附10克，桃仁10克，红花10克，甘草6克，桂枝10克，附子10克，延胡索10克，3剂，清水煎服，每日一剂。服完3剂症状减半，继服5剂而愈。

类风湿关节炎

姚某，女，54岁，自诉双手掌指关节疼痛3年余，早晨指关节发僵，活动后渐缓，医院作掌指关节拍片提示："类风湿性关节炎病变"，查类风湿因子阳性，血沉30mm/h，诊为"类风湿性关节炎"。治宜活血化瘀，祛风通络止痛，仍以身痛逐瘀汤加减治之：秦艽15克，川芎15克，羌活15克，独活15克，海桐皮15克，伸筋草30克，桑枝30克，荜茇30克，五灵脂12克，当归12克，地龙12克，延胡索12克，桃仁10克，红花10克，乳香10克，没药10克，蜈蚣4条。每日1剂，清水煎服。

上方服至15剂，关节疼痛明显减轻，晨僵症状也有所改善，继服15剂，关节疼痛基本消失，晨僵已不明显，守方再继服30剂以巩固，

腰椎骨质增生

患女，56岁，家务，主诉腰部重着疼痛数月，该患者在家务劳动中，渐感腰痛，有时牵涉到腿痛，逐日加重，动则如刺如割，俯仰不便，转侧不利，舌质紫暗，苔厚腻，脉沉迟，医院腰正位片显示：椎体两侧骨疣形成；侧位显示：各椎体前缘有增生。诊断："腰椎骨质增生"，多方治疗效果不显。纵观临床征象，证属寒湿腰痛夹有血瘀，治宜温经散寒，活血化瘀，通络止痛，投身痛逐瘀汤加减：附子15克（先煎），羌活15克，秦艽15克，杜仲15克，苍术15克，续断15克，桑寄生15克，当归10克，川芎10克，五灵脂10克，桃仁10克，红花10克，没药10克，牛膝10克，地龙10克，香附10克，甘草6克。5剂，每日1剂，清水煎服。服上方5剂，腰痛明显减轻，腰部已能随意活动，效不更方，守方继服8剂病除。

38.急性闪腰扭伤的治疗（闪腰汤.土元散）

1.闪腰定痛汤药物组成：木香、小茴香、延胡索、红花、续断、泽兰、怀牛膝、甘草。

功能：行气、活血、定痛。

适应证：气血瘀滞之腰疼症。症见腰痛如刺，痛有定处，拒按，转侧不利，舌质紫暗或有瘀斑，脉涩等，多见于急慢性腰肌劳损，腰椎骨关节损伤，坐骨神经痛等，属急性发病者。

病案举例：

患男，38岁，1986年7月诊，自诉3天前搬运木材时，扭伤腰部，当时刺痛难忍，不能直腰，不能走路，活动受限，咳嗽时疼痛加剧，检查腰肌紧张及压痛，诊断为急性腰肌扭伤，予闪腰定痛汤。处方：木香10克，小茴10克，红花10克，泽兰10克，延胡索15克，续断15克，川牛膝15克，甘草6克。2剂，清水煎服，每日1剂。服上方2剂，病愈十之八九，守方继服2剂病瘥。

2.土元散：土元若干个，研细末备用。用时取土元粉1.5克，用30～50度白酒送服，一般3～5天痊愈。

病案举例：

申某，男，40岁，建筑工，1987年诊，因不慎撞伤腰部已5天，当时不太疼痛，时过半天，局部开始疼痛，逐渐不能直腰，不能大声讲话，否则引起刺痛，在医院治疗几天疗效不著，特来求中医治疗。观察左腰部有撞伤脱皮痕迹，局部青紫，疼痛拒按，由于在工地上无处煎药，予土元散为治，按上述方法用白酒送服土元散5天，肿消痛止。

39.白芍木瓜汤治疗骨质增生

方药组成：白芍 30 克，木瓜 12 克，甘草 12 克，威灵仙 15 克，鸡血藤 15 克。

加减：颈椎加葛根 15～30 克，胸椎加狗脊 15～30 克，腰椎加杜仲 12～15 克，怀牛膝 12 克（亦适用于膝关节以下骨关节病）。此方重用白芍，若效果不显可逐渐增至 60 克，若有腹泻可加炒白术 15 克，茯苓 12 克。

余曾用上方治疗颈椎骨质增生 2 例，腰椎骨质增生 3 例，除 1 例患者不能坚持服药，中断治疗外其他四例分别服 20、24、30 剂痊愈。

病案举例：

孙某，男，48 岁，患腰腿病三年，每天发作疼痛难忍，行走不便，X 线拍片诊为腰椎第 4、第 5 椎增生性腰椎炎，多方治疗不效，察其舌质红，苔薄白，脉沉细而数，诊为肝肾亏损，筋脉失养，治宜培补肝肾，益督荣筋。处白芍木瓜汤加味治之：白芍 30 克，木瓜 15 克，甘草 15 克，鸡血藤 15 克，威灵仙 15 克，山药 12 克，杜仲 12 克，狗脊 12 克，当归 10 克，枸杞子各 10 克。

上方服 5 剂略有好转，又以上方加减共服药 20 剂病瘥。

肖某，女，50 岁，患颈椎病 2 年余，初期只觉颈部疼痛，后经推拿症状减轻，若遇阴雨天加重，渐至颈项强硬，转运不灵活，右肩胸、肩臂到手有些麻木。颈椎片显示骨质疏松，颈 5、6、7 椎后缘骨质增生明显，舌质红，苔薄白，脉弦数。处白芍木瓜汤加味治之：白芍 30 克，葛根 30 克，木瓜 12 克，甘草 12 克，鸡血藤 15 克，威灵仙 15 克，桂枝 10 克。每日 1 剂，清水煎服。服上方 10 剂症状略有好转，共服药 30 剂病愈。

*40.*介绍一个腰痛方

方药组成：狗脊30克，桑寄生30克，当归15克，山药15克，补骨脂12克，续断12克，炒小茴12克，炒杜仲12克，红花3克，甘草6克。

加减法：（1）久居潮湿，或涉水雨淋者加白术10～15克，茯苓10～15克，秦艽10～15克；（2）肾虚日久，不能久立，不能走远路者加党参10～15克，附子10～15克；3、肾阴虚者加熟地10～15克，枸杞子10～15克；4；因闪腰岔气，所致气滞血瘀者加桃仁10～12克，五灵脂10～12克，土元10～12克；5、痛无定处者加川楝子10～12克，木香10～12克。

按：腰痛又称腰脊痛，是指因外感、内伤或挫伤所导致气血运行不畅或失于濡养，引起腰脊和脊旁部位疼痛为主要症状的一种病症。急性腰痛，病程较短，轻微活动即可引起一侧或两侧腰部疼痛加重，脊柱两旁常有明显的按压痛。慢性腰痛，缠绵难愈，腰部多隐痛或酸痛。常因体位不当、劳累过度，天气变化而加重。

内因：体虚年衰，劳欲过度或跌仆损伤。外因：感受风寒湿热之邪。

腰痛病位：病位在腰，"腰为肾之府。"

基本病机：外感腰痛的基本病机为外感之邪痹阻经脉，气血运行不畅，总离不开湿邪为患；内伤腰痛多因肾脏精气亏虚，肾府失其滋润、濡养、温煦，内因不外乎肾虚。病理性质：外因属实，内因属虚或虚实夹杂。

病案举例：

郭某，男，50岁，槐店镇人。船民。自诉患腰痛病有20年之久，初期症状轻微，只感腰部轻微酸痛，由于日夜行船，就医不便，没有正规治疗，认为是劳累所致，有时服些镇痛西药就能缓解。目前下船有10年之久，腰痛逐年严重，不能走远路，多方求医无效。察舌质淡红有瘀点，苔薄白，脉沉细，处方：狗脊30克，桑寄生30克，续断15克，当归15克，补骨脂15克，杜仲15克，盐小茴12克，怀山药15克，党参15克，附子15克，炒白术15克，秦艽15克，茯苓15克，红花10克，甘草6克。5剂，每日一剂，清水煎服。

二诊：上药服完后腰痛明显减轻，患者要求：按原方再取10付。

三诊：服完上药腰已基本不痛，为了巩固，再取5剂以善后。

王某，女，60岁，农民，自诉患腰痛病有5年之久，严重时除服用止痛西药外，外贴止痛膏药，多处治疗效果不著，近半年逐渐加重，平时腰部酸软，腿脚无力，走路腰脊不能直起，行动不便，走路只有扶杖行走，再贴膏药无济于事，故求中医诊治。观其行走弯腰驼背，行动缓慢，扶杖而行，望其面色苍白，少气无力，舌质淡红有瘀斑，少苔，脉沉细，治宜补肾壮阳，活血化瘀：狗脊30克，桑寄生30克，续断15克，补骨脂15克，当归15克，炒杜仲15克，炒小茴15克，怀山药15克，党参15克，附子10克，红花10克，炙甘草6克。3剂，每日一剂，清水煎服。

二诊，服药3剂，症状稍有好转，上方党参加至30克，附子加至15克。5剂，每日一剂，清水煎服。

三诊症状大有改善，腰能直起，不再拄杖行走，其他诸症均随之而减，守方继服5剂症状消失，能做些家务劳动。

按：方中狗脊、续断、桑寄生祛风湿、健筋骨、补肾强腰；补骨脂、杜仲益肝肾，温补肾阳；当归补血，配红花活血行瘀；山药补气，益脾养胃，固肾养阴；小茴祛寒，温肾止痛；甘草缓急，调和诸药。再根据病因、症状灵活加减，无不应手辄效。余临症几十年用此方治腰痛多获显效。

41.导龙入海汤临床应用

所谓导龙入海，是治疗学术语。海，喻肾水，肾水不足，则虚火上炎，海不藏龙，治疗时除用大量滋补肾阴，填补肾水的药物外，还应少佐桂、附，用以引导虚火归入肾水故称。导龙入海汤是陕西省已故著名老中医王正宇教授所创经验方之一。笔者在临床中，辨证使用该方治疗慢性咽炎、牙龈炎、口腔溃疡、结膜炎、耳鸣、痤疮、失眠、更年期综合征等，均取得显著疗效。

虚火有阴不制阳，阴虚火旺之火；又有阳虚阴不维阳，格阳于上之火。

阴虚火旺：表现唇红、面红、五心烦热，喜寒恶热，口渴不欲饮水，烦躁难眠，咽红、舌红少津，脉细数等。

阳虚格阳于上之火，常表现口唇、牙龈嫩红，潮热，口干不欲饮水，喜热恶寒，舌质红，苔薄白，或白厚而润，脉细弱。

方药组成：生地30克，熟地30克，龙骨30克，牡蛎30克，牛膝15克，附子5～10克，肉桂3～8克。

方中生地黄清热凉血，养血生津；熟地黄滋阴补血，共为主药，二药一清一补，而达清上焦虚热之目的，且无一般清热药苦寒直折之弊端。龙骨、牡蛎入肝肾二经镇潜浮越之虚阳，与生、熟地均用大量，可镇元阳垫伏于龙宅，怀牛膝味苦微寒，活血而引血下行，助上药镇潜之力；肉桂、附子用量小，以为反佐之法，在大剂寒凉滋阴药中，可引虚火归回于龙宫。

临床应用：

（1）慢性咽炎配桔梗、牛蒡子10～15克，连翘10～15克，丹皮10～15克，赤芍10～15克；

（2）牙周炎宜用原方，痛甚者加白芷10～15克，黄连10～15克，细辛2～3克；

（3）口腔溃疡用原方，酌情加栀子10～15克，黄连10～15克，五倍子10～15克；

（4）耳鸣用原方，加山药10～20克，山萸肉10～10克，泽泻10～15克，枸杞子10～15克；

（5）结膜炎充血加牡丹皮10～12克，赤芍10～15克，车前子10～15克，荆芥10克，菊花10～15克，木贼10～12克；

（6）面部痤疮加白芷10～12克，连翘10～15克，重楼10～20克，丹皮10～12克，何首乌10～15克；

（7）失眠加枣仁10～15克，丹皮10～12克，合欢皮15～30克，黄柏10～12克。

病案举例：

例一患女，40岁，夫妻均在广东打工，由于经常耳鸣，常夜间失眠，经治半年无效，故回家乡求中医诊治。望其面红，舌红少津，脉细数。证属肾阴亏损，虚火上炎所致，治宜滋补肾阴，填补肾水，佐以引火归原：生地30克，熟地30克，龙骨30克，牡蛎30克，牛膝15克，合欢皮15克，夜交藤15克，附子6克，肉桂3克，山药10克，泽泻10克，枸杞子10克，丹皮10克，枣仁10克，3剂，每日1剂，清水煎服。

二诊：耳鸣减半，夜晚已能入睡，效不更方，照上方继服5剂而安。

例二患女，50岁，农民，经常耳鸣、失眠已半年，近3月又经常牙痛，下牙龈红肿、溃烂、出血，牙根暴露，伴口腔糜烂，影响吃饭和睡眠。察其舌红少津，苔薄白略黄，脉细数。证属阴虚火旺之候，治宜滋补肾阴，填补肾水，佐以引归元，投导龙入海汤加味：

生地30克，熟地30克，龙骨30克，牡蛎30克，怀牛膝15克，栀子10克，五倍子10克，白芷10克，黄连10克，附子10克，肉桂8克，细辛3克。3剂，清水煎服，每日一剂。另用固齿散，用牙刷蘸药粉刷牙。每日3次。

二诊：服上方3剂配合固齿散刷牙症状有所好转，牙痛减轻，牙龈已不出血，继用上述治法治疗10天病愈。

例三刘某，女，36岁，郸城县人，患慢性咽炎已半年，多方治疗罔效，平时胸闷不舒，喜热恶寒，口干不欲饮水，舌质红，苔白而润，脉细弱。此系阳虚格阳于上，七情郁结，气滞虚火上结咽喉所致。治宜滋补肾阴，引火归元，行气散结，化痰降逆。处方：生地30克，熟地30克，龙骨30克，牡蛎30克，怀牛膝15克，附子10克，半夏10克，厚朴10克，茯苓10克，苏叶10克，肉桂8克。5剂，每日1剂，清水煎服。

二诊：服上方5剂，症状减轻，胸闷得舒，口已不干。守上方继服5剂病瘥。

42.全真一气汤加味治疗肺心病重症

慢性肺源性心脏病，简称"肺心病"，是一种因肺、胸廓和肺血管的慢性病变引起的肺动脉高压，右心功能不全的疾病。如慢性阻塞性肺疾病、支气管哮喘、支气管扩张等，均可转变成肺心病。出现呼吸和心力衰竭，甚至死亡。肺心病患者可见胸闷，气急喘促，动则加剧，心悸、肢体浮肿等症状。西医一般采取抗感染、平喘、利尿、强心等治疗方法，但只能缓解急性期症状。且长期使用抗生素、激素后疗效不佳，副作用也很大。

祖国医学将肺心病归属于"肺胀""喘证""心悸""水肿"等范畴。早在东汉时期就对其有了初步的认识。

多年来，笔者用全真一气汤加减治疗肺心病多例，爱举例如下：

宋郑氏，女，94岁，邻近藤营村人。2014年因患肺心病曾住院治疗，后因疗效不佳只有出院返家改求中医。观其全身浮肿，面色萎黄，鼻孔插有痒气管，呼吸喘促，喉间痰声漉漉，不睁眼，不言语，舌体胖大，质淡白有瘀斑。脉现结代。拟全真一气汤加味：

红参15克，附子10克（两药共炖半小时）麦冬15克，五味子10克，白术10克，怀牛膝10克，瓜蒌皮15克，枳壳15克，乌药15克，百合30克，丹参30克，郁金15克，黄芩15克，厚朴10克，杏仁10克，苏子30克，柴胡15克，牡蛎30克，熟地20克。由于病情危重每次只拿一剂。

药服1剂病见显效，每剂根据病情适当加减共服5剂病情转安。

按：上方用全真一气汤合调肺汤而成（二方均含生脉散），"全真一气汤"由白术、附子、人参、熟地、麦冬、牛膝、五味子七味药物组成，近代何廉臣谓："此方为冯楚瞻《锦囊》中得意之方，功在一派滋养阴液中，得参、附气化，俾上能散津于肺，下能输精于肾，且得附子、牛膝引火下行，不为食气之壮火，而为生气之少火，大有云腾致雨之妙。故求阴最速。"

此方阴阳俱备，燥湿合宜，祛邪扶正，通达经络，药虽七味，五脏均滋，保护森严，外邪难入，功专不泛，补速宜臻，滋阴而不滞，补脾而不燥，清肺而不寒，壮火而不热，火降而心宁，荣养而肝润。【歌诀】："全真一气本收藏，术附人参配地黄，妙入麦冬牛膝味，相生相胜济坤阳。"

调肺汤是刘绍武老中医所创建的治疗肺病的名方，本方系小柴胡汤合麻杏石甘汤、生脉散加沙参、五味子、瓜蒌、粟壳（因禁用没用）而成。【歌诀】："调肺汤用小柴胡，麻杏石甘汤全入，沙参粟壳蒌五味，肺之疾患此方除。"（注：小柴胡汤中半夏用苏子代替，心脏有病麻黄不用）是治疗支气管哮喘、支气管炎、肺气肿、肺心病、肺大泡，等病的有效方剂；其中的生脉散（二方均有）能加强心脏功能，心和肺虽是两个脏器，而是一个功能，共同完成气血的运行和输布、人体氧气和二氧化碳的交换。因此，治心要治肺，治肺也要治心。中医学认为，气血的运行是保持着相互对立，相互依存的关系。气为阳，是无形功能，是动力；血为阴，是有形物质，是基础。血液能够在血管内周流不息的流动，完全依靠气的推动，即"气为血帅"，"气行则血行"；又一方面，气必须以阴血作为物质基础才能发挥动力作用，即"血为气母"。总之，气和血即肺和心的关系体现了"阴阳互根"的道理。二方（全真一气汤、调肺汤）合用，共达金水相生，水火相济，气血通畅，阴平阳秘，五脏同调，斯病得愈的效果。

*43.*当归二陈汤治疗夜咳

二陈汤出自《太平惠民和剂局方》，一书，是由半夏（姜制，汤洗七次）9克，陈皮10克，茯苓9克，甘草4.5克（有的书上还有生姜7片，乌梅1个）四味药组成，水煎热服。方中以半夏为君，取其辛温性燥，燥湿化痰，且能降逆和胃止呕；以陈皮为臣，芳香健胃，导滞祛痰；茯苓佐半夏燥湿，甘草佐陈皮调和诸药，并可润肺和中。药仅四味，配伍严谨，共凑健脾除湿，和胃化痰之功。《本草从新》载："当归活血，辛温散内寒，苦温助心散寒；为血中之气药，治咳逆上气……"。《医学启源》载："当归其用有三：心经本药一也，活血二也，治诸病夜甚者三也"。在燥湿化痰药中加当归一味，更能使痰消咳止。

病案举例：

李某，男，56岁，胸闷咳嗽3月，白天尤轻，夜间较甚，有时夜间阵咳，难以入睡，多次求医无效。投当归二陈汤以观后效：当归30克，半夏10克，陈皮10克，茯苓10克，甘草6克。2剂，清水煎服，每日1剂。

二诊：服上方2剂病愈强半，继服3剂病除。

肖某，女，58岁，胸闷咳嗽2个多月，白天不显，每到夜间，咳嗽不止，难以入睡，甚至伴发遗尿，每睡前身下需铺垫物以防渗尿，多次就医无效，看其少气无力，动则气喘，予当归二陈汤加味：当归30克，半夏10克，陈皮10克，茯苓10克，甘草6克，黄芪30克，桑白皮10克，厚朴10克，杏仁10克。3剂，每日一剂，清水煎服。

二诊：经服上药，1剂知，2剂好转，3剂咳止。效不更方，守方2剂以巩固。

*44.*良方可治肺气肿

肺气肿是肺脏的呼吸性细支气管、肺泡管、肺泡囊和肺泡等细支气管远端气腔增大，气腔壁发生破坏性改变的一种病理状态。终末细支气管远端肺组织弹性下降，容积增加，含气量增多。肺气肿发病率、致残率、死亡率皆高，可导致肺功能不全，慢性呼吸衰竭，心脏功能不全等严重预后。据世界卫生组织估计，肺气肿仅次于心血管疾病、脑血管疾病和急性呼吸道感染，与艾滋病并列为全球四大死亡原因。

近二十多年来，余采用李克绍教授所创的"肺气肿方"治疗肺气肿患者数例，均取得了满意疗效。

方药组成：红参9克，清半夏9克，冬虫夏草9克，麦冬12克，核桃肉12克，五味子5克，厚朴4.5克，炙甘草3克，炒苏子3克，杏仁6，桂枝6克，生姜2片。（方中冬虫夏草价格昂贵，而药源稀少，笔者常以地龙代之。）

李教授对本方的解释是：人参、麦冬、五味子为生脉散，功能补肺气之不足，养肺阴之枯竭，敛肺气之耗散，故为主药；桂枝通阳而降逆，《神农本草经》谓能治"上气呼吸"；半夏合麦冬开结而不燥；厚朴、杏仁治胸满；冬虫夏草、核桃能纳气归肾、润肺补肺；生姜、苏子散水降气。诸药合而用之有补气敛肺，降气纳气的作用。

病案举例：

例一王某，男，58岁，沈丘县槐店镇人。1998年11月16日就诊。自诉：原有慢性咳嗽史，近几年原有咳喘加重，动则心跳气短，胸闷咳嗽，呼吸困难，医院检查诊为肺气肿，治疗效果不著，故来求中医诊治，诊其脉象，六部较弱，舌质淡白，苔白稍腻，拟上方原方（冬虫夏草用地龙代之）3剂，以观后效。

二诊：服上药3剂，呼吸气短、胸闷等症状均有所减轻，患者自己坚持原方不改再取5剂，病情大有改善。又以上方加减继服5剂而善终。

例二孙某，男，65岁，淮阳县豆门乡人。2001年12月就诊。自诉患支气管炎已20多年，每逢冬季加重，近几年，动则心跳气喘，呼吸困难，胸闷咳嗽，口吐黏痰，医院诊为肺气肿，前几年，严重时，服西药可暂时控制，近二年效果不佳，故求中医诊治。看其呼吸张口抬肩，说话断续无力，舌质胖大淡红，苔白腻，脉细弱，兼现结代，予上方加桑白皮15克，3剂，每日1剂，清水煎服。

二诊：服完3剂后，所有症状得到改善，效不更方，继服5剂，症状得到控制，又以上方加减继服5剂善后。

45.一服散治疗久咳

"一服散"出于《朱氏验方集》，后《沈氏尊生书》有载，方由乌梅、罂粟壳、杏仁、半夏、阿胶、紫苏叶、生姜、甘草八味药组成。具有疏表敛肺，止咳化痰之功，主治天行咳（亦称时行咳）、疫咳。或由各种原因所引起的咳嗽经久不愈，或反复发作，笔者暂把这类咳嗽定为顽固性咳嗽，经用一服散治疗，多获良效。鉴于近年罂粟被禁用，笔者多用五味子或诃子代替。同样取得较好疗效（但效果稍逊）。

加减：若喉痒气促，咳痰稀白，加干姜、炙麻黄、前胡温肺化饮；若咳痰黄稠者，加桑白皮、黄芩、天竺黄清肺化痰；若胸闷气促痰阻，在喉中不易咯出者加地龙、瓜蒌皮平喘宽胸；若痰少而粘，咳痰不爽者加旋覆花、白前、紫菀润肺降气祛痰；若舌淡苔白腻者加茯苓、陈皮健脾燥湿化痰；干咳痰少咳痰费力者加麦冬、北沙参滋补肺阴之气；身热口渴、汗出、脉洪大者加石膏、知母。

病案举例：

李某，女，70岁，淮阳县豆门乡孙营村人（原来归鲁台公社所辖）。1970年冬邀余诊视，以往有气管炎史，每到冬季咳嗽加重，近2月，咳嗽连作，喘息抬肩，心悸气短，不能平卧，口吐白色黏痰，舌体胖大色淡，苔白腻，脉缓滑。投一服散加味：乌梅15克，半夏12克、杏仁10克，阿胶（烊化）10克，苏子10克，干姜10克，炙麻黄10克，罂粟壳10克，茯苓10克，陈皮10克，生姜10克，炙甘草6克，1剂，清水煎服。

服完1剂，咳嗽减轻，其他诸症均有所好转，守上方继服3剂，病情得到控制。后以六君子汤合三子养亲汤善后。

周某，女，60岁，患气管炎多年，入冬以来，咳嗽不止，口吐大量黏痰，由于不能服中药，只用西药治疗，曾多次服药无效，予一服散加味试服：乌梅15克，诃子15克，杏仁10克，半夏10克，阿胶10克（烊化），蛤粉10克（分

2次冲服），苏叶10克，生姜10克，炙甘草6克。1剂，清水煎服。服上方1剂病愈强半，增强了中药治疗的信心，继服2剂而安。

李某，男，30岁，一月前因感冒发热伴咳嗽经治疗后，已不发热，但咳嗽不愈，曾服复方甘草片、川贝枇杷糖浆、注射阿米卡星等针剂无效。每到夜晚，咳嗽加重，夜难入睡。舌质红，苔白腻，脉滑数。予一服散加味：乌梅15克，杏仁10克，半夏10克，诃子12克，阿胶10克（烊化），苏叶10克，甘草6克，生姜6克，当归30克，2剂，清水煎服，每日1剂。

服上方2剂，病愈强半，效不更方，守方继服2剂病瘥。

46.小柴胡汤加减治疗顽固性咳嗽

患女，26岁，沈丘县人，在郑州某公司工作。2015年12月20日就诊。自诉：今年自入冬以来，经常感冒，发热、咳嗽，经治疗后，感冒发热已除，惟咳嗽久而不愈。但有逐渐加剧之势。咳嗽时口吐清稀黏痰，白天咳嗽阵阵，影响工作，夜晚阵咳连作，不能入寐。曾服过多种止咳祛痰，抗菌消炎等西药均罔效。故请假回沈丘求中医诊治。刻诊：观其咳声阵阵，声音有些嘶哑，舌质淡红，苔薄白，脉弦细弱，拟小柴胡汤加减为治：柴胡30克，黄芩10克，半夏10克，甘草10克，干姜10克，五味子10克，2剂，每日1剂，清水煎服。

12月23日二诊：服上药2剂，病愈十之八、九，效不更方，照方继服2剂病瘥。

孙某，男，50岁，1915年12月25日就诊。自诉咳嗽已半月，多次服药无效，每到夜晚咳嗽加重，身有微热，测体温37.8℃，伴口苦、咽干，呈阵发性咳嗽，舌质红，苔薄白，0脉弦略数。处方：柴胡20克，黄芩15克，半夏

10克，干姜10克，五味子10克，甘草10克，当归30克，仙鹤草30克，2剂，清水煎服。服上方2剂病愈强半，继服2剂善后。

注：南方民间习用仙鹤草30～50克水煎服治疗久咳不已，取得较好效果，一般认为本品有补虚收敛之功有关。盖气虚正亏，正不胜邪，余邪不清，则久咳不已；久咳不已则又耗气伤正，脾肺气虚，津液凝聚，痰湿内生，肺失宣肃导致咳嗽更重。仙鹤草补虚有"赛人参"之誉，兼有收涩之力，起到扶正祛邪的作用，配伍小柴胡汤收涩而止咳。用治上症，颇为合拍，故久咳得愈。

按：清·唐宗海在《血证论·咳嗽》中说："《内经》云：五脏六腑，皆有咳嗽，而无不聚于胃关于肺，上条分肺胃……，兹有一方，可统治肺胃者，则莫如小柴胡汤，肺火盛加麦冬；心火盛加黄连、当归；肝火盛加当归、胡黄连；黄昏咳嗽为水浮于肺，加五倍子、五味子以敛之；五更咳嗽为食积之火，至寅时流入肺经，加莱菔子；痰凝气滞者加栝蒌霜、旋覆花、杏仁、桔梗、射干、川贝母；水饮上冲者加葶苈子、桑白皮、细辛、五味子；有寒加干姜、云茯苓；若兼外感，发热恶寒，鼻塞头痛，而咳者宜小柴胡汤加荆芥、紫苏、杏仁、薄荷；盖小柴胡能通水津，散郁火，升清降浊，加减合法，则曲尽其妙。"以上说明，小柴胡治咳嗽早被古代医家所广泛应用。《伤寒论》小柴胡汤条下有"若咳者，去人参、生姜、大枣，加五味子半升，干姜二两"的记载。

47.仙鹤草的妙用

仙鹤草为蔷薇科植物龙芽草的全草。异名：龙芽草、施州龙芽草《本草图药》，瓜香草《救荒本草》，黄龙尾《滇南本草》，铁胡蜂、金顶龙芽《百草镜》，老鹤嘴、子母草、毛脚菌《植物名实图考》，黄龙芽、草龙芽、地椒、黄花草、蛇疙瘩《亨利氏·中国植物名录》，龙头草、寸八节《分类草药性》，过路黄、毛脚鸡《天宝本草》，杰里花、线麻子花《植物名汇》，脱力草《滇南本草图谱》，刀口药、大毛药《贵州民间方药集》，地仙草《东北药植志》，蛇倒退《滇南本草·整理本》，地边鸡、毛将军、鸡爪沙、路边黄、五蹄风、牛头草《湖南药物志》，泻痢草、黄花仔、异风颈草《闽东草药》，子不离母、父子草、毛鸡草《江西民间草药验方》，群兰草（山东），狼牙草（辽宁）。全国大部分温暖地区均有出产，以全草入药，性平，味苦、涩，归经肺、肝、脾三经。其功效较多，临床应用较广。若能灵活掌握，多收满意疗效。

一、止血作用

因其味苦涩、性平，故有收敛止血之功，所含仙鹤草素能缩短凝血时间，使血小板增加，为止血圣药，无论寒热虚实皆可应用。

二、痢疾、肠炎

《滇南本草》云："其治赤白痢疾"，有人用本品 30 克，配葛根芩连汤、芍药汤治疗急慢性痢疾，疗效很好，一般认为本品有收涩之性，治疗慢性泻痢者为宜。其实不然，因其本身有解毒消肿之功，急性者用之，亦无闭门留寇之弊。可放心使用。

三、各种类型心脏病

《现代实用中药》谓"仙鹤草为强壮、收敛、止血剂，兼有强心作用"。《施今墨药对》一书中亦有"仙鹤草伍阿胶，"善治各种心脏病经验、的记载，认为阿胶以补血养心为主，仙鹤草以强心、调整心律为要，凡心脏病变有心阴不足见症者用之最宜。

四、自汗、盗汗

凡自汗、盗汗，系阴阳失调，腠理不固，营养失和所致，一般认为，自汗多属阳虚，盗汗多属阴虚，均以腠理不固，津液外泄为共同病机。因仙鹤草有良好的收敛固涩作用，故自汗、盗汗皆可运用。一般病例以本品 30～50克，大枣 10～20 枚煎服皆可治愈；顽固病例，应结合辨证方药为妥。如阴虚者伍当归地黄汤、麦味地黄丸加减；气虚者伍补中益气汤加减；营卫不和者伍桂枝汤加减；邪热郁蒸者伍龙胆泻肝汤加减。

五、久咳

南方民间习用本品 30～50 克水煎服治疗久咳不已，取得较好效果，一般认为本品有补虚收敛之功有关。盖气虚正亏，正不胜邪，余邪不清，则久咳不已；久咳不已则又耗气伤正，脾肺气虚，津液凝聚，痰湿内生，肺失宣肃导致咳嗽更重。仙鹤草补虚有"赛人参"之誉，兼有收涩之力，扶正而祛邪，收涩而止咳。用治上症，颇为合拍，故久咳得愈。

六、腰痛

腰痛是因腰部感受外邪，或因外伤、肾虚所引起的气血运行失调，脉络绌急，腰府失养所致腰部一侧可两侧疼痛为主的一种病症。临床多以补肾强腰，祛邪活血为治。考仙鹤草一药其本身就有良好的补虚强壮作用，且《滇南本草》称其"可治腰痛"；《百草镜》谓其能"下气活血"；《本草纲目拾遗》谓其可疗"闪挫"；《植物名实图考》云其可"治风痰腰痛"。现代药理学亦研究证实，本品有显著的抗炎、镇痛效果。故时医治疗腰痛，有首选本品者。

七、流行性腮腺炎

本病中医称之为"痄腮"，是一种传染性疾病，以学龄儿童易感染。一年四季均可发生，尤以冬春季为多见。该病以耳垂为中心的腮腺肿胀为基本特征，一般认为风邪外袭、湿热内蕴，邪壅少阳是引起该病的主要原因，故治疗多以清肝利胆，清热解毒，消肿软坚为治疗大法。仙鹤草一药，《本草求原》谓其"能消肿"；《湖南药物志》谓其"可祛风散寒，解热、祛湿"；临症时，每以仙鹤草伍龙胆草、黄芩、大青叶、蒲公英、柴胡、僵蚕、蝉蜕、夏枯草、甘草，随症加减常 1～2 剂显效。此外，鲜品捣烂与陈醋少许敷患处，疗效更著。

八、月经不调

《滇南本草》称其"治妇多月经或前或后，赤白带下"。有人用仙鹤草 30 克炒炭配伍藕节 15 克，乌贼骨 30 克，治疗经间期出血、崩漏；月经先期、后期或先后无定期则须结合中医辨证为妥。此外，对老妇行经，配合旱莲草、生龙牡（先煎）各 30 克，女贞子、鹿衔草各 15 克，大枣 10 枚亦有佳效。对于带下病，无论赤带、白带皆可选用。

九、巨幼细胞贫血

该病系叶酸、维生素 B12 缺乏或其他原因所引起的 DNA 合成障碍所致的一类贫血。临床以贫血和消化道症状、神经系统症状为临床特征。现代医学除重视消除和纠正致病因素外，主要治疗方法是补充足够的叶酸、维生素 B12，中医将其归为"虚劳"范围，系脾肾两虚，精血不足所致。治疗以补肾填精，健脾养血为主。仙鹤草一药具有补虚强壮之功效，《文堂集验方》载："龙芽草六钱，大枣五枚，水煎服，"治疗虚损的记载。

十、癌肿

癌之名称，始见于宋代《卫济宝书》，其发病因素为外感毒邪，七情郁结，饮食起居失常，所致脏腑功能失调，导致气、血、痰、瘀凝聚而成。临床以清热解毒，扶正固本，活血化瘀为治疗法则，亦有取效者。仙鹤草一药，具有强壮补虚，清热解毒之功效，此外，还具有活血之力。如《百草镜》云其可"下气活血"。此一药之效，能囊括抗癌诸法之中者，确不可多见矣。故时医治疗癌肿有首选本品者。同时，现代医学研究证实，仙鹤草提取液对癌细胞有抑制作用。此外，还有增加白细胞数量，提高机体免疫能力。日本《汉方研究》亦认为传统化疗药既能杀伤癌细胞，同时也能杀伤正常细胞，而仙鹤草既能杀伤癌细胞，又有利于正常细胞，实属一种罕见的抗癌中药。由此可见，仙鹤草的抗癌作用，中西药理研究均甚吻合，值得进一步发掘探讨。

*48.*荠菜、龙葵的医用价值

"荠菜""龙葵"、历代方书虽有记载，但现代中药学都没列入，所以往往不被医人重视，其较高的医疗价值，也被尘封，实属遗憾。余在几十年的医疗实践中，喜用上述草药，二药的突出功效就是止血效果显著，而疗效确切。特分述之，以飨读者。

一、荠菜

异名：荠《别录》，护生草《本草纲目》，芊菜、鸡心菜《医林纂要》，净肠草《物名实图考》，菱角菜《广州植物志》，地米菜、鸡脚菜《贵州民间方药集》，假水菜《陆川本草》，地地菜、烟盒草《四川中药志》，上巳菜、荠办菜、蒲蝇花《闽东本草》，香善菜、清明草、饭锹头草、香芹娘、香料娘、香田荠《浙江民间常用草药》，枕头草《上海常用中草药》，榄豉菜《广西中草药》。在笔者当地名叫"荠荠菜"。

荠荠菜是一种浅绿色开白色小花的草本植物，既是味道鲜美的野菜，又是具有多种功效的中药，它生命力强，分布广泛，春季田野里随处可以采挖。作为野菜，荠菜的烹制的方法很多，可凉拌、可炒、可烩、可入汤，还可做馅，真是春日里不可多得的绿色食品。一般人群皆可食用，尤适宜于消化不良，体质虚弱的中老年人。荠荠菜不但是一种味道鲜美的野菜，还具有防病治病作用、

防病作用

1. 本品含有丰富的维生素 C，可防止硝酸盐和亚硝酸盐在消化道中转变成亚硝胺，可预防胃癌和食道癌的发生。

2. 荠菜含有大量的粗纤维，食后可增强肠胃蠕动，促进排泄，从而增进新陈代谢，有助于防治高血压、冠心病、肥胖症、糖尿病、肠癌及痔疮的发生。

3. 缓解夜盲症；荠菜含有大量的胡萝卜素，胡萝卜素为维生素 A 原，所以是治疗干眼病、夜盲症的良好药物。

治病作用

本品为十字花科荠菜的带根全草。性味甘平无毒，归经心肝脾，功能和脾利水，止血明目，主治痢疾，水肿，淋病，乳糜尿，吐血，便血，月经过多，目赤疼痛。

多年来，笔者曾予本品用于出血严重的患者，如血崩、大便严重出血的患者，无不应手辄效。为临床常用的止血药物之一。

二、龙葵

龙葵是一种医用值很高的植物，有些地方把它当成野菜来食用。龙葵在我国分布相当广泛，很多地方对它的称呼不同，所以又有很多别名。

异名：苦菜《唐本草》，苦葵、老鸦眼睛草、天茄子《本草图经》，天茄苗儿《救荒本草》，天天茄《滇南本草》，救儿草、后红子《滇南本草图说》，水茄、天泡草、老鸦酸浆草《本草纲目》，天泡草《植物名实图考》，七粒扣，乌疔草《福建民间草药》，龙葵《江苏植物药志》，黑天天、黑星星、野茄子《东北药植志》，惹子草，野辣子《中国土农药志》，黑姑娘《河北药材》，野辣椒树《江西民间草药》，鸟归菜《闽南民间草药》，野海菽《四川中药志》，龙眼草《辽宁经济植物志》，黑茄《杭州药植志》，地泡子、地葫草、山辣椒《湖南药物志》，山海菽、耳坠菜《贵州草药》。本品在笔者当地名为"天天茄"。本品为茄科植物龙葵的全草。

龙葵性味苦寒，功能清热解毒，活血消肿。主治疔疮、痈肿、丹毒，跌打损伤，慢性气管炎，急性肾炎。余在临床中常用其治疗癌症、大出血、和胸、腹水的治疗。

近年来龙葵治疗癌症，已被广大医者所认同，笔者在临床中体会到，龙葵治癌的功能胜过白花蛇舌草、半枝莲；在止血方面胜过三七。特别是治疗崩漏、月经过多，用量多在 30 ～ 40 克左右；疗效迅速。在临床中，单用龙葵对癌性胸腔积液、腹水疗效显著，每次用量均在 120 克左右。

*49.*芍枳陈草汤治疗小儿腹痛

方药级成：赤芍 8 克，枳实 6 克，陈皮 7 克，甘草 5 克。每日 1 剂，清水煎服。

加减：兼食滞者加神曲 5 ～ 10 克，山楂 5 ～ 10 克，莱菔子 5 ～ 10 克；

兼蛔虫者加乌梅 5～10 克，槟榔 5～10 克，使君子 5～10 克；寒甚者加干姜 5～8 克，肉桂 5～8 克；热盛者加黄连 3～6 克，黄芩 5～10 克；气滞血瘀者加木香 5～10 克，青皮 5～10 克，丹参 5～10 克，桃仁 5～10 克；大便数日燥结不通者加大黄 3～6 克，芒硝 3～6 克，火麻仁 5～8 克；脾胃虚弱者加白术 5～10 克，淮山药 5～10 克；呕吐者加半夏 5～10 克，麦冬 5～10 克；腹泻者加砂仁 3～6 克，车前子 5～10 克。

笔者十多年来用芍枳草汤加减治疗小儿腹痛症数十例，一般 1～2 剂痊愈。

病案举例：

吴某，男，5 岁。母诉：半个月来，经常吵闹腹痛，伴纳差，腹痛且胀，多次求医无效，现改中医治疗。看其面清瘦，色萎黄，脘腹胀满，恶心呕吐，治以消胀止痛，导滞降逆，处方：赤芍 8 克，枳实 6 克，陈皮 7 克，甘草 5 克，神曲 8 克，山楂 10 克，莱菔子 8 克，1 剂，清水煎服。

二诊：恶心呕吐，腹痛腹胀诸症全消，进食量正常，继以基本方加茯苓 5 克，白术 5 克，生姜 1 片，水煎分 2 次服，以调理肠胃，并巩固疗效。

孙某，男。8 岁，母诉：2 个多月来，整日哭闹腹痛，不思饮食，多次求医无效，只好停学在家，屡经医院全面检查，无任何异常发现，有人举荐，前来就医。观其面目萎黄，不时恶心呕吐，身体消瘦，问其所苦，只言腹痛，予芍枳陈草汤加味治之：赤芍 10 克，枳实 8 克，陈皮 8 克，山楂 15 克，神曲 10 克，麦芽 10 克，鸡内金 10 克，生姜 5 克，甘草 6 克。2 剂，清水煎服。

二诊：服上药后诸症全消，其母甚为高兴，守方继服 2 剂而安。

按：腹痛是小儿常见病，多发病，病因多因外感时邪，内伤饮食，饥饱不均或饮食不洁所致。治以行气止痛，消积导滞，健脾和胃。方中赤芍凉血祛瘀止痛；枳实破气消积；陈皮下气止呕，甘草补脾益气，调和诸药，缓急止痛。只要辨证准确，兼证并治，药症吻合，必收捷效。

50.点穴救伤一例

1987年1月，《新中医》刊载了"点穴救伤探秘"一文，通读数遍颇感新奇。时至2月8日，适逢大年除夕，上午有一倒栽槐患者，自诉"刚从郑州回来，昨日上午10点多钟，在郑州与朋友分别时，互相握手，祝贺过年愉快，说到高兴时，朋友在其右肩部用力拍了一下，当时没感到疼痛，到下午两点时，右肩背及胸胁感到疼痛难忍，当时在车上，旅客都急着回家过年也无法停车，晚上到家后，去大队诊所治疗，经打针吃药毫无效果，"并展示所服药物，无非是些消炎镇痛之品。当时《新中医》正在案头，通过对照，该患者症状与文中病例雷同，就按文中所谈"救人点血尾"，即拿右手中渚穴，叩打右走马穴，感传上行至肩，下达指尖，立即解除疼痛之苦。患者喜不自禁，再三道谢。

附"血头行走穴道歌"：周身之血有一头，日夜行走不停留，遇时遇穴若伤损，一七不治命要休，子时走注心窝穴，丑时须向泉井求，井口是寅山根卯，辰到天心巳凤头，午时却与中原会，左右蟾宫分在未，凤尾属申屈井酉，丹肾俱为戌时位，六宫直等亥时来，不教乱缚斯为贵。（见《跌损妙方》科技卫生出版社1958年版第2页。）

按：心窝即剑突尽处"鸠尾穴"，泉井即两乳之间的"膻中穴"，井口即颌下的"廉泉穴"，山根在鼻梁尽头处的"印堂穴"下，天心即头顶上的"百会穴"穴，凤头即项后的"风府穴"，中原即"脊中穴"，蟾宫即左右"肾俞穴"，凤尾在骶椎部，"白环俞""腰俞""八髎"等穴所属范围，屈井即"会阴穴"，丹肾即"关元穴"处，六宫即脐中六神所会的"神阙穴"。

解救方法：身前（包括面、胸、腹、前阴等）属阳经穴伤者，上部可拿合谷穴，医者用拇指压住合谷穴，其余四指作固定放在患者第五掌骨外缘处，以拇指用力拿之，同时叩打走马穴。走马穴在肘窝尺骨小头后三寸（即少海穴后三寸），医者手指合拢二、三、四指尖叩打24下，叩打中着穴位时则有酸麻感上达肩，下至指尖。所谓"通经走气"是也。下部可拿内庭穴，医者用拇指压住穴位，其余四指放在足底作固定，拇指用力拿之，同时叩打委中穴24下，叩打委中穴的操作方法同叩打走马穴一样。

身后（包括头、背、腰、骶等）伤属阳经穴伤者，上部可拿中渚穴，医者用拇指压住穴位，其余四指放在掌内固定，亦可同时叩打走马穴。下部可拿绝骨穴，医者可用拇指压住穴位其余四指放胫骨内缘固定，拇指用力拿之，凡拿法均拿 5～15 分钟（余同此类不再述）同时叩打委中 24 下。凡用叩打法，均要 24 下（余同此类）。

如属阴经穴位者，不论身前身后，上部可拿内关，配合叩打走马穴，下部拿三阴交穴，配合叩打委中穴。

凡解救穴伤，不须论时候，随时可用解救法，辨穴伤则论时辰，辨遇时遇穴作危重与否辨证其余不在其例。

余临证几十年，仅遇到一例遇时遇穴伤损，按"救人点血尾"的方法效如桴鼓。其中奥秘，有待同道临床探讨。

*51.*固齿散治疗牙周炎

药物组成：滑石 18 克，甘草 3 克，朱砂末 0.9 克，雄黄末 1.5 克，冰片末 1.5 克，研均匀，装瓶备用。

用法：（1）用牙刷蘸药粉刷患处；（2）平时刷牙后，再用牙刷蘸药粉刷患处；（3）取药粉 30 克，蜂蜜 60 克，调匀涂患处。早晚各 1 次。

功效：清热解毒，消肿止痛，化腐生肌，收敛止血。

适应证：牙龈红赤肿痛，溃烂。萎缩、出血，牙根暴露、浮动。

笔者数十年应用此方治疗牙周炎数十例，无不应手辄效。故列于此，供读者临床验证。

按：牙周炎是由局部因素引起的牙周支持组织的慢性炎症，发病年龄一般为 35 岁以后者较为多见。如牙龈炎未能及时治疗，炎症可由牙龈向深层扩散到牙周膜、牙槽骨、牙骨质而发展为牙周炎，由于早期没有明显的自觉症状，而易被忽视。待有症状时，已较严重，甚至已不能保留牙齿。失牙是未经治疗的牙周炎的最终结果。牙周炎的治疗比较棘手，故用上方具有简、便、廉、效的特点。值得推广。

病案举例：

例一李某，女，40岁，患牙痛病2年多，虽经治疗，只管暂时，时好时坏，近2月牙痛加剧，下牙龈红肿、溃烂、出血，吃饭时疼痛加剧，经用固齿散如法治疗10天，症状减轻，继续治疗10天病愈。

例二王某，男，34岁，下牙齿龈溃烂、疼痛已半月，打针吃药无效，现牙龈出血，牙根暴露，吃饭时疼痛加重，近几日伴舌体、口腔溃疡，疼痛难忍，予固齿散治疗，辅以清胃散加味：石膏30克，生地、牡丹皮各15克，升麻10克，黄连10克，当归10克，防风10克，栀子10克，白芷10克，甘草6克，3剂，每日1剂，清水煎服。

二诊：经用固齿散和内服中药，牙痛好转，牙龈没再出血，继用固齿散和上方3剂治疗。

三诊：牙已不痛，口腔溃疡愈合，停止上方中药，继用固齿散如法治疗10天病愈。

52.乙字汤治疗痔疮

方药组成：大黄1克，升麻1.5克，甘草2克，黄芩3克，柴胡5克，当归6克。

本方系日本原南阳氏治疗各种痔疮的良效验方，后由《新中医》杂志刊登，通过多数医者的临床验证，效果良好，笔者验证数例也同样效如桴鼓。是一个值得推广的好验方。

病案举例：

孙某，男，45岁，因喜食辛辣引起痔疮复发，证见肛门红肿，痔核脱出，淋沥滴血，坐卧不安，行步艰难，内服及注射抗生素不效，改投中医诊治。察舌质红，苔微黄，脉象弦滑，投乙字汤处方：当归18克，柴胡15克，黄芩10克，甘草10克，升麻、大黄各6克。2剂，清水煎服，每日1剂。

二诊：首剂症减，疼痛减轻，滴血明显减少，服完2剂，疼痛、滴血、痔核基本消失，继服3剂以巩固，至今无复发。

患女，50岁，因患痔疮行手术治疗，术后，几天来疼痛不止，不断流血，不欲饮食，夜难入睡，予上方加味治疗：当归18克，柴胡15克，黄芩10克，红藤30克，败酱草30克，丹参30克，升麻10克，甘草10克，大黄6克。3剂而安。

按：本方除当归和血，可改善血行不畅和止痛效果外，余皆清热泻火解毒之品。愈后若能戒酒及忌食辛辣，避免久立或过重劳动，则不易复发。原方谓"须以大便是否畅通而加减大黄用量。若加大大黄用量后，肛门部有压迫感，不快感时，可减去大黄"。

*53.*大便下血治验

例一、邻近申庄村申某，男，68岁，退休后居住广州，2008年在家探亲期间患大便下血，多方医治不效，求治于余，诊为脾阳不足，失于统摄之证，拟黄土汤加味治愈。处方：黄芩30克，生地30克，旱莲草30克，蚕豆茎30

克，护生草 30 克，龙葵 30 克，白术 15 克，附子 6 克，灶心土 100 克，3 剂，每日 1 剂，清水煎服。药讫病除。

2014 年 12 月 11 日，其子特从郑州赶来，说："其父大便下血之病又有复发，在广州多方治疗效果不佳，特来电话让先生还按原来治病方案遣方施药。我从快递寄去。"余照原方取药 5 剂。后来电话讲："服药后病愈。"

例二、豆某，男，90 岁，邻近苏楼村人。1980 年 6 月 1 日，因患大便大出血，邀余出诊。老人 90 岁，耳不聋，眼不花，平时健康，夜间突然大便出血，由于岁数过大也没往医院去，所有在县城工作人员全部回归，商谈办理后事，特请中医来把脉，看是否能治，看其面色萎黄，四肢不温，舌质淡红，少苔，脉虚大现芤。拟黄土汤加味：黄芪 30 克，党参 30 克，旱莲草 30 克，护生草 30 克，蚕豆茎 30 克，龙葵 30 克，黄芩 15 克，生地 15 克，白术 15 克，附子 20 克，灶心土 100 克为引。1 剂，清水煎服，一天服完。

翌日，患者家人来告，自服药后，大便未再出血，早晨已能少量饮食，效不更方，守方再取 1 剂，服完病愈。

按：黄土汤乃《金匮要略》方，原方由甘草三两、干地黄三两、白术三两、黄芩三两、阿胶三两、附子三两、灶心土半斤等七味药组成，功能温中益脾，养血止血，是治疗因脾阳不足所致的各种出血证的主方。脾主统血，脾阳不足，失去统摄之权，则血从上溢而为吐衄，下行而成便血、崩漏。血色暗淡，四肢不温，面色萎黄，舌淡苔白，脉沉细无力等症，皆为脾气虚寒，阴血不足之象，治当标本兼顾。

方中灶心土辛温而涩，功能温中，收敛止血而为君药；白术、附子温阳健脾，以复脾胃统摄之权而为臣药；生地、阿胶滋阴养血止血，既可补益阴血之不足，又可制术、附温燥伤血，生地、阿胶得术、附之配合，可避免滋腻碍脾之弊。方中苦寒之黄芩不仅止血，又能牵制温热之品，以免耗血动血，与生地、阿胶共为佐药。甘草调和诸药为使，又能益气和中。诸药配合，标本兼顾，刚柔相济，以刚药温阳而寓健脾，以柔药补血而寓止血。共成温阳健脾，养血止血之剂。现在阿胶价格昂贵，质量难保，余在临床多不用，使用护生草、龙葵、蚕豆茎同样能达到较好的止血效果。

黄土汤与归脾汤都能治脾不统血之便血、崩漏，归脾汤用于脾气不足，气虚不能摄血之证，故以人参、黄芪为主要组方，功能益气摄血；黄土汤用于脾阳不足，阳虚失于统摄之证，故以附子、白术、灶心土为主要组方，功能温阳摄血。

54. 加味大黄牡丹汤治疗急性阑尾炎

大黄牡丹汤出自张仲景《金匮要略》一书，由大黄、牡丹皮、桃仁、冬瓜仁、芒硝等5味药组成。方中大黄泻热解毒破瘀；牡丹皮凉血散瘀；芒硝助大黄解毒通便，给邪以出路；桃仁助牡丹皮活血散瘀消肿；冬瓜仁清肠利湿，排脓散结。诸药配合，具有泻热破瘀，散结消肿之功效。20世纪70年代初期，本方是治疗急性阑尾炎的常用方剂，不但花钱少而疗效迅速。爰举例如下：

贾某，男，8岁，邻近高门村人，1973年8月X日诊。中午8点左右发生上腹部及脐周围疼痛，腹检右下腹有明显的压痛点，并有反跳痛，诊为急性阑尾炎，即于输液加抗生素治疗。时至下午2点半腹痛加重，坚硬拒按，上腹胀满，恶心呕吐，体温37.8℃，舌质红，苔腻略黄，脉滑数。予大黄牡丹皮汤加味：大黄10克，芒硝10克，桃仁10克，牡丹皮10克，冬瓜仁15克，红藤15克，金银花15克，连翘15克，蒲公英15克。枳壳10克，延胡索10克，厚朴10克。1剂，清水煎服。服药1个小时，即肠鸣腹泻，腹胀减，腹痛除，二煎服完，各症平息，体温36.8℃，一剂病瘥。

与例一同村贾XX之妻，60岁，1974年7月6日来诊。因与儿媳发生口角，少顷即腹部发生胀痛，急来诊所诊治。其丈夫认为是生气所致胃气痛，余通过检查，发现其腹壁紧张，右下腹有压痛点，舌质红，苔白腻，脉弦滑，诊为"急性阑尾炎"，其丈夫不信，认为赤脚医生不行，"明明是刚生气所得，硬说是阑尾炎，……"又转向县医院诊治。医院诊为"急性阑尾炎，必须住院手术治疗。"由于患者畏惧手术，死活不肯住院手术，又急返回本大队诊所。其丈夫先说明医院诊断经过，再向余赔礼道歉。予大黄牡丹皮汤加味治之。

处方：大黄 12 克，芒硝 12 克，牡丹皮 12 克，桃仁 12 克，冬瓜仁 30 克，红藤 30 克，金银花 30 克，连翘 30 克，蒲公英 30 克，延胡索 10 克，木香 10 克，川楝子 15 克，香附 12 克，1 剂，清水煎服。

傍晚服完头煎。腹泻 4、5 次，夜里零点服完 2 煎，不但腹痛腹胀全消，又泻下蛔虫数十条，真是一举两得。

按：中医治疗急症，是几千年来不争的事实，但是由于没有健全承担中医医疗保险的机制，现代中医也不敢承担急腹症的风险，加上商品社会以追逐利益为目的，简便廉验的中医也渐渐地被尘封无闻。

55.消梅汤治疗梅核气

方药组成：香附 10 克，半夏 10 克，白芥子 10 克，红花 10 克，厚朴 10 克，柴胡 10 克，陈皮 6 克，桔梗 6 克，甘草 6 克，升麻 4 克。

用法：每日一剂，清水煎服。

多年来，笔者用此方治疗梅核气患者十多例，无不应手辄效

病案举例：

刘某，女，28 岁，郸城县人，1996 年 4 月来诊，一年前，自与丈夫吵架后，遂感喉中有一异物，吞不下，吐不出，在医院诊为慢性咽炎，多方求医，治疗无效，由人举荐，前来求中医诊治。舌质红，苔薄白，脉弦滑，诊为肝气郁结，痰气阻滞于喉，治宜疏肝解郁，理气化痰，予消梅汤：香附 10 克，半夏 10 克，白芥子 10 克，红花 10 克，厚朴 10 克，柴胡 10 克，陈皮 10 克，桔梗 10 克，甘草 6 克，升麻 6 克。3 剂，清水煎服，每日 1 剂。上药服完 3 剂，症状大减，继服 6 剂，药讫病除。

孙某妻，40 岁，因钱被人盗走，心中不悦，其后不久，自觉喉部不适，

有异物感，吐不出，咽不下，多方治疗无效。舌质红，苔薄白，脉弦细，投消梅汤 3 剂，病愈强半，继服 5 剂而安。

王某，女，50 岁，项城市人。自诉一年前因家庭矛盾生气后，自觉咽喉有异物感，多方治疗无效，平素有气管炎病，不断咳嗽吐痰。察其体态肥胖，说话喘息，舌质红暗，有瘀斑，苔白腻，脉弦滑。证属七情郁结，痰瘀阻滞。予消梅汤加味：香附 10 克，陈皮 10 克，半夏 10 克，白芥子 12 克，桔梗 10 克，厚朴 10 克，柴胡 10 克，升麻 6 克，苏子 12 克，莱菔子 12 克，茯苓 10 克，红花 10 克，甘草 6 克。萎皮 10 克。3 剂，清水煎服，每日 1 剂．

二诊：服完 3 剂，病情减轻，咳嗽喘息症减。又以上方加减共服 15 剂病除。

按：梅核气之病名，始见于明·孙一奎《赤水玄珠·咽喉门》属情志病范围，为郁症之一。对本病的病机病理认识，历代医家认为，本病系痰气相搏，滞结于咽喉所致，《诸病源候论·妇人杂病证候》云："此是胸膈痰结，与气相搏，逆上咽喉之间，结聚状如炙肉之脔也"。《女科要旨·杂病》亦言："俗谓之梅核气，多得于七情郁气"。《杂病源流犀烛》也云，"七情气郁结成痰涎，随气积聚，坚大如块，在心腹间，或塞咽喉如梅核絮状，咳不出，咽不下。"后世医家已认同本病由七情所伤，多由情志抑郁，痰气交阻，结于胸膈咽喉所致。笔者从临床观察到，本病与精神因素有关，患者常伴有精神抑郁，胸膈满闷，善太息等症。病情常随情绪好坏而波动，检查无阳性体征。痰气交阻，凝滞于咽喉是本病的主要病机病理。宋·庞安常曰："善治痰者，不治痰而治气，气顺则一身津液亦随之而顺矣"。本方以柴胡、香附疏肝行气，半夏、白芥子化痰，红花活血，升麻、柴胡升脾气，半夏、厚朴、陈皮降胃气，桔梗宣肺气，引药上行，甘草调和诸药。诸药合用，可使血活瘀散，气血调和，气行痰消，斯病乃愈。

56.治疗阳痿早泄验方

1. 抗萎灵治阳痿

组成：蜈蚣 18 克，当归 60 克，白芍 60 克，甘草 60 克。

制法：先将当归、白芍、甘草晒干研细，过 90 ～ 120 目筛，然后将蜈蚣研细，再将两种药粉混合均匀，分 40 包（也可制成水丸）。本方蜈蚣不得去头足或烘烤，以免降低效果。

笔者用此方治疗 3 例患者，治愈 2 例，好转 1 例。

按：主药蜈蚣，辛温有毒，入肝经其走窜之力最速，内而脏腑，外而经络，凡气血凝聚之处皆可开之；蜈蚣通经逐邪，开肝经之气血郁闭，使肝气条达，经络畅通，疏泄正常，气血得行；更佐白芍、当归养血活血，补肝柔肝，荣养宗筋，既能养血益精调和阴阳，又能监制蜈蚣辛温走窜伤阴之弊。甘草培补中土，壮后天以养先天。四药协同，气血兼顾，经脏同治，有补有通，寓通于补之中，共凑疏通肝经郁闭之功，而阳痿自愈。

2. 辛香酊治早泄

组成：细辛、丁香各 20 克，90% 乙醇 100 毫升。

将两药浸泡入乙醇中半个月即可，使用时用此浸出液涂擦阴茎之龟头部位，经 1.5 ～ 3 分钟后即可行房事。

笔者用此方治疗早泄患者十多例，皆有效，性生活得到改善。

按：早泄的产生，占 90% 由精神因素引起，本方对精神因素引起之早泄疗效更佳。单用本方即能治愈，对于其他因素所致者，可结合辨证，加服中药汤、丸之剂，亦可缩短疗程，加速治愈。据现代药理研究，细辛所含之挥发油甲基丁香油酚、丁香所含之挥发油丁香油酚，均具有表面麻醉作用，用于早泄病症，可以抑制阴茎龟头部性兴奋传导，推迟排精时间，圆满完成性交过程，可增强治病信心，消除精神因素，提高远期治愈率。且对双方性器官无明显刺激作用，却有抑菌消炎和简、便、廉、效的特点。

57.天王补心丹治疗阳痿一例

天王补心丹是由生地四两，人参五钱，玄参五钱，丹参五钱，茯苓五钱，桔梗五钱，远志五钱，炒枣仁一两，柏子仁一两，天冬一两，麦冬一两，当归一两，五味子一两（原来方书剂量），朱砂（包衣用）等组成。具有滋阴养心、镇静安神之功效。笔者用其改为汤剂治疗阳痿病患者一例，现报告如下：

毛某，22岁，1988年5月就诊，自诉患阳痿病二年，自己背着父母求医治疗一年多，不见丝毫效果。父母曾多次为其张罗操办婚事，都被其借故推迟。其父母着急向其探问其因。患者无奈告知实情，其父母更是心慌、忧虑，同来诊所求余诊治。

自诉：平常腰膝酸软，头晕目眩，视昏耳鸣，失眠多梦，健忘心烦，神倦乏力，舌质红，苔薄白，脉沉细数。治宜滋阴养心，补益心脑，投天王补心丹加减：生地20克，党参20克，玄参20克，丹参20克，茯苓20克，桔梗20克，远志20克，菖蒲20克，炒枣仁10克，柏子仁10克，天冬10克，麦冬10克，当归10克，朱砂0.3克（研末冲服），清水煎服，每日1剂。嘱其守方连服1个疗程（1个月）。

二诊：此方服至15剂时，已有晨勃现象，所有症状都有所减轻，服至30剂诸症消除。继服5剂以巩固。

按：本例属手淫过度，耗阴伤精，思虑过度，耗损心脑，致使阴血亏损，肾精不足，故出现腰膝酸软，头晕目眩等上述心阴、肾精亏虚的一系列症状。方中生地、玄参、天冬、麦冬、补阴滋液，生津润燥；丹参、当归补血养心；党参补益心气；朱砂、茯苓、远志、枣仁、菖蒲、柏子仁宁心安神；桔梗宽胸利膈，引药上行。诸药合用，共奏滋阴补血，宁心养脑之功能，精血充足，宗筋得养，脑髓得充，心神安宁，斯病得愈。

58.黄连解毒汤临证举隅

（一）吐泻高热案

贾某，男，60岁，邻村高门村人，当时在沈丘县北郊公社工厂工作。1975年冬，病发当日上午，在大伙食羊肉包子数个，当晚即呕吐泄泻，腹绞痛，伴冷热，即往县医院住院治疗。病房以大输液加抗生素治疗。两天后，呕吐、腹泻止，腹痛减，体温稽留在40℃～41℃之间。用大量抗生素及解热药罔效。入院10多天来，水米未进完全靠输液维持生命；高热持续不退，用酒精擦浴降温只能暂缓一时，院方通知"病危"，全家在外地工作人员全部回归，奉商办理后事。余应邀去病房诊视，以求一线生机。

患者素有喘咳病史，时常咳嗽吐痰。望其面红，气粗，意识蒙眬，口鼻喷气极热，心烦焦躁不安，咯痰黏稠而黄，舌质降红，苔黑而干。因昼夜大输液故饮水不多，小便时清时黄，大便为少量稀黄水。无汗恶热，体温41℃。脉滑数有力。听诊两侧肺部遍及干湿性啰音。脉症参看，证属三焦热盛，痰热互结。治宜泻火解毒，清肺化痰。拟大剂量黄连解毒汤合白虎汤加减：黄芩120克，川黄连60克，黄柏60克，知母60克，葛根60克，金银花90克，连翘90克，栀子30克，竹茹各30克，生石膏250克。

当晚8点半钟服头煎，11点钟左右汗出如洗，热退身凉呼吸平和而能入睡。零时服二煎，测体温降至37℃，未见回升，翌晨能食流质半碗，又用上方小剂量（原方六分之一）加麦冬15克，天冬15克，太子参60克以善后，继服4剂病瘥。

按：急性吐泻腹痛，古称霍乱。《医宗必读卷十霍乱》指出："纵有冬月患之亦由夏日伏暑也"。认为冬月患该病是由病邪引动伏暑作祟。患者素有痰饮、缩热之痼疾，复食辛热之羊肉。《金匮》有："缩热者不可食之名言"，《医学入门》有："素有痰火者不可食"之警句。羊肉引动缩热、伏邪化为壮火，火热猝盛与湿痰互结，郁阻中焦，导致转化失常而致吐泻。虽经大输液加抗生素使吐泻腹痛暂缓，但不足以对抗燔灼三焦之壮火；故高热不退。本方以大剂量黄连解毒汤（黄连、黄芩、黄柏、栀子）清泻三焦燎原之壮火；加葛根开解肌腠，使邪热有外出之路；佐竹茹、知母清热润肺化痰；配合石膏助葛根解肌发汗，又能清肺胃之火邪；加金银花、连翘者为增强主方清热解毒之功效。唯恐杯水车薪，难以取效，故以大剂量求其力猛迅捷而直拆其锐。病势锐减，则大剂量适可而止，以小剂量加减以善其后。

（二）疫毒痢

周某，女，41岁，本村人，1984年8月14日诊。

自诉：因贪食生瓜果及饮生水而致下痢。便下脓血鲜紫相杂，形如烂肉，腐臭难闻；里急后重，肛门灼热下坠，日大便30多次；伴发热，头痛如裂，口渴心烦。他医以大输液加抗生素治疗2日病情不减。

诊见患者面红耳赤，叫呼难忍，呈急性病容，身趴凉湿地难解其胸中闷热；饮凉水数碗仍不解其渴，饮后即吐，片刻复饮；舌质红绛，苔黄燥，脉滑数，测体温39.5℃。诊为疫毒痢。治宜清热解毒，凉血止痢。即与输液2000毫升，随投黄连解毒汤合白头翁汤加减：

川黄连15克，栀子15克，石斛15克，竹茹15克，榛皮15克，槟榔15克，黄芩30克，黄柏30克，白芍30克，葛根30克，地榆30克，白头翁30克，甘草10克，清水煎服。

服上方1剂，体温降至38℃，大便次数明显减少，余症均减，守上方继服2剂而愈。

按：痢疾为病多为时邪和饮食所伤。明。李中梓在《病机沙篆》中指出："温热郁蒸由乎天，生冷停滞由乎人。"患者过食生冷，复感长夏暑湿之邪毒，热毒蕴结肠道，伤及脂络，故下脓血鲜紫相杂，恶臭难闻，腹痛里急后重较为剧烈；毒热炽盛于内，故壮热口渴。毒热上攻，故头痛如裂；舌质红绛，苔黄燥，脉滑数皆热毒内盛之象。方中黄连解毒汤清热解毒，白头翁汤凉血止痢。配葛根生津止渴，伍槟榔行气导滞，芍药、甘草缓急止痛，石斛养阴益胃，竹茹清热除烦。诸药配合，使邪去病除。

59.清胆利湿除高热

刘某，男，58岁，沈丘县北郊乡马堂村人。1973年4月30日初诊。代诉：自正月初四日（2月16日），因发热在附近诊所治疗数日无效，后转县医院住院治疗。住院期间，经反复检查、化验均无异常发现，遍用抗炎、解热剂，配合大输液病势有增无减。7日前改住北郊医院，经中西医结合治疗罔效。今有他人举荐请余会诊。2个多月来，体温多在39℃～40℃之间，有时退到38.5℃，稍时又有回升；平时寒热交作，热重寒轻，胸痞脘闷，口苦心烦，时呕黄涎而粘；近5日水米未进，靠输液（每天3000毫升）维持生命；小便时清时黄，几天来只解少量稀黄大便。望其身体瘦弱，呈少神状态；舌质红，苔白腻略干，间现杂色，问其所苦，声低气怯，不欲言语；右脉弦滑兼数，（左寸口因固定输液针头无法可查）。测体温40℃。脉症合看，证属少阳胆热偏盛，痰热内阻。治当清胆和胃，化痰利湿。拟蒿芩清胆汤为治：青蒿10克，黄芩10克，青黛10克（分两次冲服），陈皮10克，半夏10克，竹茹10克，赤茯苓10克，滑石20克（包煎），枳壳6克，甘草6克。2剂，每日1剂，清水煎服。

服上方1剂，体温降至37.5℃，能食流质半碗，共服2剂热退。后又以上方酌情加减以善其后。

按：患者平素嗜酒，适逢春节过食肥甘，化生湿热痰浊，复感风寒，内传少阳化热，少阳胆热偏重，故寒热交作、热重寒轻；痰湿内阻，气机不畅，故胸痞脘闷；胆热犯胃，胃失和降，故口苦心烦，时呕黄涎而粘；弦为少阳之脉，滑数为痰热之候；舌质红、苔白腻略干为湿热痰浊上泛，热伤津液之征。

方中青蒿、黄芩、青黛清解少阳经之邪热；陈皮、半夏、枳壳、竹茹和胃降逆而消痞，其中陈皮、半夏并能燥湿化痰，竹茹又能佐蒿、芩、黛以清胆热；赤茯苓、滑石、甘草泄利湿热。诸药配合，使少阳胆热可清、脾胃痰湿得化，病竟速愈。

60.青银汤加减治疗多种发热症

多年来，笔者用青银汤加减治疗多种发热症，疗效显著。

方药组成：青蒿5克，银胡10克，金银花10克，连翘10克，桔梗10克，黄芩10克。

从前六味的药物组成来看，应按三组药对来分析：（1）青蒿——银胡，治疗初起的、长期的、虚性的或有波浪性的、邪在骨髓的各种发热，热退而不伤正气，为方中主药；（2）桔梗——黄芩，为心肺要药，可清上焦之邪热，配合其他四药，上行下降，载药直达病所；（3）金银花——连翘，二药均为清热解毒药，二药合用则功效更强。金银花偏于解散全身之表热，连翘偏于清泄胸膈之里热，凡属感染毒邪（细菌、疫毒）所引起的发热症均有较好的疗效。上述三组药物综合应用，具有清热泻火，凉血解毒作用，效能全面，多方兼顾，故对多种发热性疾病有较好的疗效。

病案举例：

例一、郑某，男，60岁，淮阳县鲁台镇人。2005年3月7日就诊。自诉患慢性胃炎多年，上腹部经常有饱胀感，有时胀痛，平时饮食不佳；近半年经常感冒，长期低热不退，体温经常在37.2℃～37.8℃之间，服西药或输水可暂缓一时，故求中医诊治。望舌质红，苔薄白，脉弦细数。治宜清热解毒，调和肝脾。处方：金银花30克，蒲公英30克，柴胡15克，连翘10克，青蒿10克，银胡10克，桔梗10克，黄芩10克，白芍10克，枳壳10克，炙甘草6克。4剂，每日1剂，清水煎服。

3月15日二诊，上药4剂服完，每天温度在36.5～36.8℃之间。上腹部胀痛消除，饮食倍增。效不更方，守方5剂病愈。

例二、常海，男，38岁，淮阳县鲁台镇人，2006年5月就诊，自诉患高热半个月，曾在镇医院、县医院打针、输水罔效，后去周口市医院诊治，仍无效，由于近几日伴有剧烈头痛，周口医院大夫建议到省城诊治，只有回家与家人协商，家人意见先求中医治疗后再说。特来求中医诊治。

看其颜面赤红，呼喊头痛如劈，测体温 38.8℃，汗出津津，舌质红，苔薄白略黄，脉滑数有力。治宜清热解毒，疏散风热，生津止渴，解热除烦：金银花 30 克，蒲公英 30 克，菊花 30 克，蔓荆子 15 克，生石膏 150 克，连翘 10 克，青蒿 10 克，银胡 10 克，桔梗 10 克，黄芩 10 克。3 剂，清水煎服，每日 1 剂。

二诊：服上方 2 剂发热已退，头已不痛，服完第 3 剂，已基本痊愈，为了巩固，再照原方 3 剂以巩固。

例三、孙某，男，48 岁，淮阳县豆门乡人，自诉：1 个月前曾患感冒 1 次，经打针、吃药、输液治疗十多天高热已退，但体温仍然波动在 36.8～37.5 之间，服退热西药可暂缓临时，全身虚汗津津不断，胸胁胀满，饮食不佳。舌质红，苔薄白，脉弦细，予青银汤加味：金银花 15 克，连翘 15 克，青蒿 10 克，银胡 10 克，桔梗 10 克，黄芩 10 克，仙鹤草 30 克，焦三仙各 15 克，柴胡 10 克，枳壳 10 克，甘草 6 克。3 剂，每日一剂，清水煎服。

二诊：服上方 3 剂，低热已退，虚汗已止，饮食转佳，胸胁胀满已除，守方继服 3 剂善后。

以上三例都是以青银汤为基础方。例一有慢性胃炎史，故加蒲公英一则助金银花、连翘清热解毒，二则抑制函门螺旋菌，加之四逆散（柴胡、枳壳、白芍、甘草）调和肝脾，有利于胃炎的康复。例二伴有壮热口渴，头痛如劈等症状，故加生石膏 150 克，解肌清热，除烦止渴；加蔓荆子、菊花疏散风热，清利头目，而头痛自止。例三伴有胁肋胀满，饮食不佳，虚汗津津等症状，故加柴胡、枳壳疏肝行气，焦三仙健胃消食，仙鹤草有强壮身体，收敛止汗的功能，适合虚热不退，虚汗津津的病症。余在临床中凡遇到此类病症，仙鹤草加至 30 克～50 克。

61.桂枝汤治愈小儿发热不退、汗出不止

邻近藤营村贾某之子，出生 8 个月，1980 年 8 月就诊。家长代诉：患儿发热汗出已 10 多天，起初在村卫生室、公社卫生院打针服药无效，后住县医院治疗，医院做各项检查都无异常发现，只有住院观察。每日体温多在 38℃～39℃之间，虽遍身汗出体温仍然不降，每天只有输水治疗。由于全家着急，在县医院住院 5 天后又转周口地区人民医院。在地区医院期间曾作全面检查，皆无异常发现，每天仍然输水治疗（药物不详）发热汗出仍然不解，故自动出院求中医诊治。观其面白汗出，指纹深红，舌质红，苔薄白。余思忖良久，先投桂枝汤试服：桂枝 5 克，白芍 5 克，生姜 5 克，甘草 3 克，大枣 1 枚。1 剂，清水煎服。

翌日，其祖父来讲，回家后随即煎药喂服，下午就热退身凉，汗止。请照原方再取 2 剂巩固。

通过以药测证，患儿实属太阳中风表虚证，《伤寒论》第十二条指出："太阳中风，阳浮而阴弱，阳浮者，热自发，阴弱者，汗自出，啬啬恶寒，淅淅恶风，鼻鸣、干呕者，桂枝汤主之"。第十三条又指出："太阳病，头痛，发热，汗出，恶风，桂枝汤主之。"笔者主要根据"发热""汗出"这两个主要症状，作为投桂枝汤主要依据，药证相合，效如桴鼓，可见经方之神奇。整个疗程药用 3 剂，药费不到 1 元。

62.达原饮加味治疗顽固性高热一例

王某，男，45 岁，沈丘县北郊乡东孙楼村人。1996 年 5 月 16 日来诊。自诉：

自去年7月，去玉米地施化肥，由于天气闷热，遍身汗出淋漓，猛投田边深沟内洗浴，当日傍晚，即感身有微热，疲乏无力，伴头疼身痛，在本村卫生室打针服药有些好转。第二天，高热骤起，曾在多个医院、诊所打针、吃药、输液罔效。后去郑州诊治，多次检查无异常发现，没有明确诊断。后由于家资告罄只得返家求中医治疗。问其发热规律，答：体温多在39℃～40℃之间，朝轻暮重，每天下午始见寒战，继之高热，至深夜汗出后热势稍减，次日复作。并有头痛，烦躁，胸闷，泛恶，大便臭秽，小便短赤，唇干不欲饮水。望其面如醉酒状，似有污垢，两眼白睛发黄，舌质红，苔白厚腻如积粉，脉滑数有力。脉症参看，诊为湿温。其病机为：邪伏膜原，湿遏热伏，热盛于内，熏蒸肝胆。治宜开达膜原，辟秽化浊，清利肝胆。

处方：槟榔15克，厚朴15克，黄芩15克，知母15克，菖蒲15克，柴胡10克，甘草10克，青皮10克，常山10克，草果10克，茵陈30克，滑石30克，青蒿30克，7剂，每日一剂，清水煎服。

1996年5月22日二诊，服上药后，高热渐退，体温均在37.5℃～38℃之间。诸症均减，小便转清，双目白睛发黄稍退，但仍饮食、睡眠欠佳，身有微汗。上方加焦三仙各10克，龙骨15克，牡蛎15克，7剂，每日1剂，清水煎服。

1996年5月30日三诊：身热全退，体温37℃，小便清利，双目白睛已不发黄，饮食、睡眠均正常，上方减茵陈、滑石、焦三仙、龙骨、牡蛎继服7剂以善后。

体会：达原饮始见于明代医家吴又可所著《温疫论》，由槟榔、厚朴、草果、芍药、黄芩、知母、甘草等七味药组成。是治疗瘟疫初起，邪伏膜原的要方，也是治疗湿邪内伏膜原的要方。具有辟秽化浊，开达膜原的功能。本病虽非瘟疫病，但有湿邪内伏膜原依据。患者伏天在玉米地施肥，由于天气闷热，毛窍大开，汗出淋漓，又猛扎深水之中，湿邪乘毛窍大开之机浸入体内，出水后全身毛窍郁闭，使湿邪内伏膜原，引发斯证。湿邪久蕴化热，熏蒸肝胆，故双目白睛发黄。方中槟榔、厚朴、草果三药为方中主药，都具有苦温燥湿，行气化湿的功能，且草果配常山化痰辟秽；知母、黄芩既能清热滋阴，又可缓前四药之香燥；青蒿退虚热、疗骨蒸，与茵陈配合有利湿退黄之功效；青皮、菖蒲豁痰下气；方中加滑石者是增强其利湿的作用；加柴胡、甘草者是仿小柴胡汤之义，不但能和解少阳，而又能引邪外出。

*63.*腿挫伤致高热案

高某，男，70岁，淮阳县倒栽槐高庄村人。1979年8月20日就诊。患者因夜间外出小便跌倒后致右膝关节挫伤，延医治疗十多天，多用消炎止痛之西药，并配合消炎止痛之膏药外敷毫无寸效，近五日右膝关节至踝部红肿热痛，伴高热39.5℃，注射消炎退热针剂只能暂缓一时，复而又起。大便已五日未行。查其舌质暗红有瘀斑，苔薄黄而燥，脉弦数，测体温39.4℃，投血府逐瘀汤加味：

当归12克，生地各12克，赤芍10克，桃仁10克，桔梗10克，大黄10克，川芎6克，红花6克，玄参15克，麦冬15克，甘草3克，金银花30克，连翘30克，蒲公英30克，地丁30克。2剂，每日1剂，清水煎服。

上药服2剂热退，肿消强半，大便畅通，上方去大黄继服3剂病愈。

按：患者膝关节挫伤后已有离经之血，虽未流出体外，但乃瘀滞脉道之内外，致使局部血运不畅；"不通则痛"，瘀久化热，并兼引动全身发热《素问阴阳应象大论》说："疏其气血，令其条达，而致和平"。故用血府逐汤行气、活血、祛瘀。方中加大黄助主方活血消瘀，又能疏通腑气，泻热通便；加玄参、麦冬以清热生津，并助大便运行；加金银花、连翘、蒲公英、地丁有清热解毒，消肿退热之功。气行则血行，血行则肿消，热、痛可随之而除。

*64.*血府逐瘀汤治疗怪症

1980年春，沈丘县卞路口乡柳庄村附近有一老妇，70多岁，走路时须弯腰并用右手撑开衣服前襟，问其所因？答曰："前胸不能触衣襟，触之则胸闷难忍，平时感觉两胸胁内似有电视机响声，嗡嗡不断，到医院通过多方面检查，均无异常发现，经过很多医生，都说不出病名，经人举荐前来求治。"望其面色正常，舌质紫暗，苔薄白，脉细弦。余思忖良久，此病实属怪病。"众医无良方，去找王清任"，似血府逐瘀汤加味：丹参 15 克，桃仁 12 克，当归 10 克，生地 10 克，赤芍 10 克，枳壳 10 克，牛膝 10 克，红花 10 克，川芎 6 克，桔梗 6 克，柴胡 6 克，甘草 6 克，3 剂，每日 1 剂，清水煎服。

患者来诊后，未再来复诊。时过年余，其邻村有来诊者，余向其询问老妇近况，答曰："自在此诊疗后病愈，现在健康如初。"

血府逐瘀汤乃王清任《医林改错》之方，是活血化瘀的代表方剂之一，王清任在其治症目中曾有"胸不任物""胸任重物"等治怪病的记载。

近年来，国内也曾报道了用本方治疗怪病的经验。如孙氏①用本方治疗 1 例自感胸腔内有蠕虫爬行的患者，整日怵惕恐惧，精神科诊为体感异常，曾用西药无效，投本方 10 剂，症状消失；付氏②曾治一老妪，因情志不畅，而致胸闷气短，衣被触之，胸闷更加严重，用本方去生地、枳壳加香附、乌药、焦三仙，服药即效，症状消失；王清任云："身外凉，心里热，名曰灯笼病，内有瘀血。"杨氏③也用本方加竹茹、朱砂（研冲）、黄连治愈的案例；雷氏④用本方加丹参治疗"背如火燎六载"的患者，服药 9 剂愈；用本方去生地加香附、郁金治疗"肢冷如冰五年"的患者，服药 6 剂愈。笔者也曾用本方加蔓荆子、决明子、菊花、黄芪治疗幻视落雨的案例。这些怪病虽然病位不同，症状各异，但都具有一个"气滞血瘀，脉络受阻"的共同病因病机。故用血府逐瘀汤加减而获效。

注：

①孙会文；【中医杂志】1990；（5）；18

②付中西；【中原医刊】1984；（1）；15—16

③杨文英；【湖北中医】1988；（1）；15

④雷玉林等；【陕西中医】1990；（5）221

65.小儿瘀血高热案

例1、鹿某，女，3岁，白集镇鹿楼村人。1975年8月14日就诊。其父代诉："一个月前，患儿从床上跌下一次，头部着地，因无出血，未曾介意。五天后开始发热，他医多按感冒、惊吓论治，多次服药罔效。后住县医院20多天，经化验及其他检查无异常发现，屡经输液加抗生素及解热药无效，体温每天波动在38.8℃～40℃之间，时有惊厥。众医一筹莫展，故自动出院，由人举荐，前来求中医诊治。查其面红身热，鼻柱根部隐现青色，舌质红，苔薄白，两手指纹深隐不现，测体温40℃。根据跌撞后五天发热，数医诊治月余无效。众医无良策，去找"王清任"，予血府逐瘀汤一剂：当归6克，生地6克，川牛膝6克，柴胡6克，桃仁5克，赤芍5克，枳壳.5克，桔梗3克，红花3克，川芎3克，甘草3克。1剂，清水煎两次，分3次服。

服药1剂，发热霍然而退，继服2剂，未再发热。

例2、豆某，男，2岁，淮阳县豆门乡倒栽槐葛营村人。1975年6月来诊，母诉：患儿发热月余，打针吃药只能暂缓一时，体温多在37.8℃～40℃之间。用尽消炎退热药不能治愈（当时其母在卫生所工作），去医院作全面检查均无异常发现，故求中医诊治。当时测体温37.8℃。通过细间，方知一月前曾跌倒一次，因没外伤，未曾介意，根据所嘱，予血府逐瘀汤为治。当归6克，生地6克，牛膝6克，柴胡6克，桃仁5克，赤芍5克，枳壳5克，红花3克，桔梗3克，川芎3克，甘草3克。服药1剂热退，2剂而愈。

按：小儿不善自理，多有跌撞搕碰，有些虽无外伤可见，但致瘀血者颇多。《医门法律虚劳》说："血痹则新血不生，并素有之血亦淤积不行，血虚荣虚，荣虚则发热。"唐容川《血证论·瘀血》中也提出："瘀血在肌肉则翕翕发热。"患儿月余中西药治疗乏效，不但有跌撞史，而又有指纹深隐不现，鼻柱根部隐现青色之见证，定有瘀血无疑，故施行气、活血、祛瘀之血府逐瘀汤而获效。笔者诊治此类患儿十数例，无不药到病除。

66.长期低热症

孟某，女，22岁，项城县郑郭乡人。因久患低热症于1984年9月24日来诊。主诉：8个月来，每天下午低热，常达37.6℃～37.8℃，更医数人屡治不瘥，经现代医学检查，原因不明。问其月经史，自15岁初潮，每次周期28天，色量无异常。近几个月来，经常腰痛，经期时有腹痛。细问病史得知，因其自由恋爱结婚，婚时与父母反目，长期不来往，整日郁闷不乐，后得斯症。诊其脉，细而稍数，左关稍弦。舌质红少苔。脉症参看，证属肝郁化火，肝血暗耗之候。拟滋阴补肾，补血调肝之法。

熟地24克，山萸肉12克（因缺货暂用女贞子20克代之），淮山药12克，牡丹皮10克，白芍12克，泽泻10克，白茯苓10克，柴胡10克，五味子10克，肉桂3克。3剂，每日1剂，清水煎服。

二诊：服上药3剂后，症状稍有好转，照上方继服3剂而愈。

按：此方为六味地黄汤加五味子、柴胡、白芍、肉桂而成。其中六味地黄汤系钱乙从《金匮》肾气丸中减桂附而成，其功能滋阴补血治疗肝肾不足真阴亏损，精血枯竭之症。《医方论》谓："此方非但治肝肾不足，实三阴并治之剂。有熟地滋补肾水，即有泽泻之宣泄肾浊以济之；有山萸肉以温肝经，即有牡丹皮清泻肝火以佐之；有山药以收摄脾经，即有茯苓淡渗脾湿以和之。"此证下午低热，为肝郁阴亏，故加柴胡疏肝解抑郁肝散火，加白芍以敛阴泻热；五味子滋阴敛阳，肉桂以反佐，引火归元，又有阳生阴长之意。数药配合，共凑滋阴调肝之剂，而获良效。

67.唇舌麻辣案

孙某，女，50岁，淮阳县豆门乡倒栽槐人。1992年3月27日来诊。自诉：3个多月来，唇舌具有麻木感并有辣椒味，多次求医无效。平时胸胁闷胀，嗳气则减，稍不随意，诸症加重。望其唇、舌、口腔及齿龈无红肿与溃疡面，舌质淡红，有瘀斑，苔白腻，脉弦滑。脉症合看，证属肝气瘀滞，痰瘀阻络。拟疏肝、祛痰、化瘀之法：

陈皮12克，半夏12克，茯苓10克，桃仁10克，红花6克，枳壳10克，厚朴10克，柴胡10克，当归10克，青皮12，赤芍10克，川芎10克，桔梗10克，甘草3克。每日1剂，清水煎服。

服上方2剂，诸症均减，守方继服4剂，药讫病除。

按：唇、舌麻辣在临床上比较少见，结合脉症，该病机为肝气郁结，气机不畅，津液运化障碍，凝滞为痰；血行受阻，瘀滞乃成。痰、瘀既是病理产物，又是致病因素，故有"痰生怪病""久病必瘀"之说。痰瘀阻滞唇舌脉络，诸症则生。上方为血府逐瘀汤去生地防其滋腻助湿之虞，去牛膝防其引药下行，再加祛痰行气之品，可使肝气条达，气机通畅，痰湿行化，瘀滞宣散而获良效。

68.幻视落雨症

代某，男，32岁，淮阳县豆门乡下刘营村人。1990年2月13日就诊。患者一年前因输精管结扎术后护理不当，导致伤口感染，整日苦闷烦躁，虽经数月治愈，但后遗头痛头晕，视力下降。半年前双眼幻视云雾，渐至幻视落雨。

且心烦焦躁，易怒，胸闷，善太息，饮食睡眠均差。医院经多次检查均无异常发现，多方治疗罔效。由人举荐，遂来求治。

望其身体消瘦，呈痛苦面容，舌尖红，舌体紫暗，苔薄微黄；查眼双目白睛皆有数个黄褐斑点，视力0.8，脉沉涩。脉症合看，病由肝郁不舒，气滞血瘀所致。投血府逐瘀汤加味：

当归10克，赤芍10克，生地10克，川芎10克，川牛膝10克，桔梗10克，桃仁、10克，蔓荆子10克，柴胡6克，红花6克，甘草6克，决明子15克，菊花15克，黄芪30克，3剂，每日1剂，清水煎服。

服上方3剂，头痛头晕，幻视落雨等诸症均减，继服3剂诸症消失。仅微有胸闷，睡眠欠佳，上方加合欢皮30克，继服3剂，诸症悉除，测双目视力1.5，随访至邻今无复发。

按：幻视落雨症在临床上较为少见，可畏怪病，《内经》云："肝受血而能视"，"肝气通于目，肝和则能辨五色矣"，说明肝气条达，气血流畅，则眼可视万物。患者因心中苦闷导致肝郁不舒，气滞血瘀，气血津液输布受阻，"五脏六腑之精"不能上注于目，故幻视落雨；瘀血内停，阻滞经脉，故脉涩；"元神之府"失于气血充养，故头痛头晕。在血府逐瘀汤活血化瘀的基础上加黄芪补气以推动气血的运行；加决明子、菊花、蔓荆子清肝明目。上方使肝气舒，瘀血化，气血流畅而诸症悉除。

*69.*柴胡加龙骨牡蛎汤治疗癫痫症

方药组成：柴胡10克，桂枝10克，白芍19克，半夏19克，党参10克，黄芩10克，茯苓10克，生大黄6克，生姜6克，生龙骨25克，生牡蛎各25克，大枣10克，铅丹15克（因其有小毒笔者常用赭石或生铁落代替）。

柴胡加龙骨牡蛎汤是仲景用治柴胡证误下之后，柴胡证未解、热邪内陷、胸满未除，复增烦惊病症的方剂。方意是取小柴胡汤去甘草加白芍，以调和肝胆；加桂枝抑上冲之气；加龙、牡摄纳浮阳，且龙、牡得半夏与所加茯苓，能豁肝胆之惊痰；又佐以大黄则痰滞更得下行。现代该方远远超出了原来的治病范围，多用于内伤杂证。诸如神经症、精神分裂症、癫痫证、更年期综合征，以及高血压病等，只要有"胸满烦惊"之主症皆可酌情选用。本方原有铅丹，因此药有毒，不宜久服，故笔者常以生铁落代之，既避其毒，又有镇静之功效，因而使其疗效更佳。多年来，余用此方治疗癫痫证十多例，现举例如下：

例一、贾某，男，12岁，沈丘县槐店镇在校学生。1990年3月来诊。父诉：患儿近期夜间睡眠中四肢抽搐，牙关紧闭，被大人发现叫醒后，神疲乏力，自汗出，伴头痛头晕，有时恶心，每次发作持续时间少则几十秒，多则2、3分钟，望其舌质淡红，苔薄白，脉细缓。诊为"癫痫"，予柴胡加龙骨牡蛎汤方：柴胡10克，桂枝10克，白芍10克，党参10克，茯苓10克，半夏10克，生大黄6克，生姜6克，生龙骨25克，生牡蛎25克，生铁落30克，黄芩5克，大枣3枚。3剂，每日1剂，清水煎服。

二诊：服上方3剂，发作得到控制，效不更方，继服6剂病愈。现为郑州某高校教授。

例二、代某，男，26岁，淮阳县豆门乡下刘营村人，2015年5月28日就诊。其父代诉：儿自5岁时就罹患癫痫病，多方治疗都用西药暂时控制，不能治愈。近几年发作频繁，每昼夜发作10次之多，吃西药也难控制。此前，曾在周口市某医院住院月余治疗罔效，惟返家求中医治疗。现在每天发作20多次，不能吃饭，唯依靠输液维持生命。望其面色萎黄，精神不振，神志模糊，舌质淡红，苔白腻，脉弦滑。予柴胡加龙骨牡蛎汤：党参15克，黄芩15克，柴胡15克，桂枝15克，半夏15克，茯苓15克，龙骨30克，牡蛎30克，生铁落30克，生大黄10克，大枣6枚。2剂，每日1剂，清水煎服。看其病情严重，唯恐服药不下，故先取2剂以试服。

5月30日二诊：服上药2剂后，发作次数大大减少，每天只发作1～2次，效不更方，上方大黄改为6克，7剂。

6月6日三诊：近7天症状未再发作，已能饮食，故停止输液，以上方加胆南星6克，丹参15克，枸杞子15克，制首乌15克，7剂。后又以上方加减共服药40剂，疾病得到控制。

*70.*癫狂梦醒汤治疗精神病

癫狂梦醒汤乃清代王清任《医林改错》之方，主治癫狂症。王清任认为："癫狂一症，哭笑不休，骂詈歌唱，不避亲疏，许多恶态，"病机属"气血凝滞，脑气与脏腑之气不接，如同做梦一样者很有效验"（见《医林改错·癫狂梦醒汤》）。其方药组成为：桃仁八钱，甘草五钱，苏子四钱，柴胡三钱，木通三钱，大腹皮三钱，陈皮三钱，赤芍三钱，桑皮三钱，香附二钱，青皮二钱，半夏二钱。方歌曰："癫狂梦醒桃仁功，香附青柴半木通，陈肤赤桑苏子炒，倍加甘草缓其中"。方中桃仁、赤芍活血化瘀；柴胡、香附疏肝理气、解郁；青皮、陈皮开胸行气；半夏、苏子、桑白皮燥湿化痰，降逆下气；木通、大腹皮利水行湿；甘草甘缓建中，诸药配合能使瘀行痰化，腑气通畅，气行则血行，瘀血去而气滞行，神志自清，正如大梦初醒之意。几十年来，笔者曾治疗精神病患者数十例多用本方加减治疗，爰举例如下：

例一、杨某，女，18岁，邻近藤营村人，1972年7月就诊，父诉：小女与他人生气后，思想别扭，不吃不喝，整日哭泣，近几天呃逆连声，有时吐出大量黏痰，连更数医无效，故求中医诊治。望其神志恍惚，神情呆滞，呃逆连声，口流扯丝黏涎，舌质淡红有瘀斑，苔白腻，脉弦滑。证属气滞血瘀，痰浊中阻，投癫狂梦醒汤加味：桃仁25克，甘草15克，苏子12克，柴胡10克，香附10克，青皮10克，陈皮10克，半夏10克，木通10克，大腹皮10克，赤芍10克，桑白皮10克，丁香6克，柿蒂6克，3剂清水煎服。每日1剂。

二诊：上药3剂服完，病愈十之八、九，呃逆已止，已能饮食、入睡，上方减丁香、柿蒂，按原方再取3剂以巩固。药讫病除。

例二、申某，男，20岁，邻近申庄村人。1988年就诊。患精神病两个月，先去某医院精神病科就诊，治疗一个多月，病情有些好转，回家三天后，病情复发，再返回该医院精神病科，病情难以控制，故来求中医治疗。望其狂躁不宁，面色晦暗，皮肤粗糙，说话语无伦次，到处乱跑，不听劝阻，舌质紫暗有瘀斑，舌下静脉曲张，舌面少苔，脉弦涩。证属肝气郁结，气滞血瘀。治宜活血化瘀，疏肝行气：丹参60克，乌药60克，桃仁30克，苏子15克，甘草 15 克，柴胡 10 克，香附 10 克，青皮 10 克，陈皮 10 克，半夏 10 克，木通 10 克，大腹皮 10 克，赤芍 10 克，桑白皮 10 克，5 剂，每日 1 剂，清水煎服。

二诊：上药服完，症状减半，但仍夜难入睡，心中烦躁，上方加龙骨 15 克，牡蛎 15 克，生铁落 30 克，5 剂，清水煎服。

三诊：症状基本消除，为防止复发，上方灵活加减继服 29 剂病愈。

例三、韩某，男，26 岁，黑龙江佳木斯人。原籍山东曹县（与河南商丘市相邻），1988 年春，由其母陪伴前来就医。因患精神病 3 年，经多方治疗，效果不著，由其姑母（商丘市人）举荐而来，由于家庭遥远，只有住所治疗。其母代诉：4 年前结婚，因与其妻性格不合，经常吵架，3 年前夫妻离婚，其后思想苦闷，整日不言不语，后来发现自言自语，夜间尤甚，不能入睡，医院开药都是些镇静、安眠，调节神经等药物，只能控制临时，不能治愈，近半年来呆若木鸡，见人不理不睬。夜间仍然自言自语。问其所苦，答曰：头昏脑胀，胸胁满闷，大便干燥。诊其脉弦细数，舌质红，有瘀斑点，苔薄白略黄，证属肝气郁结，瘀阻脑络所致。治宜疏肝解郁，活血化瘀。拟癫狂梦醒汤加味：乌药 60 克，丹参 60 克，白芍 30 克，桃仁 30 克，苏子 15 克，甘草 15 克，柴胡 10 克，香附 10 克，青皮 10 克，半夏 10 克，木通 10 克，大腹皮 10 克，桑白皮 10 克，大黄 10 克。2 剂，清水煎服，每日 1 剂。配合"灵龟八法"针刺，每天晚饭后 7～9 点（酉时）扎针。第一天，（午后服完第 1 剂药）晚饭后 8 点扎针，得气后，留针半小时。第二天其母讲：起针后约 10 分钟就睡熟了，一夜安稳。如此治疗 3 天后，精神转好，上方去大黄，加合欢皮 15 克，夜交藤 15 克续服。一周后，能与人交谈，闲暇之余，笔者领他到田野散步谈心，鼓励其战胜疾病的信心，展望美好未来的前景，不到一月，我们成了无话不谈的朋友。以上方灵活加减配合灵龟八法针刺，病情日渐好转，全疗程共服药 50 剂病愈。5 月 25 日返回黑龙江，并带药 10 剂以巩固。3 个月后曾亲自写信致谢。

金某，女，26 岁，信阳市光山县人。1996 年 6 月来诊，二年前曾患过精神病，经多方治疗病获痊愈，今年 4 月，因与他人生气，精神病复发，多方治疗，不能控制，因其婶母以前患精神病由余治愈，故慕名而来。症见语无伦次，狂言吼叫，不识亲友，打人骂人，不能配合诊断，不听劝阻，不避他人乱解大小便。观其外形，病属肝郁气滞，气火痰升，上扰神明所致，治宜平肝解郁，泻热化痰，理气散结，先予平狂汤挫其锐势：方歌；"金礞郁金名平狂，三棱莪术和木香，桃仁干姜壳二丑，芒硝分冲另大黄。"金礞石30克，郁金15克，三棱15克，莪术15克，木香10克，生桃仁15克，枳壳10克，大黄20克，芒硝20克，二丑20克，干姜6克，1剂，清水煎服。服后，大便泻下七、八次，病症得到稳定，已能入睡，醒后能配合诊断，故改癫狂梦醒汤疏肝行气，活血化瘀，醒神开窍，处方：丹参60克，乌药60克，桃仁30克，苏子15克，甘草15克，香附10克，陈皮10克，赤芍10克，青皮10克，柴胡10克，枳壳10克，大腹皮10克，桑白皮10克，半夏10克，木通10克，2剂，每日一剂，清水煎服。

二诊，神志转清，能于他人交流，临侧、吃饭、睡眠都能自理，后以上方加减共服药40剂病愈

71.学生精神病案

王某，女，18岁，郑州某高校大一学生，2011年9月29日就诊。其父代诉：精神不正常2个多月，起初见人不好说话，不像以前那样天真活泼，因其父母皆为高校教师，平时对其学习要求甚严。考虑到高考前复习功课紧张，思想压力很大，考入大学后，可能紧张思想猛然放松，大脑感到疲乏，未曾介意。入学后，与同学不合群，回家后见人就磕头，才引起父母注意，急忙求医诊治。跑遍多个医院皆治疗罔效，后有人举荐特来就诊。

望其面目清瘦，目光呆滞，舌质暗红，苔薄白，脉弦细，问其所苦？答：胸胁烦闷，夜睡梦多，饮食不香，月经已过期半个月，时有腹痛。脉症合看，此病乃属"肝郁不舒""气滞血瘀"之证。治宜疏肝行气，活血化瘀。

处方：乌药 60 克，丹参 60 克，当归 10 克，川芎 10 克，生地 10 克，赤芍 10 克，桃仁 10 克，红花 10 克，柴胡 10 克，枳壳 10 克，桔梗克，牛膝 10 克，甘草 6 克。7 剂，每日 1 剂，清水煎服。

2011 年 9 月 28 日，其父专程从郑州赶来，说服上药 4 剂后，病症转轻十之七、八，因国庆节前，全家还要到北京参加亲戚家的一个婚礼，要在北京逗留几天，因女儿病未十分痊愈，唯恐耽误服药，只有带药前往，故来再取 7 剂，以便到北京服用，以兹巩固。

按：本方是由血府逐瘀汤加丹参、乌药而成。血府逐瘀汤主要功能是，活血化瘀，疏肝行气。余在多年的临床中，治疗精神方面的病症，喜用丹参、乌药二味，主要增强其行气活血的作用，丹参性寒，活血调经，祛瘀止痛，清心除烦，养血安神；乌药温而不燥，善理七情郁结、疏解气血凝滞，与丹参合用，具有疏解气滞血瘀，养血清心安神之效，故为主药，用量特大，与血府逐瘀汤配合，使气血和畅，心脑得养，缩短疗程。

72.癔病性瘫痪

葛某，女，34 岁，淮阳县鲁台镇人。1997 年元月 5 日来诊。自诉：平时自觉咽部有异物感，吐不出，咽不下，心烦意乱，有时烦躁欲哭，并有自汗，右则上下肢及腰部两则有时疼痛，有时麻木不仁。3 个月前，自觉身体右侧上下肢不能动弹，急往医院求治，经多次检查均异常发现，3 日后症状自行缓解，后来发作逐渐频繁，日渐严重，医院确诊为"癔病性瘫痪"，西药治疗不太明显，故求中医诊治。

望其面黄清瘦，舌质红，苔薄白，脉细弱。拟补气活血、调和营卫、养心安神之法：炙甘草 20 克，小麦 30 克，大枣 10 枚，黄芪 60 克，赤芍 10 克，当归 10 克，川芎 10 克，鸡血藤 30 克，续断 3 克，寄生 30 克，桂枝 15 克，白芍 15 克，防风 6 克。4 剂，每日 1 剂，清水煎服。

元月 12 日二诊：服上药后，各种症状减轻，右半身疼痛减轻，上方减续断、寄生继服 4 剂病瘥。

按：癔症性瘫痪的临床表现，可为截瘫、偏瘫或单瘫，体格检查时腱反射正常或增强，无病理反射等神经系统阳性体征，无肌肉萎缩。在无人注意时或患者注意力转移时，可出现瘫痪肢体的活动。瘫痪肢体可伴有感觉障碍，但不符合神经解剖分布规律。症状可因暗示加重或减轻。该病常因精神因素致使大脑功能失调而发病，但其"本"在癔症，其病理机制在于心、肝、肾阴液不足，而郁怒伤肝，心火亢盛每为发病之诱因。治疗之法，当以先治癔症为治其本，再根据临床症状灵活加减而治其标。方中甘麦大枣汤（小麦、甘草、大枣《金匮要略方》）柔肝缓急，养心安神以治其本（癔症）；黄芪赤风汤（黄芪、赤芍、防风《医林改错》方）益气助阳，活血行滞，祛风通络善治腿瘫。续断、桑寄生补肝肾、强健筋骨，配鸡血藤疏经活络；当归、白芍补血敛阴，以补心、肝、肾之阴液不足；川芎活血行气解郁，桂枝温阳化气，可内可外，能散能补。诸药配合，气血得补，瘀滞得疏，心神得养，情志舒畅，阴阳调和，疾病得愈。

*73.*利胆排石丸治愈老人胆结石一例

1991 年秋，同乡大辛营范庄村范氏三兄弟同母来诊，老人 78 岁，因患胆结石，多方治疗不愈，且年事已高，不便手术，痛苦万分。众儿女焦急如焚，苦无良策。求余诊治。且老人不善服中药，服后即吐，又体弱多病，苦无良策。适逢案头放有《国医论坛》1991；第 3 期，一册，内载"利胆排石丸治疗胆结石症 84 例"一文，心中豁然一亮，何不将此方法于老人一试？即按书中原文照抄，其方药是；龙胆草 150 克，郁金 150 克，枳壳 150 克，木香 150 克，茵陈 200 克，共为细末；蜂蜜 500 克，猪胆汁 500 克。先将蜂蜜、猪胆汁分别用文火各煎至 250 克，在猪胆汁中加 100 克白糖（合并糖尿病者不加）然后将药末、猪胆汁、蜂蜜混兑在一起，拌成枣大的药丸。每日服2次，早晚各1丸，温开水送下，服药期间多喝茶水，一料药服完为1疗程。患者服完1个疗程后，病获痊愈。

按：胆结石症是发生在胆囊内及胆道内的结石所引起的病症，因其反复发作治疗颇为棘手。特别是年事过高，又不善服中药、不宜手术的老人，治疗更为困难。本方药服药量小，服药次数少，一般患者都能接受。方中猪胆汁有利胆化石之作用，经人体吸收后可补充人体胆汁之不足；龙胆草具有清热利湿消炎杀菌之功能；木香、枳壳、郁金可疏肝利胆，扩张血管，解痉止痛，有改善局部微循环的作用；茵陈有清热化湿，利湿退黄作用；蜂蜜具有滋补之功能并能调和诸药。诸药配合，既能消炎又能解除胆道痉挛，改善局部微循环，促进胆汁分泌，以利化石和排石。该方药药源丰富，价格低廉，且疗效显著，故值得推广。

74.白带过多腰痛两眼模糊案

1970年6月，我刚当"赤脚医生"不久，接诊一位中年女患者，48岁，系淮阳县鲁台镇黄庄村人。自诉，白带增多，腰痛腿酸，两眼模糊，夜难入睡已有三年之久，到处求医治疗无效，近月余又有头痛、牙痛、头晕之病症，白带也比以前量多，平时口燥咽干，烦躁易怒，胸胁胀满等症状。察其舌质红，苔薄白，脉弦细数。诊为肾阴亏损，肝脾不和，拟滋养肝肾，调和肝脾之法：白芍30克，菊花30克，薄荷30克，淮山药30克，熟地15克，海螵蛸15克，蝉蜕15克，香附15克，蔓荆子15克，泽泻15克，当归12克，酒大黄12克，山萸肉10克，白术10克，柴胡10克，陈皮10克，牡丹皮10克，枸杞子10克，白茯苓10克，甘草5克。2剂，每日1剂，清水煎服。

二诊：服上方1剂，头痛、牙痛均减轻。两剂服完，头晕、头痛、牙痛已愈，其他病症均减强半，上方去酒大黄，继服3剂病愈。

按：本方由逍遥散合杞菊地黄丸加味而成，逍遥散疏肝养血、健脾和胃；杞菊地黄丸滋补肝肾而明目，两方相合具有滋补肝肾，养肝明目，调和肝脾之功效，方中薄荷、蝉蜕、蔓荆子、疏散风热、止头痛、牙痛、头晕等症；柴胡配白芍柔肝、疏肝、解郁；炒白术健脾除湿，以治带脉之失约（带下甚多）配乌贼骨（海螵蛸）收敛止带；大黄酒炒善治上焦之火、血瘀之头痛、牙痛；香附为"气病之总司，妇科之主帅"，理气解郁，调肝止痛。诸药配合，共济滋补肝肾、调肝解郁，养肝明目，收涩止带之功效。

75.逍遥散加减治疗无黄疸型肝炎

几十年来，笔者用逍遥散加减治疗无黄疸型肝炎十多例，所有患者分别服药20～50剂，自觉症状完全消失，大部分通过检查肝功能正常。

方药组成：柴胡10克，白芍10克，当归10克，白术10克，茯苓10克，甘草6克，薄荷6克，生姜6克。

加减：发热心烦，加栀子10～12克，牡丹皮19～12克；胁痛加川楝子10～12克，延胡索8～10克，或加三棱10～12克，莪术10～12克；食欲不振加焦三仙各10～15克、鸡内金10～15克；肝脾肿大加鳖甲15～20克，牡蛎15～30克；舌干降无苔去柴胡、生姜加女贞子10～15克，旱莲草15～30克；舌润苔白，减轻当归、白芍用量，再加半夏10～15克，白蔻8～10克。

病案举例：

赵某，男，14岁，原本大队高门村人，1970年3月就诊。自诉前段时间跟着舅父在焦作市，后检查有慢性肝炎，故回来治疗，目前吃饭不香，胁肋胀痛，自感周身疲乏。望其面目清瘦，发育一般，舌质红，苔薄白，脉弦细。治宜疏肝养血，健脾和胃。拟逍遥散加味：柴胡10克，白芍12克，当归10克，白术10克，茯苓10克，焦三仙各15克，川楝子10克，鸡内金15克，延胡索6克，甘草6克，薄荷6克，生姜6克，3剂，每日1剂，清水煎服。

二诊：服上方3剂后，饮食倍增，胁痛减轻，但夜里睡眠不好，上方减焦三仙，加龙骨15克，牡蛎15克，3剂，每日1剂，清水煎服。后根据上方加减，共服药30剂，全身症状消失，肝功能检查正常。

李某，女，26岁，回民，槐店镇人，1976年5月诊。自诉，半年多来，食欲不振，胁肋胀痛，自觉疲倦乏力，头晕目眩，月经超前，量多有块，经期乳房胀痛，在县医院化验确诊为"慢性肝炎"，西医治疗月余不见好转，故求中医治疗。察其舌质红，苔薄稍黄，脉弦细数。脉症合看，证属肝郁脾虚，气滞血瘀，治宜疏肝健脾，清热凉血。

处方：柴胡12克，白芍12克，当归10克，茯苓10克，白术10克，牡丹皮10克，栀子10克，川楝子10克，焦三仙各10克，生姜6克，延胡索6克，薄荷6克，甘草6克。5剂，清水煎服，每日1剂。

5月14日二诊：服上药5剂后，饮食增加，胁肋胀痛减轻，头昏目眩好转，效不更方，按上方7剂，每日1剂，清水煎服。其后又以上方加减，共服药48剂，全身症状消失，检查肝功能正常。

鲁某，女，16岁，本乡兀术营人。由其母陪伴来诊，母诉：平时身体健康，没什么疾病。近半月来，自吵胁肋胀满，腹胀纳差，恶油腻。因其妹患肝炎死亡，故去医院作肝功能检查，确诊为无黄疸型肝炎，由于其邻居一女孩由我治愈，故来求我诊治，望其面色萎黄，舌淡苔白，问其所苦，答：全身疲倦乏力，腹胀纳差，恶心欲吐。脉弦细。触诊：肝脏有轻度肿大。

处方：柴胡12克，白芍12克，当归12克，茯苓12克，白术12克，三棱15克，莪术15克，焦三仙各15克，枳壳10克，厚朴10克，薄荷6克，甘草6克。5剂，每日一剂，清水煎服。

二诊，服完上药，饮食增加，胁肋胀满减轻，饮食增加，守方继服5剂。

三诊，全身已不乏力，面色红润，其他症状都有所改善，肝脏触诊已不肿大，上方去三棱、莪术继服5剂。后以上方加减共服药50剂，全身症状消除。检查肝功能正常。

76.肝脓肿一例治验

李童氏，女，52多岁，淮阳县鲁台镇李庄村人。1968年6月7日就诊。患者1月前因患冷热病在鲁台镇医院住院十余天不见好转，又发现右胁部有一巴掌大肿块，疼痛拒按。后转沈丘县医院治疗。沈丘县医院诊为"肝脓肿"，住院十余天病情有所好转（主要用药以青霉素为主），当时青霉素到处奇缺，每个医生每天用药限制数量，如果不够病人家属想办法。况且患者家庭经济十分困难，只有返家调养。回家五天后，病情恶化（比住院前更严重）。只有在家待毙。其侄童继良是本大队高门村人，将其姑接至家中并邀余为其诊治。当时笔者刚当"赤脚医生"一年有余，唯恐难以胜任。不敢接此重病。由于我与继良自小是同学，知己不外，他言讲："只要尽心尽力，治疗好坏与你无关，请你放心大胆治疗"。后由于病人治愈，爰将当时治疗记录抄录于后，以便同道参考。

其主要症状：寒战高烧40℃，神情呆滞，眼珠发黄，舌质红，苔黄腻，脉滑数。

6月7日处方：厚朴10克，槟榔10克，草果10克，半夏10克，柴胡、10克，枳壳10克，党参10克，黄芩15克，知母30克，菖蒲30克，1剂，清水煎服。

6月8日二诊：服上方后，冷热稍减，体温39℃，又拟下方：

（蒿芩清胆汤加减）青蒿30克，黄芩30克，白薇30克，菖蒲30克，豆豉30克，茯苓30克，滑石30克，大青叶60克，半夏10克，陈皮10克，青黛10克（冲），甘草5克，大枣5枚。1剂清水煎服。

6月10日三诊：服上方后，症状大减，体温38℃，又拟下方：

青蒿30克，黄芩30克，白薇30克，菖蒲30克，茯苓30克，苍术30克，豆豉30克，泽泻30克，滑石30克，茵陈60克，大青叶60克，青黛15克，五爪10克，猪苓15克，薄荷15克，竹茹15克，半夏10克，甘草10克，大枣5枚。1剂，清水煎服。

6月12日四诊：服上方热全退，体温36.8℃，黄疸也随之减轻，又拟下方：

桔梗30克，滑石30克，菖蒲30克，青蒿30克，茵陈30克，苍术30克，白芍30克，茯苓30克，大青叶60克，车前子15克，竹茹15克，酒黄连10克，酒黄芩10克，酒黄柏10克，酒栀子10克，五爪10克，木通10克，半夏10克，当归10克，柴胡10克，青皮10克，枳壳10克，甘草5克，2剂，清水煎服。

6月17日处方：白芍30克，茯苓30克，青蒿30克，茵陈30克，苍术30克，夏枯草30克，滑石30克，菖蒲30克，大青叶60克，当归15克，柴胡10克，白术10克，木通10克，泽泻10克，青皮10克，陈皮10克，枳壳10克，甘草10克，大枣5枚。1剂，清水煎服。

6月19日处方：大青叶60克，青蒿30克，茵陈30克，白芍15克，茯苓15克，苍术15克，黄芩10克，生地15克，白术12克，当归10克，柴胡10克，陈皮10克，枳壳10克，薄荷10克，甘草3克，大枣5枚。2剂。由于病愈，带药返家调养。

77.金虎四苓汤治疗急性黄疸型肝炎

20世纪80年代，小儿急性黄疸型肝炎很多，余拟金虎四苓汤治疗此病甚效，现追录于后，以便同道验证：

药物组成：猪苓10克，泽泻10克，茯苓10克，白术10克，栀子10克，枳壳10克，虎杖15克，丹参15克，鸡内金15克，大青叶30克，滑石30克，车前子 30 克，茵陈 30 克，山楂 30 克，每日 1 剂，清水煎服。此为成人量，儿童酌减。

加减：湿重于热者，重用猪苓、泽泻、车前子、滑石，热重于湿者重用大青叶、栀子、虎杖，肝脾肿大者，重用丹参、山楂、鸡内金。

笔者曾用上方治疗急性黄疸型肝炎数十例，均获得了满意疗效。

病案举例：

鲁某；男，5 岁，1989 年 8 月 28 日诊，前几天感冒、发热，服解热药后热退，近 2 天发现全身皮肤、双眼白睛发黄，小便如浓茶，并出现食欲不振，肚腹胀满，恶心呕吐等现象，诊为急性黄疸型肝炎，予金虎四苓汤，原计量减半，加焦三仙各 5 克，3 剂，清水煎服。

二诊：服完上药 3 剂，症状大减，腹胀除，已无恶心呕吐，按一诊原方再取 3 剂病愈。其后，其弟也患急性黄疸型肝炎也用此方治愈。

宋某，本村人，18 岁，在校学生，1989 年 9 月 4 日诊，因患急性黄疸型肝炎在家休养治疗。全身皮肤、巩膜如黄染，小便如浓茶，大便干，舌质红，苔白腻，脉滑数，予金虎四苓汤加大黄 10 克，并加大栀子、大青叶、虎杖的计量。3 剂，清水煎服，每日 1 剂。

二诊：症状减轻，大便畅通，饮食增加，照上方加减继服 6 剂病瘥。

按：急性黄疸型肝炎是急性肝炎的一个临床分型，根据急性肝炎患者有无黄疸表现及血清胆红素是否升高，将急性肝炎分为急性黄疸型肝炎和急性无黄疸型肝炎。急性黄疸型肝炎是基于临床症状的诊断而不是病因的诊断。甲、乙、丙、丁、戊五型肝炎病毒都可引起此型肝炎，最常见的为甲型病毒性肝炎，其次为戊型病毒性肝炎。金虎四苓汤治疗急性黄疸型肝炎具有疗程短、见效快、标本兼治的特点。

*78.*益肾清解汤治疗慢性乙型肝炎

方药组成：巴戟天 20 克，肉苁蓉 20 克，制首乌 20 克，淫羊藿 15 克，菟丝子 15 克，丹参 15 克，黄芪 15 克，白芍 15 克，黄柏 15 克，虎杖 30 克，旱莲草 30 克，晚蚕沙 10 克，郁金各 10 克。

用法：清水煎服，每日 1 剂。

适应范围：用于治疗慢性乙型肝炎及 HBV 长期携带者，其临床症状、肝功能、HBV 抗原抗体系统各项指标均有显著改善。笔者用上方治疗慢性乙型肝炎 2 例，疗效显著。

病案举例：

王某，男，36 岁，农民，沈丘县槐店镇人。1995 年 8 月初诊。自诉半年多来，全身乏力，饮食不佳，厌闻油气，心烦、腹胀，小便黄。县医院通过肝功能检查诊为慢性乙型肝炎。治疗数月效果不显，故求中医诊治。望其精神不振，面色萎黄，消瘦。舌质红，苔薄白，脉弦细。投益肾清解汤（原方不变）为治，7 剂，每日一剂，清水煎服。

二诊：上药 7 剂服完，各种症状有所改善，继服 7 剂症状消除，医院检查肝功能各项指标接近正常。后以本方加减续服 15 剂善后。

按：方中巴戟天、肉苁蓉、菟丝子、淫羊藿温补肾阳；何首乌、旱莲草滋补肾阴；张锡纯谓："黄芪性温而升，以之补肝，原有同气相求之妙"，且能健脾益气；黄柏、虎杖清热利湿，苦而不甚寒，利而不伤阴，对抑制和杀灭 HBV 有显著、肯定的疗效，正所谓以通为补；丹参、郁金理气、活血化瘀，其中丹参既能清除肝内胶原蛋白，又能促进肝纤维的吸收，防止和治疗肝硬化；白芍养血柔肝，缓急止痛。对乙肝所致的胁痛有缓解之效；晚蚕沙和胃化浊，有利于消化功能的恢复。

益肾法在临床运用中具体体现在温肾滋肾，兼顾肝脾，扶正与祛邪并用，重在温补扶正。即提高机体免疫能力，又抑制其免疫反应，减轻肝组织损伤。补肾阳宜选用温而不燥之品，如巴戟天、菟丝子、淫羊藿、肉苁蓉等；滋肾阴宜选用滋而不腻之品，如生地、枸杞子、何首乌、旱莲草等。肾阳偏衰时应以温肾阳为主，同时益肾气，滋肾阴以助肾阳化生；肾阴偏衰时，应以滋肾阴为重，同时温肾阳，补肾气，以助肾阴生化。当视肾阴、肾阳孰盛孰衰，于阴中求阳，阳中求阴，灵活调理，以平为期。

*79.*肝硬化腹水的治疗之我见

笔者临床数十年，根据肝硬化腹水的病机病理，拟订出治疗法则，临床效果颇佳，特写："满江红"词一首将其概述，在同道之间作为引玉之砖。

满江红

肝病失治，或误治，久病成祸。肝传脾，木旺克土，肝强脾弱。气血凝滞湿停内，肾失气化失开阖。到最后，肝脾肾同病，腹水作

邪闭实，本虚弱，攻与补，慎斟酌。拟益气健脾，扶后防脱；行气利水以治标，活血化瘀攻邪恶。活肝络，改善微循环，平风波。

注：肝硬化腹水的主要病因病机是：肝病久治未愈，或失治、误治，而致肝病传脾、肝脾同病。肝病则疏泄不利，气机升降失常，导致气滞血瘀，坠道不通；脾病则运化失常，湿浊不化而内停；由于肝脾的影响导致肾失气化，开阖不利形成腹水。由于肝、脾、肾同病，疏泄、运化、开阖功能失职，以致三焦决渎无权，从而水湿停聚成臌。本病癥结于内，臌形于外，虚为病之本，臌为病之标。外似有余，内实不足，即《内经》所谓："至虚有盛候"之证。

治则：益气健脾扶正以治本，活血化瘀，改善肝脏微循环，着眼于病理实质。

益气健脾常用太子参、党参、黄芪、白术、甘草、焦三仙、冬瓜仁、鸡内金等；行气利水常用青皮、陈皮、大腹皮、茯苓皮、冬瓜皮、木香、茵陈、

车前子等；活血化瘀常用泽兰、丹参、郁金、三棱、莪术、赤芍、苏木等；有压痛明显者常加入制乳香、制没药，延胡索、五灵脂等；血虚甚者宜加入当归、白芍、鸡血藤、枸杞子、桑椹子等。

组方时视证情灵活遣药，不可面面俱到。药物剂量应根据病情、病势、体质灵活掌握。

80.门脉性肝硬化大出血案

邻近苏楼村李某之母，年逾七旬，1984年秋因患肝硬化住县医院治疗。其间多次排出柏油样大便，并大量呕血，甚则盈碗，虽经多次抢救但出血加剧，曾几度休克，遂反家待终。由于李某与我是同学，强烈要求为其诊治，以作背水一战。

见其床前有大片血迹，患者双目微闭，面色苍黄虚浮，口唇淡白，触其四肢不温，见腹部静脉曲张，呈中度腹水；问其所苦，回答声微含糊不清；舌淡苔白，脉沉细无力。

脉症参看，证属肝、脾、肾三脏同病；肝失疏泄，气机逆乱，藏血失职；脾气虚寒，统摄无权；肾阳衰微，气化开阖不利。治当温阳健脾，益气止血以急救，拟黄土汤加味：

炒白术30克，炮附子20克，生地30克，黄芩30克，阿胶珠30克，炙甘草30克，党参60克，黄芪60克，灶心土100克。清水煎煮，分两次温服。服药1剂呕血止，四肢转温。连服2剂不再便血，能进饮食，精神转好，后以益气健脾，行气利水，活血化瘀善后，9年后，年迈而终。

按：黄土汤乃《金匮要略》方，是为脾气虚寒，统摄无权而设。后世医家在辨证的基础上治疗由脾阳不足所致的多种出血证，其应用甚广。灶心土温燥入脾，配白术健脾补土，加参、芪、甘草益气，以固后天之本；附子温阳健脾，以复气化、统摄之权；生地、阿胶滋阴养血，以防失血过多以伤阴；黄芩苦寒清热，既防白术、附子之燥，又防血耗易生内热之弊。

诸药刚柔相济，寓养血于健脾益气之中，寄清补于温阳之内，温阳止血不伤阴，滋阴养血不碍脾，共凑健脾益气，养血止血之功。后以益气健脾扶正以治本，行气利水攻邪以治标，活血化瘀，改善肝脏微循环着眼于肝硬化的病理实质，故有较好的疗效。

81.膈下逐瘀汤治疗症积举隅

症瘕和积聚都是腹内结块，或胀或痛的病症，《杂病广要·积聚》篇明确指出："症即积，瘕即聚，"故临床上症积并称，瘕聚同论。笔者用《医林改错》方"膈下逐瘀汤"加减治疗该病多获卓效。爰举例如下，以此抛砖引玉。

例一、豆某，女，64岁，淮阳豆门乡倒栽槐西豆庄村人。1977年6月18日初诊。自诉：半年前，右上腹发现一肿块，形如鸭卵，按之则痛，近两月肿块逐渐增大，并有阵发性刺痛，近几日疼痛加重，腹胀纳差，夜难入睡，连更数医，服药罔效。两个女儿坚持来此诊治（大女儿住王寨，二女儿住高门都与诊所邻近）。望其形体消瘦，面色晦暗，面及胸、腹部有血痣及丝缕可见。舌质紫暗，苔薄白，脉细涩。腹诊右上腹可触到一拳头大之肿块，坚硬如石，推之不移，按之则痛。证属肝失条达，气滞血瘀而结为症积。治宜祛瘀消症，活血行气，破积止痛：

桃仁10克，红花10克，川芎10克，牡丹皮10克，乌药10克，赤芍10克，当归10克，醋香附10克，醋灵脂10克，醋元胡10克，枳壳10克，水蛭10克，醋三棱10克，醋莪术15克，甘草3克，2剂，每日1剂，清水煎服。

服上方两剂，疼痛稍减，余症同前，但少气无力，自汗出。上方加太子参60克，党参30克，黄芪30克，继服4剂自汗止，腹胀除，肿块变软缩小，疼痛大减，饮食倍增，又以上方加减调治一个月而瘥。

例二、肖某，男，30岁，淮阳县豆门乡新寨村人。1979年11月3日初诊。

自诉：2个月前，发觉胃脘部偏左则有一鸡蛋大之肿块，未感疼痛，不影响饮食和劳动，因其家庭艰苦未曾治疗。肿块逐渐增大，现有碗口之大小。近觉头晕乏力，胸闷不舒，食后腹胀胁痛。口干不欲饮水，小便偏少，大便稀溏，每日3至4次。诊前曾在沈丘县医院外科确诊为"胰腺肿瘤"。因畏惧手术故求中医治疗。

望其身体消瘦，面色萎黄，舌质淡红有瘀斑，苔薄白，脉细涩无力。患者仰卧，可见上腹部隆起，靠脐左上方可见15x18cm卵圆形肿物，边缘清晰，表面触之光滑，质中等硬度，推之不移，按之则痛。证属肝郁脾虚，瘀血内结，治宜疏肝健脾，活血祛瘀，行气消症。

处方：醋香附10克，醋元胡10克，青皮10克，枳壳10克，炒白术10克，炒山药10克，桃仁10克，红花、10克，川芎10克，赤芍10克，牡丹皮10克，乌药15克，当归15克，三棱15克，莪术15克，白花蛇舌草30克，半枝莲各30克，甘草3克。6剂，每日1剂，清水煎服。

上方药服6剂，胁痛减，腹胀除，肿块质变松软，按之疼痛减轻，口已不干，大便正常。上方去白术、山药加太子参60克，党参30克，黄芪30克，继服半月，饮食倍增，肿块已缩小至鸡蛋大。守方调治半月，余症消失。（按：此病由于没巩固，一年后复发，在沈丘县医院手术根治）。

例三、张某，女，74岁，本村人。1986年元月16日就诊。2个多月来，上腹部隐痛，在右上腹可摸到一肿块，咳嗽时可引起剧痛，近半月疼痛难忍，脘腹胀满，饮食欠佳，多次服药无效。沈丘县医院B型超声诊断报告："剑突纵切面肝右叶长16.3cm，厚6.6cm；肝右叶上界于第七肋，肋下4.5cm，斜径12.8cm。切面轮廓规整，其内光点分布欠均匀，血管纹理清晰，门静脉内径稍宽，于肝右叶内见有10X13.5X7.7CM液暗区显示。切面轮廓规整，边界清晰，后壁回声增强。提示：1.肝右叶内肝囊肿；2.肝左叶大小正常，质地欠均。"

望其身体瘦弱，呈痛苦面容，面色黧黑，舌质紫暗有瘀斑，苔薄白，脉弦细；右上腹可触到一巴掌大肿块，推之不移，中等硬度，疼痛拒按。证属肝郁气滞，瘀血内结，治宜活血化瘀，疏肝行气，破积止痛；桃仁 10 克，红花 10 克，川芎 10 克，牡丹皮 10 克，乌药 10 克，醋元胡 10 克，醋香附 10 克，醋灵脂 10 克，枳壳 10 克，川楝子 10 克，槟榔 10 克，赤芍 10 克，白芍 10 克，当归 10 克，白花蛇舌草 30 克，半枝莲 30 克，七叶一枝花 30 克，吴茱萸 6 克，甘草 3 克。每日 1 剂，清水煎服。

上药服完 2 剂，疼痛稍减，余症同前。上方加太子参 30 克，党参 30 克，黄芪 30 克，继服 6 剂疼痛大减，肿块明显缩小，腹胀除，饮食倍增。后以上方加减共服药 26 剂临床治愈。

按：膈下逐瘀汤乃清代名医王清任《医林改错》中治疗瘀阻膈下，积块作痛的方剂。具有活血化瘀，行气止痛之功效。例一以积块日久，坚硬如石为特征，故以本方加水蛭、三棱、莪术破血行气，消积止痛，张锡纯云："凡破血之药多伤气分，惟水蛭味咸专入血分，与气分丝毫无损，且服后腹不觉痛，并不觉开破，瘀血默消于无形，真良药也"又云：（三棱、莪术）"为瘀血要药，性非猛烈而建功甚速"。故三药与该方配合收效甚捷。例二伴胸闷不舒，胀满胁痛，大便稀溏之肝郁脾虚症，故以本方加青皮散滞，疏肝解郁；白术、山药益气健脾。例三以肿块疼痛难忍为特征，故以本方加川楝子、槟榔宣行通达，破积止痛；吴茱萸佐川楝子之寒，温肝止痛；白芍为肝经要药，养血敛阴，柔肝止痛。白花蛇舌草、半枝莲、七叶一枝花皆是抗肿瘤的常用药，例二、例三加用助主方消肿块恒见奇效。

以上三例，皆为中期病人，且虚实夹杂，治宜攻补兼施。在攻逐病邪的同时重用太子参健脾益气，具有增进饮食，扶助正气之功效，与党参、黄芪为伍，更有滋化源，补气生血之功能，三药与攻逐药合用，更有祛瘀不伤正，补气不壅滞之妙。

82.老年癃闭案

癃闭是指小便量少，点滴而出，甚则小便闭塞不通为主症的一种疾病。其中又以小便不利，点滴而短少，病势较缓者为"癃"；以小便闭塞，点滴不通，病势较急者为"闭"。一般合称为"癃闭"。癃闭的病因病机主要有湿热蕴结，肺热气壅，尿路阻塞，脾气不升，肾元亏损。其病位在膀胱，与三焦、肺、脾、肾有密切关系。

本证的辨证首先要分清虚实，以湿热、瘀浊、肺热等所致者，多属实证；以脾气不升，肾阳不足，命门火衰，气化不及州都者，多属虚证。辨别虚实的主要依据：实证多发病急骤，小腹胀或疼痛，小便短赤灼热，苔黄腻或黄燥，脉弦涩或弦数；虚证多发病缓慢，面色少华或晄白，小便排出无力，精神疲乏，气短，言语低怯，舌质淡，脉沉细弱。有些虚实夹杂，在临证中应认真辨别。

病案举例：

贾某，男，84岁，邻近高门村人。1986年9月10日就诊。因小便点滴难下曾在县医院诊治，诊为"前列腺炎"，住院月余，曾用大量抗生素治疗疗效不佳，只能下导尿管排尿。因其年龄过大，不便手术治疗，劝其返家自养。由于排尿痛苦，昼夜号哭不止，故求中医治疗。余应邀出诊。观其面色晄白，精神萎靡，言语低怯，目光呆滞。问其所苦？答曰："小便点滴难出，小腹胀痛难忍，"，舌质淡红有瘀斑，苔稍腻略黄稍干，脉沉细数。脉证合看，证属湿热蕴结，肾虚气化无权。且病情复杂，虚实相兼，治疗应全面考虑，拟健脾益气、滋补肾阴、行瘀散结、清热利湿之法：

处方：黄芪120克，赤苓12克，赤芍12克，当归12克，木通12克，生地12克，竹叶12克，栀子10克，知母24克，黄柏24克，白芍30克，滑石30克，甘草6克，清水煎服。每日一剂。

治疗效果：一剂症轻，二剂排尿顺利，三剂痊愈。

按：此方是一个复方，其中包括黄芪甘草汤（《医林改错》方），寒通汤（《医学衷中参西录》方），导赤散（《小儿药性直诀》方），加配赤茯苓、栀子、当归、赤芍等药组成。"寒通汤"（滑石、白芍、知母、黄柏）既能清利不焦湿热，又可补肾水之不足，对于下焦湿热蕴结引起的小便淋涩不利诸症用之最为合拍。知母能泄膀胱、肾经之火，滋补肾水，利二便；黄柏能补肾水之不足，清利下焦之湿热，兼利下窍。二药合用，相得益彰，是治疗湿热蕴结所致小便不利的要药。滑石不仅能利水渗湿，治溲赤淋沥，尿血茎痛，而且朱丹溪说它"偏主石淋为要药"，可见其对膀胱结石有疗效。白芍一药，敛阴"补肾气"（甄权），和血止痛，"利膀胱"（别录），四药配合，具有清化湿热，利水通淋之功效。

导赤散（生地、木通、甘草、竹叶）中生地凉血滋肾，竹叶配栀子清心降火，助木通通利小便，配甘草直达茎中而止痛，数药合用，利水而不伤阴，泻火而无苦寒伤胃之弊。与寒通汤相合，更有协同作用，共同起到降心火，滋肾阴，利尿通淋的效果。

方中当归、赤芍补血活血与黄芪配伍具有补气活血之妙，适合老年人气虚血瘀的病证。诸药配合，共同达到益气健脾，滋补肾阴，清热利湿，行瘀散结，利水通淋之目的。药证合拍，疗效可佳。

*83.*升提汤治疗老年性前列腺增生症

生黄芪30克，生山药30克，升麻6克，柴胡6克，通草6克，党参20克，菟丝子20克，益智仁15克，生甘草10克。

加减：尿闭不下者加车前子（包煎）20克；尿频、夜尿增多者加附子10克，乌梅各10克，肉桂3克，芡实20克；舌苔黄腻属湿热下注者去党参，加萆薢15克，黄柏15克，槐花20克，苦参10克。笔者曾用上方加减治疗老年性前列腺增生患者3例，疗效满意，爰举例如下：

张某，68岁，二年来反复出现小便淋漓不畅，近一个月来屡次出现尿闭不通，医院曾作导尿术，方可排尿，但拔掉导尿管症状亦然，现小腹胀满，夜难入睡。故求中医诊治。观其面目清瘦，呈痛苦面容，舌质淡，苔薄白，脉滑无力，投上方加车前子 10 克，附子 10 克，乌梅 10 克，3 剂，清水煎服，每日 1 剂。

二诊：服上方 2 剂小便始通，3 剂服完小腹胀满已除，夜间入睡良好。守方继服 6 剂病除。

84.急救回阳汤抢救危重吐泻病人一例

1974 年 7 月，某日下午我去焦柳营村出诊回来，发现诊所床上躺一女孩，大约有十岁左右，呼之不应，全身汗出如洗，苍白发凉，并有严重脱水现象，可能是急性胃肠炎所致，余发现其有生命危险，急命药房立取"急救回阳汤"：党参 25 克，附子 25 克，干姜 15 克，白术 15 克，甘草 10 克，桃仁 10 克，红花 10 克，用瓷碗架在煤油炉上急煎，煎好滤汁后，用汤匙频频灌服，药汁服完，发现患女颜面及全身出现点状红润，全身也随之慢慢转温，大汗缓缓而止。片刻即能说话，才知她是高门村人，姓贾，因在学校上学（学校在诊所附近），突然大吐大泻，强力来到诊所，爬在床上就两眼昏暗，说不出话来。看其已转危为安，急令人通知学校和家长，诊所其他人员准备输液设备，以调节水电解质平衡。

急救回阳汤乃清代王清任《医林改错》方，他在书中说："上吐下泻，转筋一症，古人立言曰霍乱……。彼时业医者，有用参术姜附见效者，便言阴寒；有用芩连知柏见效者，则云毒火。余曰：非也，不分男女老少，众人同病乃瘟毒也。或曰：既是瘟毒，姜附热，芩连凉，皆有见效者何也？余曰：芩连效在初病，人壮毒盛时；姜附效在毒败，人弱气衰时。"故立解毒活血汤治初病，人壮毒盛之时；立急救回阳汤抢救毒败，人弱气衰之时。并在书中言明："解毒活血汤与急救回阳汤两方界限分明，未有不应手而愈者。慎之慎之。"

附解毒活血汤、急救回阳汤方药组成及方歌：

解毒活血汤治初病人壮毒盛之时。

方药：桃仁八钱，生地八钱，红花五钱，柴胡三钱，生地三钱，赤芍三钱，连翘二钱，葛根二钱，当归二钱，甘草二钱，枳壳一钱。

方歌：解毒活血连翘桃，红花归壳葛赤芍，柴胡甘草同生地，吐泻良方用水熬。

急救回阳汤抢救毒败人弱气衰之时。方药：党参八钱，附子八钱，干姜四钱，白术四钱，甘草三钱，桃仁二钱，红花二钱。

方歌：急救回阳参附姜，温中术草桃红方，见真胆雄能夺命，虽有桃红气无伤。

85.忽视医嘱导致药物毒性反应一例报告

医生是治病救人的天使，除对患者细心诊治，合理处方外，药物的用法、剂量、相隔时间，注意事项，及与哪些药物或食物不能同服等都要向病人及其家属详细交待。否则不但达不到治疗目的，有些会导致医源性疾病，产生毒副反应，甚至危及生命。笔者根据临床所见爰将一例因忽视医嘱而导致醛中毒、酪胺反应一例报告如下，并将中毒原理试作粗浅分析。

桑某，女，63岁，邻村高门人。1883年8月20日就诊。

自诉患慢性胃炎6个月，数月来饮食欠佳。7天前重患痢疾，曾用氯霉素、痢特灵、复方黄连素、卡那霉素等西药罔效。自昨天身有微热，腹痛下痢加重，为赤白脓冻，里急后重，日大便20余次。现胃脘痞满，口渴引饮，肢体酸楚。

望其身体羸瘦，面色萎黄，皮肤弹性较差，有脱水现象；舌质淡红，苔薄白中黄微腻，脉滑数，体温 38.5℃，诊为"菌痢"，中医辨证为风热外侵，湿热内阻，传导失司，津液耗损。拟中西医结合治疗方案（强化疗法）。

中药：

当归 10 克，生白芍 10 克，槟榔 10 克，炒枳壳 10 克，薤白 10 克，炒莱菔子 10 克，滑石 30 克，木香 6 克，甘草 3 克。1 剂，清水煎服。

西药：

（1）吡哌酸 1.0 克，TMP0.2 克，强的松 10 毫克，异烟肼 0.1 克，维生素 B6 30 毫克，X2 次，8 小时 1 次口服；

（2）甲硝唑 250 毫升（内含 1.25 克），葡萄糖氯化钠注射液 1500 毫升，静脉滴注。

注：异烟肼为广泛应用的一线抗结核药，近年来发现用其治疗百日咳、舞蹈病、鼠伤寒、沙门氏菌感染，与维生素 B6 治疗肠炎、菌痢疗效显著；甲硝唑对所有厌氧菌均有效，用其与吡哌酸、TMP、强的松配合扩大抑菌范围，与中药共同达到治病目的。

当日，患者又自服民间单方："红、白糖各一两，陈酒一两，三味同放碗内，用明火燃酒，酒燃过半熄火，开水冲服。"服后半小时，患者出现严重恶心呕吐，剧烈头痛、腹痛、心律失常、烦躁不安、神志模糊等症状。余查明原因后，令其停服上述单方，在农村简陋条件下，急用"灵龟八法"针刺抢救，两小时后渐安。

毒性反应分析：异胭肼为单胺氧化酶抑制剂，而陈酒含有丰富的酪胺和乙醇。酪胺为氨基对二酚，其化学结构与作用类似肾上腺素和去甲肾上腺素，是单氨类神经递质的前身。在正常情况下，服用含酪氨的食物或药品，在酪氨未到达全身循环前，已被单氨氧化酶代谢失活。当于异烟肼等单胺氧化酶抑制剂同服时，既能使内源性去甲肾上腺素蓄积，又使酪氨代谢受阻，可导致严重的酪氨反应。由于酪氨到达全身循环，轻者恶心呕吐，重者可出现剧烈头痛，心力衰竭，颅内出血等高血压危象，甚至可危及生命；异烟肼等抗痨药对肝脏均有毒性，而乙醇具有酶促作用，可加速异烟肼在肝脏的分解代谢，加重肝脏毒性，甚至导致肝坏死；乙醇与甲硝唑同用，可导致醛中毒，从而出现呕吐腹痛，呼吸困难，头晕头痛，运动失调，心律失常，神志不清等醛中毒症状。

86.辨析《伤寒论》五泻心汤异同

证 名	药 物 用 量										主 证	病 机	治 则
	黄连	黄芩	半夏	炙甘草	人参	干姜	大枣	大黄	生姜	炮附子			
大黄黄连泻心汤证	一两	注一						二两			心下痞，按之濡，关上脉浮。	邪热聚结心下。	泻热消痞。
附子泻心汤证	一两	二两						二两		一枚	心下痞，恶寒汗出。	邪热聚结心下，兼阳虚不固。	泻热消痞，扶阳固表。
半夏泻心汤证	一两	三两	半升	三两	三两	三两	十二枚				心下痞，呕，肠鸣，下利。	误下损伤脾胃，寒热错杂于中，升降失职。	和中降逆消痞。
生姜泻心汤证	一两	三两	半升	三两	三两	一两	十二枚		四两		心下痞鞕，干噫食臭，腹中雷鸣下利。	脾胃虚弱，饮食停滞，水气不化。	和胃消痞，宣散水气。
甘草泻心汤证	一两	三两	半升	四两	注二	三两	十二枚				心下痞鞕而满，干呕心烦不得安，下利频作，谷不化，腹中雷鸣。	反复误下，脾胃重伤，虚气上逆。	和胃补中，消痞止利。

注:

①大黄黄连泻心汤宜加黄芩。

②甘草泻心汤为脾胃重虚之证，应有人参。

五泻心汤出自《伤寒论·太阳篇》用以治疗太阳病误下所致的五种痞证，痞证是指患者胃脘部有痞闷不舒和阻塞感的一种自觉症状。不仅见于误下邪陷，亦可见于内科杂症、温热病等。张仲景创立五泻心汤，开辟了"辛开苦降""寒热并用"的先河，五泻心汤既有病因病机侧重点的不同，又有虚实或虚实夹杂之异，但脾胃气机升降失调是其共同特点。故调理脾胃气机升降失常是治疗痞证的关键所在。

大黄黄连泻心汤出自宋本《伤寒论》（154）条："心下痞，按之濡，其脉关上浮者，大黄黄连泻心汤主之"。大黄黄连泻心汤方：（大黄二两、黄连一两，注：大黄黄连泻心汤宜有黄芩），本方主治关脉浮之热痞证。其脉浮非表证，乃邪热壅聚中焦所致之证。药用大黄泻热，和胃开结，黄连善清心胃之火，共奏清热消暑之功。

附子泻心汤出自宋本《伤寒论》（155）条，"心下痞，而复恶寒汗出者，附子泻心汤主之"。附子泻心汤方：（大黄二两，黄连一两，黄芩二两，附子一枚）。本方主治热痞而表阳虚的证候。此痞当属热痞，恶寒汗出，非表邪不解，而是卫外之阳有所虚损，不能温分肉，司开合，若纯以扶阳，更助其热，纯以清热，则阳气愈虚，于是取寒热并用，攻补兼施的附子泻心汤泻热消痞，扶阳固表，并行不悖。

半夏泻心汤出自宋本《伤寒论》（149）条："伤寒五六日，呕而发热者，柴胡汤证俱，而以他药下之，柴胡证仍在者，复与柴胡汤，此虽已下之，不为逆，必蒸蒸而振，却发热汗出而解。若心下满而鞭痛者，为结胸也，大陷胸汤主之；但满而不痛者，此为痞，柴胡不中与之，宜半夏泻心汤"。半夏泻心汤方：（黄连一两，黄芩三两，半夏半升，甘草三两，人参三两，干姜三两，大枣十二枚）。此为柴胡证误下后，致脾胃虚弱而生寒；邪热内陷而为热，以致寒热错杂于中，脾胃升降因而失调。出现脘腹胀满，以呕为主的痞证。半夏泻心汤为小柴胡汤去柴胡、生姜，加黄连、干姜。本方以半夏为君，配干姜辛开温散，降逆止呕，黄芩、黄连苦寒降泻，人参、甘草、大枣健脾和胃，辛开苦降，共起降逆开结，和中清热消痞之功。

生姜泻心汤出自宋本《伤寒论》（157）条："伤寒汗出，解之后，胃中不和，心下痞鞭，腹中雷鸣，下利者，生姜泻心汤主之"。生姜泻心汤方：（黄连一两，黄芩三两，半夏半升，甘草三两，人参三两，干姜一两，大枣十二枚，生姜四两）。本方由半夏泻心汤减干姜之量（由三两减至一两）加生姜四两而成。主治胃虚水饮食滞之痞证，方中生姜、半夏散水和胃，降逆止呕，干姜温化水饮，黄芩、黄连泻热消痞，人参、大枣、甘草补中益气，共奏和胃散水消痞之功。

甘草泻心汤出自宋本《伤寒论》（158）条："伤寒中风，医反下之，其人下利日数十行，谷不化，腹中雷鸣，心下痞鞕而满，干呕，心烦不得安，医见心下痞，谓病不尽，复下之，其病益甚，此非结热，但以胃中虚，客气上逆，故使鞕也，甘草泻心汤主之"。甘草泻心汤方：（黄连一两，黄芩三两，半夏半升，炙甘草四两，人参三两，干姜三两，大枣十二枚）甘草泻心汤即半夏泻心汤加大炙甘草用量（由三两加至四两）而成。主治攻下重伤脾胃，痞利俱甚之证。

由此看来大黄黄连泻心汤治疗误下邪陷，内热壅盛之痞；附子泻心汤治疗邪热有余，而卫阳不足之痞；半夏泻心汤治疗寒热交结之痞；生姜泻心汤治疗水与热结之痞；甘草泻心汤治疗胃虚气结夹湿之痞。五方同中有异，只要谨守病机，辨证准确，用方得当，均有良好疗效。

*87.*顽固性荨麻疹

荨麻疹，中医称为"瘾疹"，是皮肤科常见病、多发病之一。以突然发作，皮肤出现红色或苍白色风团，痒而不痛，时隐时现，消除后不留痕迹为特征。本病多发生于冬春季节，病史长短不一，易反复发作，一般病程在3个月以上者称慢性荨麻疹。本病病因相当复杂，现代医学认为，与机体对某些物质过敏，产生变态性反应有关。中医学则认为"邪之所凑，其气必虚"所造成。由于人体正气虚弱，且患者体质各异，或内有食滞、邪热，复感风寒风热之邪；或平素体弱，阴血不足，皮疹反复发作，经久不愈，气血暗耗；或患有慢性疾病（如肠寄生虫病、肝炎、肾炎、月经不调等）致内不得疏泄，外不得透达，郁于皮肤腠理之间，邪正交争而发病。

本病西医除给予抗过敏、封闭、自血疗法外，尚无确切疗效。中医在治疗本病时，各家辨证不一，方法各异，多种多样。笔者在临床实践中，用十全大补汤加地肤子、附子、乌梢蛇、赤芍有奇效。爰列于后。

处方：黄芪 15～30 克，地肤子 20～30 克，党参 12～15 克，白术 12～15 克，茯苓 12～15 克，赤芍 12～15 克，白芍 12～15 克，当归 12～15 克，熟地 15～20 克，川芎 10～12 克，乌梢蛇 10～15 克，炙甘草 10～12 克，肉桂 6～10 克，附子 6～10 克。

病案举例：

1. 杨某，男，32 岁，邻近高门村人。1970 年 3 月就诊。自诉全身出现疹块已六年有余，反复发作，时隐时现，曾多方用中西药治疗效果不佳。平素自觉身倦乏力，畏寒肢冷，舌淡，脉细弱。此为气血不足，卫外不固，复感风寒外袭，正气无力鼓邪外出，复为风寒引动而发病，治宜补益气血，祛风止痒，佐以活血祛风。予上方 3 剂，服完病愈十之八九，继服 3 剂病愈。

2. 贾 X，男，8 岁，邻近高门村人。1996 年 4 月就诊。家长代诉；三年来，疹块反复发作，遍服中西药，经久不愈。用上方 3 剂（上方剂量的三分之二），服完病除。

3. 李某，男，40 岁，干部，自诉 5 年前，食过海鲜后，全身发痒，出现很多疹块，当时伴腹痛腹泻，医院按食物过敏处理，治愈后，经常复发，初起如米粒、豆瓣，逐渐连接成片甚者大如鸡蛋。奇痒难忍。每次复发都用抗过敏西药治疗，很快就能缓解，就是不能根除。予上方 5 剂，随访 5 年无复发。

*88.*双花汤治疗湿疹

药物组成：金银花 60 克，杭菊花 60 克，土茯苓 30 克，薏苡仁 15 克，川黄连 10 克，防风 10 克，蝉蜕 10 克，甘草 10 克。

方义：金银花、杭菊花、川黄连清热解毒；土茯苓清热除湿，泻浊解毒；薏苡仁、健脾除湿；防风、蝉蜕散风止痒；甘草调和诸药。

加减：上部加川芎；中部加桔梗；上肢加桂枝；下肢加牛膝；阴囊湿疹久不愈者加附子、火麻仁、细辛、山药；渗液不止，奇痒甚者加全蝎、蜈蚣、白鲜皮；血虚烦躁者加当归、生地；形寒无热者去黄连加吴茱萸；体虚多汗者加黄芪；便秘者加大黄；便溏者加白茯苓、白术、扁豆。

病案举例：

例一、周某，男，16岁，沈丘县城西关人。1982年夏，因全身患湿疹经多方医治无效，后住进沈丘县北郊卫生院，当时我受卫生院窦中仁大夫之邀共同会诊，观其全身及四肢布满丘疹和水疱，头面四肢甚为严重，并有大量液体渗出，全身奇痒难忍，部分皮肤已搔破感染。当时左手正在输液，右手寸口已溃破感染，无法脉诊，舌质淡红，苔黄腻。拟订清热解毒，健脾除湿，散风止痒之法。

处方：杭菊花60克，金银花60克，土茯苓60克，薏苡仁15克，川黄连10克，荆芥10克，防风10克，蝉蜕10克，甘草10克，全蝎10克，白鲜皮各10克，蜈蚣3条。3剂，每日1剂，清水煎服。

服药1剂，症状减半，服完3剂，水疱结痂，感染面开始愈合，继服3剂，以善其后。

例二、郑某，男，69岁，淮阳县鲁台镇人。2012年5月份就诊。自诉：三个多月前，会阴部及阴囊起些小丘疹，奇痒难忍，抓破后流出黄水，经用西药打针输水治疗不见好转，逐渐加重，后又起很多小水疱，患面不断增大，现已遍及少腹部、两大腿内侧及阴囊表皮均已溃烂，并有大量渗出液。苔白腻，脉濡数。

处方：杭菊花60克，金银花60克，土茯苓各60克，山药15克，薏苡仁15克，川黄连10克，荆芥10克，防风10克，蝉蜕10克，甘草10克，全蝎10克，白鲜皮10克，火麻仁10克，附子10克，大蜈蚣3条，细辛3克。2剂，每日1剂，清水煎服。

服药2剂，病愈强半，共服6剂病愈。

例三、患女，30岁，淮阳县豆门人。1992年5月就诊。自诉：2个月前双乳房内侧发现对称性皮肤瘙痒，到医院诊为是皮肤过敏，予抗过敏药效果不著，项城市医院皮肤科诊为"慢性湿疹"，予内服和外用药物效果不显，为了治疗，只好让小孩断奶。瘙痒面积不断扩大，将要发展到两侧整个乳房，奇痒难忍，心烦焦躁，抓破后有液体渗出。舌质红，苔白腻略黄，脉濡数。予清热解毒，健脾除湿，散风止痒之剂：杭菊花60克，金银花60克，薏苡仁15克，土茯苓60克，白鲜皮10克，山药15克，当归10克，生地15克，桔梗15克，川黄连10克，荆芥10克，蝉蜕10克，蜈蚣2条。3剂，清水煎服，每日一剂。

服完3剂，病愈十之七、八，继服3剂病除。

89.凉血祛风汤治疗皮肤瘙痒

药物组成：生地30克，白鲜皮15克，玄参15克，苦参15克，金银花15克，连翘15克，地肤子15克，牡丹皮12克，赤芍12克，紫草10克，荆芥10克，防风10克，薄荷6克，甘草6克，蝉蜕5克。

中医学认为：皮肤瘙痒症多因素体不足，阴血亏损，外感风邪，郁于皮肤腠里，邪正交争，邪盛正衰，则出现全身皮肤瘙痒不适。治宜活血凉血，清热燥湿，疏风止痒。方中生地、赤芍、牡丹皮清热、凉血、散瘀；白鲜皮、苦参清热燥湿止痒；玄参滋阴凉血，配合金银花、连翘清热解毒；地肤子清热利湿，利小便；荆芥、防风祛风解表，配升麻、薄荷、蝉蜕增强了疏散风热的作用；生甘草调和诸药。诸药配合共凑清热解毒、凉血散瘀、祛风燥湿，透发止痒之功效。多年来余曾用此方治疗皮肤瘙痒症多人，无不药到病除，举例如下：

例一韩某，男，74岁，淮阳县豆门乡刘寨村人。自诉患皮肤瘙痒症有十年之久，服西药可暂缓一时，时好时坏。近月余瘙痒难忍，皮肤抓破仍不解痒。

诊见全身皮肤布满抓痕，舌质红，苔薄白，脉弦细。投上方加黄芪 15 克，3 剂，清水煎服，每日 1 剂。

二诊：服上方 3 剂，病愈强半，效不更方，继服 3 剂以巩固。

例二 张某，女，70 岁，沈丘县北郊乡人，自诉患瘙痒症有 7 年之久，每遇寒冷诱发，服西药可暂缓一时，不能根除，近半月奇痒难忍，昼难安食，夜难入睡，察其全身遍及瘙痒抓痕，舌质红苔白，脉弦数。予上方 5 剂病愈。

例三 郑某，男，60 岁，郸城县人。自诉患皮肤瘙痒有 8 年之久，尤以冬春季发作频繁，长服西药可暂缓一时，多次服中药效果不著，由人举荐前来就诊。察其全身遍及瘙痒痕迹，舌质红，苔薄白，脉弦数，予上方赤芍、牡丹皮各加至 15 克，地肤子、苦参各加至 30 克，另加乌蛇 12 克，3 剂，每日一剂，清水煎服。

二诊，3 剂服完，病愈强半，夜间已能入睡，继服 5 剂病除。

90. 加味清上防风汤治疗寻常痤疮

寻常痤疮又叫青年痤疮，是一种毛囊、皮脂腺的慢性炎症，主要发生在颜面及胸背等多脂区，有自限性，皮损多形如粉刺、丘疹、脓疱、结节。多伴有皮脂溢出，青春期后，大多痊愈或减轻。中医学认为痤疮之形成是由肺胃积热所致，青春期发育旺盛，过食辛辣、肥甘，烟酒之物，可促使本病的发生。多年来，余用清上防风汤加减治疗寻常痤疮数十例，疗效很好。通过实践，方中加用三棱、莪术效果更好。

清上防风汤是明代龚廷贤《万病回春》方，由黄连 10 克，黄芩 10 克，栀子 10 克，荆芥 19 克，防风 10 克，桔梗 10 克，川芎 10 克，枳壳 10 克，薄荷 10 克，生甘草 10 克，白芷 12 克，连翘 12 克等组成。根剧本人临床实践，大便干结者加薏苡仁 10 克，大黄 6 克。面部结节明显者加天花粉、皂角刺各 10 克。

病案举例：

例一、患女，25 岁，淮阳县豆门乡人。2010 年就诊。自诉三年前面部出现"青春痘"，曾服中西药无效。现已漫延至整个面部，不时烦躁易怒，月经提前，大便稍干。舌质红，苔黄，脉滑数。予加味清上防风汤加味：黄连 10 克，黄芩 10 克，栀子 10 克，荆芥 19 克，防风 10 克，桔梗 10 克，川芎 10 克，枳壳 10 克，薄荷 10 克，生甘草 10 克，白芷 12 克，连翘 12 克，薏苡仁 10 克，三棱 10 克，莪术 10 克，大黄 6 克，3 剂，清水煎服，每日 1 剂。

二诊：服药后，大便畅通，心情舒畅，面色不再发红，效不更方，按原方 6 剂照服。

三诊：痤疮开始消退，根据上方加减，调治半月而愈。

例二、宋某，女，24 岁，平顶山市人。5 年前，面部开始起痤疮，多方治疗无效，曾在医院用激光治疗后留下紫色疤痕，他处又起，连续不断。月经超前，白带增多，以上方加味：黄连 10 克，黄芩 10 克，栀子 10 克，荆芥 19 克，防风 10 克，桔梗 10 克，川芎 10 克，枳壳 10 克，薄荷 10 克，生甘草 10 克，白芷 12 克，连翘 12 克，三棱 10 克，莪术 10 克，天花粉 10 克，皂角刺 10 克，15 剂，清水煎服，每日一剂。

二诊：上药服完，痤疮不再新起，精神转佳，白带减少，照上方 15 剂，随访至今无复发。

孙某，女，26 岁，鲁台镇人。自半年前，面部开始起痤疮，曾服清热解毒，抗炎西药无效，近来逐渐增多，现已漫延至整个面部，整个面部发红，平时心中烦躁，夜难入睡，月经提前，质稠有块。舌质红，苔薄黄，脉弦数，证属肺胃积热蕴结上焦所致。予清上防风汤加味：黄芩 10 克，栀子 10 克，川芎 10 克，荆芥 10 克，防风 10 克，桔梗 10 克，枳壳 10 克，白芷 10 克，连翘 10 克，天花粉 15 克，皂角刺 15 克，三棱 15 克，莪术 15 克，黄连 6 克，薄荷 6 克，甘草 6 克。5 剂，每日 1 剂，清水煎服。

二诊；服上药 5 剂，面部已不发红，夜能安睡，后以上方加减继服 20 剂病愈。

*91.*升降散治疗皮肤病

升降散乃清代杨栗山《伤寒瘟疫条辨》方，由僵蚕、蝉蜕、姜黄、大黄、蜂蜜、黄酒等组成，临床多用此方治疗热性病，多年来，笔者运用此方加减治疗瘾疹、缠腰火丹疗效卓著，爰举例如下：

瘾疹（荨麻疹）

张某，女，79岁，淮阳县倒栽槐人。1992年1月2日诊。一年多来，全身皮肤出现大小不行等之丘疹、风团，时现时消。发病时全身奇痒难忍，甚则夜难入睡。西医诊为"顽固性荨麻疹"，虽服扑尔敏、苯海拉明等抗过敏西药暂可缓解，但反复发作不能根除。

症见躯干、四肢遍及瘙痒指痕，丘疹如麻粒，风团如豆瓣，甚则连结成片。舌质淡红有瘀点，苔腻略黄，脉浮数。诊为"瘾疹"。病由湿热内蕴，风邪袭表，久郁肌肤所致。治宜清热除湿，祛风止痒，凉血散瘀。

处方：板蓝根30克，龙葵30克，苦参30克，地肤子15克，荆芥10克，防风10克，白僵蚕10克，蝉蜕10克，姜黄10克，赤芍10克，红花6克，大黄各6克，1剂，清水煎服。

服药1剂，病愈强半，共服2剂病瘥。随访二年没复发。

缠腰火丹（带状疱疹）

贾某，男，13岁，邻近高门村人。1992年3月6日诊。父诉：七日前，患儿左侧腰胁部出现成簇绿豆大疱疹，自觉局部灼热，刺痛难忍，夜难入睡，西医诊断为"带状疱疹"，西药治疗数日无效。

查其左侧腰胁部疱壁紧张发亮，累累状如串珠，周围皮肤红晕，疱疹沿趋向后背正中布行。舌质红，苔薄黄，诊为"缠腰火丹"，病由火邪热毒蕴结腰胁所致。治宜清热解毒，凉血、祛风、散瘀。

处方：蒲公英30克，板蓝根30克，连翘30克，赤芍20克，白僵蚕10克，蝉蜕10克，姜黄10克，大黄10克，甘草6克。

服药2剂，疼痛缓解，疱疹开始凹陷吸收。继服4剂，药讫病除。

92.外表内清法治疗，治疗顽固性碎疮

顽固性碎疮多由湿热毒邪郁积肌肤所致。缠绵难愈，治疗颇为棘手。且愈后又宜复发，不易根除。多年来，笔者遇此病3例，皆采用外表内清之法，都能一次性治愈。随访至今无一例复发。为便于同道临床验证，爰将该法列述于后：

治疗方法

1.蟾蜍一只，按患者年龄、体质强弱决定大小，先扒去内脏，洗净后放砂锅内加水适量煮烂，滤汁分2至3次温服（以防中毒），每次相隔时间3至4小时。

2.配服黄连解毒汤（黄连、黄芩、黄柏、栀子），根据患者年龄、病情定量，并酌情加减。水煎两次，与蟾蜍汁交替服用。

治病反应：服蟾蜍汁后，个别患者有轻度恶心，由于分次服用，未发现中毒案例。患者服后浑身上下必发满新碎疮，应卧床静养，继服上方中药2至3剂，一周内遍身结痂脱落，平复如常。

病案举例：

患者贾某，男，9岁，邻村高门人。壬戌年（1982年）仲秋来诊。其父代诉："患儿自4岁时全身始发碎疮，初起局部发红，继之起疱发痒，搔破后流出黄水，自吵灼热而痛。结痂脱落后他处又发，连绵不断，经治5年未愈。近月余日渐加重，昼难入学，夜难入寐，祈施良策，以图根治。"

查其面部及全身，碎疮散发，犹以胸、臀部较密。舌质红，苔黄腻，脉濡数。脉症参看，证由湿邪郁积肌肤，日久化热蕴毒所致，治宜发表散毒，清热祛湿：

（1）嘱捉蟾蜍一只，如上法煮烂，滤汁分3次服；

（2）黄连解毒汤加味：黄连10克，黄芩10克，黄柏10克，栀子10克，白花蛇舌草15克，半枝莲15克，苦参15克，地肤子15克。水煎两次滤汁与蟾蜍汁交替服用。

翌晨，其父呈惊怖之状来告：曰："如法服药后，患儿夜间遍身发满新碎疮，面部酷似天花，全身状若鱼鳞，病情是否恶化？"余曰："此乃湿热毒邪行散于表之祥兆，譬如麻疹之透发则无内陷之虞，毋庸置疑，令其静养数日即安。"其后又服上方中药2剂，一周后遍身结痂脱落康复如常人。随访至今无复发。

按："外表内清"法治疗该病并非《外科正宗》《医宗金鉴》诸书所载，乃笔者从嫁接法中所悟，蟹爪兰嫁接于仙人掌上，人称锦上添花，月季花嫁接于野蔷薇上，致花形特大艳丽；痢特灵本治痢疾，用治胃溃疡颇有显效；灭滴灵本治阴道滴虫，用治溃疡性结肠炎疗效可嘉，癞蛤蟆又名蟾蜍，辛凉有毒，具有破症结、行水湿，杀虫、定痛之功效。其身上腺体分泌物叫蟾酥，为外科圣药。由于笔者视野有限，还未见到用鲜品煎汤内服治疮之报道。笔者认为，味辛能散能行，性凉有毒而可清热攻毒，使久蕴郁积之湿热毒邪行散于表，与上述中药交替服用，更有外表内清之协同，使该顽疾大获奇效而能根除。但在临床上，要仅防中毒，不可不慎。

93.中西医结合治疗肠梗阻

肠梗阻是现代医学病名，临床表现以痛、胀、呕、闭四大主症为特征，属中医学中的"肠结""关格"范畴。笔者根据大肠为传化之腑，有"泻而不藏""降而不升""以通为顺"的生理特点，拟通里攻下之法，配合西医纠正水电解质平衡，抗菌消炎，解痉止痛，治疗机械性梗阻2例，粘连性梗阻2例，蛔虫性梗阻1例均获佳效。

基本方：大承气汤加味：大黄12克，芒硝12克，厚朴12克，枳实12克，桃仁10克，赤芍10克，莱菔子10克，随症加减：偏于气滞者将厚朴、莱菔子各加至30克；偏于瘀结者大黄加至20克，并加牛膝15克，水饮内停者加甘遂末吞服（每次 2 克），身体虚弱者加党参 15 克，当归 15 克，蛔虫性梗阻加苦楝根皮 10 克。

病案举例：

毛某，男，73 岁，1992 年 4 月 14 日初诊。自诉：10 年前因胃穿孔手术治愈。近几年饮食稍有不慎，即腹痛气胀，恶心呕吐，多能很快治愈。7 日前出现腹部隐痛，不大便，无失气，腹胀满，中西药治疗罔效。近 3 日腹部呈阵发性绞痛，次数频繁，沈丘县医院诊为"肠梗阻"，因年高惧惧手术，故求中医诊治。即诊：望其面部浮肿，呈痛苦面容，全腹有压痛，无反跳痛。腹部听诊可闻及气过水声。并可见到肠形蠕动波。查医院腹透检查结果："中腹部肠管内大量积气和多个液平面，呈梯形，诊断意见'肠梗阻'，乙状结肠段"。舌质淡红，苔黄腻，脉弦滑。即予禁食、补液、抗菌消炎、解痉止痛；投大承气汤加味：大黄 12 克，芒硝 12 克，厚朴 12 克，枳实 12 克，桃仁 10 克，赤芍 10 克，莱菔子 10 克，甘遂末 2 克（吞服），1 剂，清水煎服。

服药后约 15 分钟腹痛加剧，呕吐频繁。约 2 小时后陆续解出溏便，腹痛腹胀明显好转，嘱其继服二煎，每隔 4 小时吞服甘遂末 2 克，

4 月 15 日复诊，服上方 1 剂，共吞服甘遂末 4 次（共 8 克，）陆续排便 10 余次，初为溏便，以后全是稀水，腹痛腹胀缓解，面部浮肿全消。进流质食物亦无不适，继输液、抗菌、消炎一日病获痊愈。

讨论：六腑以通为用，以降为顺，一但通降功能失调就会阻滞为病，其病机为气机不畅，气血郁闭，水饮内停所致。治疗总以理气活血攻下为主。大承气汤以大黄泻热通便为主药，芒硝软坚散结，协同大黄增强泻下之力；枳实、厚朴行气消痞，即可协同泻下，又能消除腹部胀满。实践证明，本方能明显地增强肠蠕动，具有强烈的泻下作用，而且能增加游离肠袢血流量，降低毛细血管通透性，并可抑菌以抗感染。本方治疗肠梗阻的机理是通过增强肠道蠕动功能，并能切断与改善血运障碍及感染等继发性病理过程，使之恢复正常的通透性而奏效的。本方加桃仁、赤芍行瘀破血止痛；莱菔子助枳实、厚朴消胀除满。全方共凑泻积通便，调畅气机，理气止痛，活血祛瘀推陈致新之功，结合西医治疗，施之临床，效果颇佳。

94.四妙勇安汤治疗脱疽

方药组成：金银花 90 克，玄参 90 克，当归 60 克，甘草 30 克。

脱疽西医称之为动脉栓塞性坏疽（亦称血栓闭塞性脉管炎），一般以四肢，特别是下肢末端紫暗、冰冷、麻木、疼痛为主要症状。后期足背及胫后动脉搏动消失，肢体末端坏死脱落为特征。本病多因火毒内蕴或寒湿化热，血行不畅，气血凝滞，瘀阻经脉所致。

本方金银花清热解毒，当归活血散瘀，玄参泻火解毒，甘草清解百毒，调和诸药。为治疗脱疽之长用之方也。所谓四妙者，因其方药仅四味，量大力专，功效绝妙；勇安者言其药力勇猛迅速，使邪祛病除，安康无虞，故称："四妙勇安汤"。

几十年来笔者应用本方适当加味，治疗血栓闭塞性脉管炎十多例，皆获卓效，爰举例如下：

例一、王某，男，50 岁，沈丘县北郊乡本西孙楼王庄人。1970 年春因患脉管炎求治于余。左足趾青紫，冷痛，活动时尤甚，足大趾甲缘处有溃疡迹象，足背与腘动脉搏动消失，医院建议行截肢术，因患者惧怕残废，拒绝手术，故求中医诊治。投四妙勇安汤加味治之：金银花 90 克，玄参 90 克，当归 60 克，甘草 30 克，制乳香 12 克，制没药 12 克，鸡血藤 30 克，黄芪 30 克，4 剂，清水煎服，每日 1 剂。

上药 4 剂服完，疼痛消失，溃疡面开始愈合，继服 4 剂，足背与腘动脉搏动明显，又以上方加减共服 20 剂病除。

例二、焦某，男，56 岁，沈丘县北城焦营村人。因患脉管炎到处求医半年余，效果不著，由人举荐前来就诊，症状：右足青紫，冰冷，呈阵发性刺痛，活动时尤甚，腘动脉及足背动脉扪不到。处方：金银花 90 克，玄参 90 克，当归 60 克，甘草 30 克，丹参 12 克，制乳香 12 克，制没药 12 克，赤芍 10 克，穿山甲 10 克，药进 3 剂，疼痛好转，继进 5 剂痛止，足背与腘动脉搏动明显，又以上方加减服药 20 剂病除。

例三、李某，女，60 岁，项城市人。因患脉管炎 4 个月，多年求医效果不佳，由人举荐，前来诊治。左足冰冷青紫，麻木不仁，疼痛难忍，行动困难，看其面色萎黄，舌淡苔白，脉弦细弱，予四妙勇安汤加味：金银花90克，玄参90克，当归60克，甘草30克，黄芪30克，丹参30克，鸡血藤30克，赤芍15克，白芍30克，5剂，每日一剂，清水煎服。

服完5剂，疼痛减轻，守方再服5剂，暴痛得到控制，全身其他症状都有所减轻。又以上方加减，共服药40剂病愈。

95. 手术后伤口久不愈合治验

20世纪70年代初，本公社大辛营辛某之妻，50岁，因胃病在当地医院手术后，伤口久不愈合，来求中医诊治。望其身体瘦弱，面色萎黄，说话少气无力，自汗津津。其伤口凹陷不长，时流清水。舌质淡红而少苔，脉细弱，测体温37.8℃，证属正气大伤，脾肺气血不足之候，治宜益气补血，投人参营养汤为治：

党参15克，白术15克，茯苓15克，当归15克，熟地15克，白芍15克，远志10克，五味子10克，陈皮10克，黄芪30克，肉桂6克，甘草6克，大枣五枚，生姜三片。3剂，每日1剂，清水煎服。

二诊（病者未来）来人讲，服上药后症状有很大改善，已能吃饭，自汗除，微热退，伤口已不再流水，其他各方面都有所好转，这次按原方再取5剂以巩固。

按：患者手术前因长期有病身体就很虚弱，加之手术后，更使元气大伤，由于脾胃气虚，化源不足，肺虚不能输布，气血失于充养，不能鼓邪外出，故低热久而不退，伤口久不愈合。人参营养汤是补养气血的专剂，故柯韵伯说："补气药品宜加行气药，则其效益佳；补血药品宜去行血药，则其效益宏。"本方是四君子汤加陈皮之行气之品，四物汤去川芎之行血之药，可见它补气补血的功效比八珍汤更好。同时用五味子配党参、黄芪敛汗、固表以强外，用远志化痰安神以安内；外强里安更有利于气血两生，促使元气恢复之功能。几十年来，笔者凡遇到脾肺气血不足的病人，均以此方收功。

96.颈部久不愈合顽疮治验

20世纪70年代初期，本乡西孙楼大队王庄村王某，年过而立，每次到岳父母家走亲戚都要路过诊所门口，发现其颈部贴一膏药，因不是大病，也没有多问，时过一年有余，其为小孩到诊所看病，发现颈部仍然贴着膏药，追问其由，曰："此疮已发生六年，初起到医院打消炎针吃消炎药，外敷纱布敷料，久而不愈，由于在发际胶布难粘，后改黑膏药省事。近二年来，该疮已不肿不痛，有时发痒，流黄水，就是不敛口，不知先生是否有妙方？"余忽然想起在槐店镇医院学习时，听著名外科医生蒋锡九老先生讲过："此疮名为'鱼尾毒'，用《医宗金鉴》托里排脓汤可治"。当即找出《医宗金鉴》外科心法要诀，抄录处方按我平时用药习惯，都按一般药常用剂量，处方：当归10克，白芍（酒炒）10克，党参10克，白术10克，茯苓10克，连翘15克，金银花15克，浙贝母10克，生黄芪30克，陈皮10克，肉桂8克，桔梗10克，牛膝10克，白芷10克，甘草6克。3剂，清水煎服，每日1剂。药讫病愈。时过几十年，当与王某讲到此事时，还惊叹中医之神奇。"鱼尾毒"几年不敛口愈合也属罕见。

附《医宗金鉴》鱼尾毒歌诀：鱼尾毒生后发角，在左在右浅而轻，膀胱湿热七日溃，脓出肿消自安宁。＜注＞：此毒生于项后发际两旁角处，由足太阳膀胱经湿热凝结而发，其毒在左右皆属轻浅，初起宜荆防败毒散；脓将成宜服托里排脓汤，其外治之法，同痈疽肿疡，溃疡诸症。托里排脓汤歌诀：托里排脓治溃疮，排脓消肿实称强，归芍四君翘桂芷，银芪贝桔膝陈良。

97.老年白内障的治疗

余在多年的临床中，曾遇到多例老年白内障患者，治疗颇为棘手，后采用丁化民老中医治疗老年白内障的方法效果良好。丁老先生认为，老年白内障"在临床上常见有肾阴亏损与肝脾两虚二种情况"，应分别治之。

肾阴亏损的患者除眼部病征外，每常见身倦乏力，腰背酸痛，头晕、耳鸣，眠少等虚象，苔白，舌质红，脉细弱。

方药：生石决明 30 克，灵磁石 25 克，生白芍 12 克，大生地 12 克，密蒙花 10 克，杭菊花 10 克，青竹茹 6 克，霍石斛 12 克，枸杞子 10 克，化橘红 6 克，青蒿 6 克、白薇 6 克。

按：本方是本着滋肾和肝，益精明目之大法，而选药组方。方中石决明咸寒，清降肝火，主障翳青盲，久服且能益精；灵磁石辛寒，益精镇怯，交合心肾，治目昏内障，配石决明聪耳明目；生地、白芍育阴养血滋补肝肾；枸杞子、菊花补肾滋水，清肝明目；石斛益肾补五脏，平中焦胃气而益阴精；青蒿入肝肾凉血，清上焦虚热，可治目疾；密蒙花甘平主血虚目昏，青盲浮翳，专治内外障；白薇苦咸主阴虚火动，血热昏蒙，得青蒿配伍，可以养阴凉血而明目；竹茹甘淡，清上焦虚热，虚烦不宁；橘红辛温，治胃气上逆，目昏不明。与竹茹有益脾之效，而助后天之本，以输精血溉五脏，则五脏之精华上注于目，再与养肝血、益肾精之药相合，则有利于清除翳障而明目之作用。

肝脾两虚的患者，除眼部病征外，每诉身倦乏力，头昏面黄，口苦咽干，而精神萎靡，心情烦躁，溲清便溏，舌质淡，苔白，脉弦细或濡细。方用补肝散加减：

生地 24 克，熟地 24 克，白芍 12 克，茯苓 12 克，枸杞子 10 克，菊花 10 克，防风 10 克，细辛 2 克，柴胡 6 克，柏子仁 10 克，乌贼骨 12 克，生山药 15 克，甘草 6 克。

按：本方为《世医得效方》中治疗圆翳内障之主方，本方以滋肝阴，养肝血，调肝郁之药为主，配合健脾之品为辅，则有肝脾两治之功，在补脾方面原方只有茯苓，从整个组方而论，健脾力量较差；如李东垣指出："五脏六腑之精气，皆禀受于脾，上贯于目……故脾虚则五脏之精气，皆失于司，不能归明于目矣"。因此在方中加强补脾之味，故加生山药补脾阴，调胃气，配合茯苓能补益后天之本，更能佐地黄益肾气以补肾精，老年患者大多因肝肾虚弱，精血与气之不足而患本病，故以白芍、地黄、枸杞子、菊花养肝血，滋肾阴，从而达到精血旺盛而明目的作用。方中乌贼骨为厥阴经血分药以滋肝肾，主治圆翳内障，更有通血脉以维护"肝受血而能视"的生理功能，佐以养血益精之味，增强明目退翳之效；用防风为佐使，意在散头目之滞气，与升阳散结之柴胡为伍，以引肝之血，肾之精上贯于目，以治目盲。此症属慢性病，须长期守方服药方能取效。

病案举例：

杨某，女，66 岁，自诉双眼视物模糊多年，近几年加重，医院眼科确诊为"老年白内障"服西药数月无效，除双眼视物不明外，常伴腰膝酸软，周身乏力，头晕耳鸣等症。察舌质红，苔薄白，脉弦细。证属肝肾亏损，目失滋养所致，治宜滋补肝肾，益精明目，处方：

生石决明 30 克，灵磁石 25 克，生白芍 15 克，大生地 15 克，密蒙花 12 克，杭菊花 12 克，藿石斛 15 克，青竹茹 12 克，枸杞子 12 克，化橘红 6 克，青蒿 6 克，白薇 6 克。7 剂，清水煎服，每日一剂。

二诊：上药服完，双目视物模糊明显减轻，效不更方，以上方加减连服 50 剂，达到以前视力。

刘某，女，70 岁，自诉，视物模糊已 5 年之久，近年余逐渐加重，睁眼如见蒙雾，3 米之外视物不清，伴身倦乏力，口苦咽干，精神萎靡，溲清便溏，舌质红，脉濡细，证属肝脾两虚，治宜调和肝脾，益肾养阴。处方：生地 25 克，熟地 25 克，白芍 15 克，茯苓 12 克，菊花 12 克，枸杞子 12 克，防风 10 克，细辛 3 克，柴胡 10 克，柏子仁 12 克，山药 15 克，乌贼骨 12 克，甘草 6 克。7 剂，每日 1 剂，清水煎服。以本方加减，共服药 48 剂接近以前视力水平。

*98.*行止并用治疗眼结合膜下出血

行止并用，可以说是反佐法之一，属于反治法"塞因塞用"一类的治疗方法。在一个方剂中同时使用一行一止两类功能相反的药物，表面看来似乎矛盾，但实际上它们在相反相成的过程中，发生了另一种开合相济的新功能，并起到"通则不痛"、与"活血化瘀"的疗效。我在临床中曾遇一例创伤性眼结合膜下出血的患儿，采用上述方法，起到立竿见影的效果，现报告如下：

马某，男，4 岁，1986 年 5 月，因其祖母高某在本所治疗类风湿性关节炎，本所无病房，只有在县城找房暂住，每天由小辛营固定车辆送其来本所扎针治疗。某日随其祖母来所求诊，代诉：5 天前，因自己玩耍不小心碰撞右眼，当即右眼白睛紫红充血，急往医院诊治，经打针服药无效，故来服中药治疗。观其右眼结合膜布满紫红瘀血，是由外伤性结合膜下出血所致，故施行止并用之法：红花 3 克，丹参 5 克，棕炭 5 克，菊花 5 克，钩藤 5 克，僵蚕 3 克，当归 5 克。1 剂，清水煎服。

第二天随其祖母来诊时，察见右眼白睛瘀血消除强半，继服 1 剂痊愈。

行止并用法是甘肃省中医院名老中医杨作楳首创，杨老用其治疗瘀血性头痛、眼结合膜下出血疗效颇佳，笔者用本法治疗一例眼结合下出血，效如桴鼓，足见该法疗效确切。

99.益气疏肝汤治疗产后缺乳症

产后乳汁全无或乳汁少称为产后缺乳，中医认为产后缺乳有虚实之分。虚者多为气血虚弱，乳汁化源不足所致。一般以乳房柔软而无胀痛为诊断要点。实者多因肝气郁结，气滞血凝，乳汁不行所致。一般以乳房胀硬或痛，或伴有身热为诊断要点。临床结合全身症状而全面观察，以辨虚实。决不能单以乳房有无胀痛一症而定。缺乳的治疗大法：虚者宜补而行之，实者宜疏而通之。

乳汁来源于脏腑、气血、冲任。《胎产心法》云："产妇冲任血旺、脾胃气旺则乳汁足"；薛立斋云："血者，水谷之精气也，调和五脏，洒陈六腑，在男子则化为精，在妇人上为乳汁，下为血海"。说明乳汁的生成或是否充足与脾胃气血有很大关系。乳汁由气血所化，赖肝气疏泄与调节。故缺乳多因气血虚弱、肝气瘀滞所致。

根据以上所述，笔者自拟"益气疏肝汤"治疗产后缺乳或虚或实皆可应用，十分有效。

方药组成：党参30～60克，黄芪30～60克，全当归10～15克，川芎8～10克，王不留行15～30克，通草10～12克，桔梗10～12克，麦冬10～15克，柴胡10～15克，香附10～12克。

加减：虚症加大党参、黄芪、麦冬量；实者加大柴胡、香附、王不留行、川芎用量。5剂为一疗程，一般1～2个疗程可愈。多年来，余拟此方治疗产后缺乳患者200多例，治愈率达95％以上。

病案举例：

李某，24岁，产后半月一直无奶水，婴儿需用奶粉喂养，两乳柔软无胀痛，予益气疏肝汤（党参增至60克，黄芪增至90克），5剂，每日一剂，清水煎服。服完5剂，奶水如涌，婴儿改母乳喂养。

王某，28岁，产后3月，奶水只有半怀，婴儿需奶粉补贴，服益气疏肝汤10剂，奶下满怀，已满足婴儿乳食。

豆某，30岁，1个月前，剖宫产1女婴，产后无奶水喂养，胸胁胀满，乳房胀硬而痛，投益气疏肝汤 10 剂（香附增至 15 克，川芎增至 12 克，柴胡增至 15 克，王不留行增至 30 克），服后奶水如泉，满足婴儿乳食。

100. 针刺内关穴治疗急性乳腺炎

取穴：内关（在前臂正中，掌横纹上 2 寸处）

治法：局部皮肤消毒，选用 28 号不锈钢毫针（1.5 ～ 2 寸），找准穴位后，快速进入皮肤，将针捻转或插入一定深度，侍得气后，再捻转 2 ～ 3 次，而后再行提插 2 ～ 4 次，反复行针 3 次，在行针的同时，患者即有舒适的感觉。在行针过程中，边行针边令患者轻轻按压肿胀包块，痛感减轻时留针 10 ～ 50 分钟。在留针过程中反复运针 3 ～ 4 次，即可将针取出。

多年来，余用此方法治疗急性乳腺炎十多例，无不应手辄效。虽有个别严重者配服中药，但疗程很短，一般 2 ～ 3 天愈。

病案举例：

患女，24 岁，患左侧乳腺炎 5 天，伴寒战高热，经用青霉素，氨基比林治疗后，虽发热有所缓解，但左乳房硬痛，乳汗减少，不思饮食等症状不减。余为其针刺内关穴后，在行针中，其即感到轻松，第二天，乳房肿块缩小，乳汁增多，饮食增加，守法再针一次病愈。

101.逍遥散加减治疗经前期紧张综合征

经前期紧张综合征的临床表现，常常会神经过敏，烦躁易怒，失眠、忧郁、全身乏力，容易疲劳，思想不易集中。如为水盐潴留，出现体表水肿，则手足颜面水肿；如为胃肠黏膜水肿，则出现腹泻便溏；如为盆腔器官水肿，则有下腹坠胀和疼痛。乳房水肿时有乳房胀痛，水肿显著时，还会出现月经前体重增加。中医学认为本症的发生与月经前的脏腑功能失调有关，最明显的是肝气瘀滞，肝阳偏旺，脾肾阳虚，水湿内停；或心阳损伤，心脉失养。总之该病的产生与肝脾肾三经有密切关系。治疗之法应以调节肝脾肾功能为主。笔者多用丹栀逍遥散加减治疗，每每得心应手。

方药组成：牡丹皮10克，栀子10克，柴胡10克，白术10克，当归10克，炙甘草6克，茯苓12克，白芍12克，生姜3片，薄荷3克。若头痛加钩藤10克，菊花10克，失眠加炒枣仁10克，生石决明10克，乳房胀痛加青皮10克，全栝蒌10克，浮肿加车前子10克，泽泻10克，清水煎服。

病案举例：

例一、贺某，32岁，淮阳县鲁台镇郑楼村人，2006年5月就诊，自诉：常常全身乏力，不想动弹，烦躁易怒，失眠多梦，两则乳房胀痛，全身浮肿，到医院检查一切正常。故来求中医诊治。刻诊：望其舌质红，苔薄白，脉弦数。证属肝郁脾虚，水湿不化，气郁化火，扰乱心神，治宜疏肝解郁，健脾除湿，凉血宁心。处方：当归10克，白芍10克，柴胡10克，茯苓10克，白术10克，青皮10克，栝蒌10克，牡丹皮12克，栀子12克，车前子12克，泽泻12克，龙骨15克，牡蛎15克，生姜6克，薄荷6克，大枣3枚。3剂，每日1剂，清水煎服。

二诊，症状减轻，浮肿渐消，效不更方，以上方再取5剂病愈。

例二、海某，女，36岁，淮阳县豆门乡孙营村人，2016年7月28日就诊。自诉：主病是全身浮肿，到医院检查各方面无异常，且胸中烦躁，失眠多梦，终日疲乏无力，胁肋胀满，腰痛。舌质红，苔薄白，脉弦细。证属肝郁脾虚，水湿不化，治宜疏肝解郁，健脾除湿。处方：当归10克，白芍10克，柴胡10克，茯苓10克，白术10克，牡丹皮10克，枳壳10克，栀子10克，山药15克，炒杜仲15克，龙骨15克，牡蛎15克，泽泻15克，车前子15克（包煎），甘草6克，生姜6克，薄荷6克，大枣3攻，3剂，清水煎服，每日1剂。

二诊：服药后症状减轻，腰痛除已，夜间已能入睡，希望不必改方，照原方再取5剂以善后。

按：逍遥散症，属于脾虚肝郁，肝强脾弱，所以方用柴胡疏肝解郁；当归、白芍补血活血；白术、茯苓、甘草和中健脾；并佐用生姜、薄荷协同柴胡调达肝木。凡是血虚肝郁，情志不悦，食纳减少或胸胁胀满、月经不调等症，应用本方都可取得良好的效果。本方加入清热凉血的牡丹皮、栀子为八味逍遥散，也叫丹栀逍遥散，适用于肝郁火旺，骨蒸潮热，月经期超前，量少色赤等症。经前期紧张综合征病人，其主要病机为肝郁脾虚，肝阳偏旺，虽兼有脾肾阳虚、水湿内停、心阳受损、心脉失养之见症，通过对症加减都能取得较好的疗效。

*102.*白带异常

白带可分生理性白带和病理性白带。生理性白带又叫正常白带，一般无气味，量多少不等，其产生的原因和性状亦各有不同，青春期卵巢逐渐发育，并分泌雌激素时，开始有阴道分泌物排出；月经中期，接近细胞分泌旺盛，这时白带增多，稀薄如鸡子清，排卵二至三天后，又变成混浊黏稠而量少；行经前后因盆腔充血，阴道黏膜分泌物增加，白带也往往增多；妊娠期，因雌激素水平较高，阴道黏膜及宫颈分泌物都增加，白带也往往增多。上述都是生理性白带，属生理范围。故《女科辑要笺正》有："带下乃女子生而即有，津津常润，本非病也"的说法。

病理性白带称为"白带异常"，可表现为色、质、量的改变，例如白带过多，或夹杂其他色泽，或黏稠如脓液，或稀薄如水状，气味臭秽，并有灼热疼痛、瘙痒等局部刺激症状。以及腰痛腿软，小腹胀痛等病理状态的，称为带下病（病理性白带），因为白带不是单纯的妇科疾病，而是生殖系统疾病中的一种常见症状，如阴道炎、宫颈炎、盆腔炎和宫颈癌等都可有各种不同性质的病理性带下。所以《傅青主女科》根据不同症状和带下色泽把它分为白崩、白带、黄带、青带、五色带等，也是这一原因。

多年来笔者所诊白带患者，多为透明黏性白带，其外观与生理性白带相似，只是量多而已，兼伴随腰酸腿痛、腰痛、小腹胀痛、神倦乏力等。四诊多为"肝郁脾虚、带脉失约、湿浊下注"所致。《傅青主女科》的完带汤是治疗带下病的常用方剂。方药如下：

淮山药30克，白术30克，党参10克，白芍10克，苍术10克，陈皮10克，柴胡10克，黑荆芥10克，车前子12克，甘草5克。若气血两虚者加当归10～15克，黄芪10～15克。

方中以白术、山药为君，意在健脾祛湿，脾气健运，湿浊得化。山药并有固肾止带之功；臣以人参补中益气，以助君药补脾之力。苍术燥湿运脾，以增祛湿化浊之力。白芍柔肝理脾，使肝木条达而脾土自强。车前子利湿清热，令湿浊从小便分利；佐陈皮以理气燥湿，既可使补气药补而不滞，又可行气以化湿。柴胡、荆芥之辛散，配白术则升发脾胃清阳，得白芍则舒肝解郁。使以甘草调和诸药和中。诸药配合，使脾气健旺，肝气条达，清阳得升，湿浊得化，则带下自止。

余常用五味异功散加味治疗带下病，疗效颇佳。方药组成：

党参10～15克，白术10～15克，茯苓10～15克，陈皮10克，甘草10克，山药10～20克，扁豆10～15克，薏苡仁12～15克。清代程国彭在《医学心悟·带下》中说："带下之症，方书以青、黄、赤、白、黑，分属五脏，各立药方，其实不必拘泥，大抵此症脾虚有湿。脾气壮旺，则饮食之精华生气血而不生带；脾气虚弱则五味之实秀生带而不生气血。……故浊带之症，十人有九，予以五味异功散，加扁豆、苡仁、山药之类，投之辄效。倘挟五色，则加本脏药一、二味足矣。……前带症若专下白色，属肺，倍用苡仁。若兼赤色，属心，加丹参、当归。若兼青色，属肝，加柴胡、山栀。若兼黄色，属脾，加石斛、荷叶、陈米。若兼黑色，属肾，加杜仲、续断。若脉数有热，加炒黄柏、莲子心。若兼脉迟厥冷，加黑姜、大枣。"在多年的临床中，诊白带者十之七、八，黄带、红带者或有之，青带、黑带还未诊见过。

*103.*经前乳胀多肝郁

每逢经前或经行期间乳房胀痛，经后消失，常伴有月经不调或乳腺病症。青春期和育龄期妇女较多见。本病治疗预后较好，但要与乳房疾病相鉴别。经前乳胀属中医学中的经前诸症范围，相当于现代医学的"经前期紧张综合征"。

中医学认为，乳头属肝，乳房属胃，本病与肝的疏泄失常和肝肾阴虚有关，故有虚实之分。实证的临床表现为乳胀多见于行经之前或行经期，按之乳房有块状物，经行后胀痛渐止，块状物也随之消失。月经来潮前两乳作胀，乳头肿硬，不能触衣，胸闷胁痛，舌苔薄白，脉弦，此属肝气瘀滞的实证，多因七情内伤，肝气郁结。冲为血海，经前冲脉盈盛，血赖气行，肝郁则血行不畅，肝胃之经脉阻滞以致乳胀。治宜舒肝理气，开郁散结。宜用《景岳全书》的柴胡疏肝散加味治之：柴胡10克，香附10克，橘核仁10克，白芍10克，枳壳5克，炙甘草5克，川芎5克，青皮5克，陈皮5克。清水煎服，每日一剂，若乳房胀硬，有结节或块状的，可加牡蛎15～30克，延胡索10～12克，栝蒌仁10克，以软坚散结。

虚证的临床表现为乳胀多见于行经之后，按之乳房柔软，无肿块，只患者自觉胀满不适，常伴有腰膝酸软，食欲不振，平时性欲减退，五心烦热，口燥咽干，舌红少苔，脉弦细。此为肝肾阴虚的虚证。多因素体阴虚，经行时阴血下注，致肝肾失却滋荣，乳络失养所致。治宜养肝滋肾，理气消胀。宜用《医宗已任编》的滋肾清肝饮化裁：熟地15克，怀山药15克，牡蛎15克，白芍15克，山萸肉10克，牡丹皮10克，泽泻10克，茯苓10克，柴胡10克，川楝子 10 克，栀子 10 克，甘草 6 克。清水煎服，每日 1 剂。每经前服 5 剂，连服三个月经周期。

笔者多年来，遇有此类患者多用以上两方治疗，都取得了良好的疗效。

病案举例：

刘某，28 岁，自诉每逢月经来潮前，两乳房胀痛，乳头肿硬，伴头晕目眩，胸胁胀满。经期过后，乳房胀痛，胸胁胀满等症状可自行缓解，近 2 月因与丈夫生气每逢经期症状加重，现经期临近，乳房开始发胀疼痛，并可触到有鸡蛋大之肿块，乳头肿硬，触衣则痛，舌质红，苔薄白，脉弦数。脉症参看，证属七情内伤，肝气郁结，治宜疏肝解郁，软坚散结，行气止痛。处方：柴胡 10 克，枳壳 10 克，白芍 12 克，香附 12 克，川芎 10 克，橘核仁 10 克，青皮 10 克，陈皮 10 克，牡蛎 20 克，延胡索 10 克，丹皮 10 克，栀子 10 克，栝蒌仁 10 克，炙甘草 6 克，5 剂，每日 1 剂，清水煎服。嘱其每次经前服药 5 剂，可连服 3 个月经周期。

二诊，上次服药，经期症状减轻，这次经期将临，症状没以前严重，守方照取 5 剂，共治疗 3 个周期病愈。

肖某，30 岁，自诉：每逢月经过后，自觉乳房发胀，触之不硬不肿，伴腰膝酸软，食欲不振，舌干口燥，失眠多梦。望其面目清瘦，舌质红，苔薄，脉弦细。证属肝肾阴虚，乳络失荣，治宜滋补肝肾，理气消胀。处方：熟地 25 克，山药 15 克，山萸肉 15 克，茯苓 10 克，牡丹皮 10 克，泽泻 10 克，柴胡 12 克，白芍 12 克，栀子 10 克，牡蛎 15 克，甘草 6 克，5 剂，每日一剂，清水煎服。嘱其每月经来潮前，服上方 5 剂，共治疗 3 个月经周期病愈。

*104.*滑胎（习惯性流产）

凡堕胎、流产连续 3 次以上者称为"滑胎"，本病类似于西医学中的习惯性流产。其主要机理是：冲任损伤，胎元不固，或胚胎缺陷，不能成型，故而屡孕屡堕。常见分型有肾气亏损和气血两虚。

一、肾气亏损

先天禀赋不足，肾气未充，或孕后房事不节，纵欲所伤，以致肾气亏损，胎失所系，而致屡孕屡坠遂成滑胎。

主要证候：屡孕屡堕，甚或如期而堕，头晕耳鸣，腰膝酸软，精神萎靡，夜尿频多，目眶暗黑，或面色晦暗。舌淡、苔白，脉沉弱。

证候分析：肾虚冲任不固，胎失所系，故屡孕屡堕；肾虚髓海不足，脑窍失养，故头晕耳鸣；肾虚命火不足，阳气不能外达，故精神萎靡，目眶暗黑或面色晦暗；肾主骨，腰为肾之府，故腰膝酸软。舌淡，苔白，脉沉弱均为肾虚之候。

治疗法则：补肾固冲安胎。

方药：补肾固冲丸为其代表方剂。

菟丝子、杜仲、巴戟天、续断、当归、熟地、鹿角霜、枸杞子、阿胶、党参、白术、大枣、砂仁。

方中菟丝子、续断、巴戟天、杜仲、鹿角霜补肾益精髓，固冲安胎；当归、熟地、枸杞子、阿胶滋肾填精养血而安胎；党参、白术、大枣健脾益气而资化源，砂仁理气安胎，使上药补而不滞。诸药合用，使肾气旺盛，胎有所系，载养正常，而无堕胎之虑。

二、气血两虚

素体虚弱，气血不足，劳倦伤脾，饮食伤胃，气血化源不足，或大病久病，耗气伤血，都可导致气血两虚。冲任不足，不能载胎养胎，乃至屡孕屡堕遂成滑胎。

主要证候：屡孕屡堕，头晕眼花，神倦乏力，心悸气短，面色苍白，舌淡、苔薄，脉细弱。

证候分析：气血两虚，冲任不足，不能养胎载胎，故屡孕屡堕；气血两虚，上不荣清窍，故头晕眼花；外不荣肌肤，故面色苍白；内不荣脏腑，故心悸气短，神倦乏力，舌淡、苔薄，脉细弱为气血两虚之征。

治疗法则：益气养血安胎

方药：泰山磐石散：

党参、黄芪、白术、当归、续断、黄芩、川芎、白芍、熟地、炙甘草、砂仁、糯米。

方中党参、黄芪、白术、炙甘草补中益气以载胎；当归、川芎、熟地、白芍补血以养胎；砂仁、糯米养胃以安胎；续断补肾强腰以固胎；白术、黄芩为安胎要药。诸药合用，有气血双补，固冲安胎之效。

病案举例：

患女，28岁，淮阳县鲁台镇人。1980年来诊。结婚前由于与他人生气，而出现精神异常，经治疗后痊愈。几年来曾连续滑胎4次，多方求医无效。平时头晕耳鸣，白带过多，腰酸腿软，舌淡，苔白，脉细弱。诊为滑胎。其病机为：思虑伤脾，化源不足，肾精亏损，胎元不固。治宜补肾健脾，养血固冲：

（1）（孕前方药）菟丝子240克，熟地150克，桑寄生120克，党参120克，阿胶120克，续断90克，巴戟天90克，杜仲90克，鹿角霜90克，枸杞子90克，白术90克，当归60克，砂仁20克，大枣50枚（去核）。共为细末，炼蜜为丸，每日3次，每次服10克，2个月为一疗程，可服1～3个疗程。

（2）孕后方药：怀孕后每隔3～5天服泰山磐石饮1剂,（《景岳全书》方），服至以前滑胎月份。如有热，重用黄芩，脾虚重用砂仁，少用黄芩。

（3）若孕期忽有胎动，急投生黄芪60克，生地60克，白术30克，山萸肉30克，龙骨30克，牡蛎30克，胎气遂安，再将上药减半继服1～3剂。

该患者服丸药1个疗程怀孕，后遵医嘱，每3～5日服1剂泰山磐石饮，月足产一女婴。

【附验方：陈艾煮鸡蛋治疗习惯性流产】

处方：陈艾30克，鸡蛋2个。

用法：二药放砂锅内，文火煮至蛋熟后去壳再煮 20 分钟，喝汤吃鸡蛋。怀孕 1 个月者每日服食 1 次，可连服 1 周；怀孕 2 个月者每 10 天服食 1 次；怀孕 3 个月者每 15 天服食 1 次；怀孕 4 个月以上者，每月服食 1 次。直至妊娠月足。

方中艾叶味辛，苦，性温，无毒，有止血安胎的作用。对胎动不安，习惯性流产者有显著疗效。在《肘后方》中就有用艾叶加酒治疗习惯性流产的记载。鸡蛋味甘性平有滋阴润燥的作用，适用于阴血亏所致的胎漏下血等病症，两药合用，对习惯性流产疗效甚好。

105.孕妇胆囊炎案

豆某，女，30 岁，鲁台镇黄庄村人。1979 年 10 月 6 日来诊。已怀孕 9 个月（将近临产），因患急性胆囊炎住进县医院治疗，住院几天，无法控制疼痛，故来求中医治疗。看其右胁疼痛难忍，叫呼连天，双脚蹬墙，咬牙切齿，大痛小痛接连不断，伴四肢发凉。舌质红，苔白略黄，诊其脉，弦紧数。证属邪热内阻，气滞血瘀。治宜清热解毒，行气散瘀。因病情急，先用西药治其标，再用中药治其本。

（1）青霉素 80 万单位，普鲁卡因（2 毫升）2 支，用蒸馏水稀释作肾囊封闭；

（2）可的松琥珀酸钠 2 支，用肌肉注射。

治疗后疼痛得到控制，中药处方如下：

黄芩 12 克，当归 12 克，白芍 12 克，香附 12 克，川楝子 12 克，枳壳 13 克，金银花 12 克，连翘 12 克，木香 10 克，柴胡 10 克，延胡索 10 克，厚朴 10 克，三七粉（冲服）10 克，甘草 6 克，川芎 3 克，2 剂、清水煎服。每日 1 剂。

10天后，病家传来消息，药服完病愈，月足产一男婴，母子平安。

按：孕妇患急性胆囊炎，在临床上比较少见，如此暴痛者更是罕见，此例在中西药结合运用，取得了较好疗效，所用中药的方意是：金银花、连翘清热解毒；四逆散（柴胡、枳壳、白芍、甘草）疏肝气、止疼痛、散郁热，善解四肢厥逆；香附入血分，为"气中之血药"，帅川楝子、延胡索、木香行气止痛；当归补血养血；黄芩清热安胎；厚朴消胀除满；三七活血化瘀，解痉止痛；川芎为血中之气药，活血化瘀作用广泛，是气血病的首选药，助三七活血化瘀，助行气药行气止痛。因其辛温香燥，性善走散，走而不守，故用量较少。

106.子宫内膜异位症的治疗

子宫内膜移位症属中医学的"痛经""症瘕""积聚""不孕"等范畴。《诸病源侯论》曰："妇人月水来腹痛者，由劳伤气血以致体虚，风冷邪气客于胞络，损伤冲任之脉"等，中医一般采用辨证施治的手段，本着标本兼治的原则，温肾助阳，活血化瘀，调整机体的内环境，祛除产生该病的内因。同时温经活血祛瘀，能使月经正常来潮，痛经逐渐消失，异位肿块、结节、巧克力囊肿（即为中医所说的"症瘕""积聚"）溶解、消散、吸收。病症也随之而愈。多年来，笔者治疗此病多用《金匮要略》中的温经汤加减治之。

方药组成：《金匮要略》原剂量：川芎二两，白芍二两，炙甘草二两，当归二两，人参二两，阿胶二两，桂枝二两，牡丹皮二两，半夏半升，麦冬一两，吴茱萸三两，生姜三两。

病案举例：

2007年8月11日，天津一患者来电索方，"因患痛经症（医院诊断：子宫内膜异位症）医院治疗无效。现疼痛难忍，祈失良方……"。

处方：吴茱萸 23 克，当归 15 克，赤芍 15 克，白芍 15 克，党参 15 克，桂枝 15 克，牡丹皮 15 克，香附 15 克，阿胶（烊化）15 克，生姜 23 克，炙甘草 15 克，麦冬 72 克，半夏 28 克，延胡索 10 克。3 剂，清水煎服。

8 月 16 日来电告知，服上方 3 剂，病情好转，嘱其把方中香附易小茴，下月经前服 7 剂，经后再服 3 剂，连服 3 个周期。

半年后来电，病已痊愈。

*107.*加减桃红四物汤治疗子宫肌瘤

子宫肌瘤是妇科觉常见病之一，属祖国医学"症瘕""积聚"范围，以往多采用手术治疗。前几年笔者用加减四物汤治愈数例，爰举例如下：

例一、涂某，43 岁，医院化验师。1988 年 X 月 X 日就诊。自诉月经不调一年余，起初月经先期，后无定期，经期长，经量多，色紫有块，曾经多次治疗无效。近 6 个月淋漓不断，伴腰酸腰痛。近月余体倦乏力，头晕心慌，上下楼亦感体力不支。妇科检查：外阴经产式，阴道伸展性良好，无炎症；宫颈轻度糜烂，子宫后倾增大如 50 天妊娠，质硬，活动度差，无压痛附件（－），B 超提示：子宫内有一 3.1×2.5cm 大之包块，诊为"子宫肌瘤"，因患者畏惧手术，故求中医治疗。

望其面黄肌瘦，舌质黯，苔黄腻，脉弦略数。诊为症积、崩漏，拟活血化瘀，理气行滞，健脾祛湿之法，用桃红四物汤加减治之：桃仁 15 克，丹参 15 克，泽兰 15 克，茯苓 15 克，全当归 15 克，赤芍 15 克，炒白术 15 克，白蔻仁 15 克，益母草 60 克，太子参 30 克，炒香附 30 克，炒薏苡仁 30 克，刘寄奴 30 克，红花 12 克，厚朴 12 克，川芎 10 克，延胡索 10 克。10 剂，每日 1 剂，清水煎服。

服上方 10 剂后，经血淋漓好转，饮食倍增，余症均有明显好转。随症加减继服 15 剂诸症均除。月经恢复正常，身体康复如初。3 个月后 B 超检查："肌瘤图象消失。"

例二、李某，女，32 岁，自诉一年多来阴道不规则出血伴少腹坠痛，腰膝酸软，四肢无力，饮食欠佳。曾更医数人治疗罔效。近 4 个月，阴道出血淋漓不断，每日出血如月经量，伴随症状加剧。B 超检查：子宫后壁可见直径 2.5cm 大小强回声区，边界清晰，实质性；子宫壁内有小暗区。提示："子宫肌瘤"。

查其面黄唇白，气短神疲，舌质黯淡，舌苔薄白，脉沉涩。诊为"症瘕""崩漏"，证属瘀阻胞脉，血不归经，气虚血亏所致。拟桃红四物汤加减：当归 15 克，赤芍 15 克，桃仁 15 克，延胡索 10 克，泽兰 15 克，丹参 15 克，茯苓 15 克，益母草 60 克，香附 30 克，炒薏苡仁 30 克，太子参 30 克，刘寄奴 30 克，红花 12 克，炒白术 15 克，川芎 10 克。

服上方 12 剂，诸症减轻，又按上方加减继服 10 剂诸症消失。2 月后 B 超检查结果："子宫、附件未见异常。"1 年后产 1 男婴，母子均健。随访至今无复发。

体会：子宫肌瘤是妇科难治之症，属中医症瘕范畴。但古人对肿块生于胞宫者，称"石瘕"，其病因病机相当复杂，多为情志内伤，肝脾不和，或经期产后胞脉空虚邪乘虚入，气血凝聚于胞宫所致。由于病延日久，气血亏虚，故本虚标实，虚实夹杂者为多。故采用活血化瘀，行气消症，益气生血为治疗大法。桃红四物汤乃《医宗金鉴》方，由四物汤（当归、川芎、熟地、白芍）加桃仁、红花而成。其功能活血调经，是治疗由瘀血所致的月经不调，行经不畅，月经过多或淋漓不断的名方，在子宫肌瘤的治疗中，方中熟地因可助湿碍胃故减之；白芍易赤芍是取活血力专。方中加刘寄奴祛瘀止痛止血，并增强桃仁、红花、赤芍、川芎的活血逐瘀之力；与当归、丹参、益母草、泽兰为伍共凑祛瘀生新，行而不破之功效。香附乃"妇科之主帅，气病之总司"，与延胡索行气止痛散瘀。炒薏苡仁、茯苓渗湿健脾，太子参、炒白术补脾益气，共资气血生化之源。本方补而不壅滞，攻邪而不伤正，根据病情灵活加减，而疗效良好。

108.经方治愈梦交症

患女，43岁，沈丘县白集镇人。1980年春由其大女儿陪伴来诊。代诉："二年多前，不知啥时发现精神呆滞，不好言语等，多方求医皆以'疑郁症''精神病'诊治，曾服多种西药皆无效。由人举荐，现改中医治疗，以求速愈"。望其身体瘦弱，目光呆滞，舌质淡红，苔薄白，脉弦细，问其生过气否？答："经常与丈夫生气。现头昏目眩，神倦肢软，不思饮食，大便稀溏；近几月月经不照期，忽前忽后，经来乳房胀痛。"

余思忖良久，似属"肝郁脾虚"证，拟疏肝解郁、健脾和胃之法，予逍遥散加味：

柴胡10克，白芍10克，茯苓10克，白术10克，当归10克，合欢皮15克，焦三仙各15克，薄荷6克，甘草6克，生姜3片。5剂，清水煎服，每日一剂。

二诊，言讲服药后，除了吃饭略有所好转外，其他都不见好转。问话中看其似有难言之处，固引其至闲室探问其详。言讲其每夜都是做梦厉害，醒后疲乏得很，问其梦中所见，低头不语，似乎不好启齿，余问梦中是否与男子同欢？其不语，只点头示意。问开始时间多久？答曰："丈夫是工人，经常不在家，二年多前的一天晚上睡梦中与一英俊男子交合，甚为投机，醒后发现身下床单被浸湿一片。以后夜夜如此。交后自觉周身疲乏，白天在生产队干活无精打采，不想与人说话，大家都认为我得了精神病。节假日丈夫在家时，与其性交阴道干涩而疼痛难忍，因畏疼痛拒绝与夫性交，丈夫说我有外心，每次都将我痛打，又不好与他人诉说，只有苦闷在心。后在群众的劝说下，认为我得了精神病抓紧治疗才是，始才到处为我求医，所求医生也都按精神病治疗，我也无话可说，二年多来，服药皆无效果。今先生看透病因，认随先生调治。"余听其言毕，实属"梦交"证无疑，施经方"桂枝加龙骨牡蛎汤"：桂枝15克，白芍20克，龙骨30克，牡蛎30克，炙甘草10克，生姜三片，大枣5枚。3剂，每日一剂，清水煎服。

三诊：梦交未发，精神转好，喜有笑色，其他症状都有所好转，抄原方继服3剂以巩固。

按：余用此方治愈此类病人3例，曾经有一例病人愈后，与夫交阴道干涩不适，后施归芍地黄汤，根据病情适当加减调理病瘥。

*109.*丹栀逍遥散加减治疗盆腔炎

方药组成：柴胡、当归、白芍、白术、茯苓、炙甘草、生姜、薄荷、丹皮、栀子。

本方是逍遥散加丹皮、栀子而成。逍遥散出自《太平惠民和剂局方》主治血虚肝郁，肝强脾弱，所以方用柴胡疏肝解郁，当归、白芍补血和血，白术、茯苓、甘草和中健脾，并佐用生姜、薄荷，协同柴胡调达肝木。凡属血虚肝郁，情志不悦食纳减少或胸胁胀满，月经不调等证都可取得良好的效果。丹栀逍遥散又叫八味逍遥散，适用于肝郁火旺，骨蒸潮热，或经期超前，量多色赤等症。笔者用本方一律减去生姜、薄荷，急性盆腔炎加金银花15～30克，连翘15～20克，蒲公英15～30克；慢性盆腔炎加丹参15～30克，桃仁10～15克，陈皮10～12克，茵陈15～20克。治疗急、慢性盆腔炎十多例疗效确切。

病案举例：

胡某，34岁，1994年4月10日来诊，自诉：去年曾作人工流产一次，平时少腹坠胀不舒，隐隐作痛，白带增多，有腥臭味，伴腰酸乏力，饮食不佳。舌质红，苔薄白略黄，脉弦数。医院妇科诊为慢性盆腔炎，处方：当归12克，白芍12克，牡丹皮12克，栀子12克，丹参12克，茵陈15克，桃仁15克，陈皮10克，柴胡10克，茯苓15克，白术10克，甘草6克，5剂，每日1剂，清水煎服。

服上方5剂后，诸症减轻，脉舌正常，继服7剂以巩固。

李某，32岁，自诉：5天前，经水适断，发热憎寒，体温曾达到

39.5～41℃，少腹疼痛拒按，急往医院诊治，通过 B 超、化验各方面检查确诊为"急性盆腔炎"，收治入院，经几天输水加抗生素治疗高热稍退，现体温有 38.℃左右，但仍然腹痛，伴腰酸乏力。因家中无人照管，故出院投中医治疗。现症少腹痛拒按，白带增多，色黄黏稠，气味臭秽，恶心纳差，心烦不安，舌质红，苔白略黄，脉弦数。处方：当归 15 克，白芍 15 克，丹皮 15 克，丹参 15 克，柴胡 10 克，茯苓 10 克，白术 10 克，金银花 30 克，连翘 30 克，败酱草 30 克蒲公英 30 克，甘草 6 克，3 剂，每日 1 剂，清水煎服。

二诊，服完上药 3 剂，腹痛减轻，白带减少，其他症状也都随之减轻，上方再加红藤 30 克，继服 3 剂而安，后以上方加减继服 5 剂善后。

*110.*少腹逐瘀汤治疗不孕症

少腹逐瘀汤乃清代王清任《医林改错》方，由当归、川芎、赤芍、没药、蒲黄、小茴香、延胡索、五灵脂、炮干姜、肉桂组成。功能活血化瘀，温经止痛，是活血化瘀的代表方剂之一。

本方所治属小腹寒滞淤积，或冲任虚寒，瘀凝内阻，血不归经所致之证。方中当归活血调经；小茴、炮干姜、官桂散寒通阳，温暖冲任；蒲黄、五灵脂、没药、延胡索活血逐瘀，散结止痛，诸药相配，共凑逐瘀散结，温阳散寒，活血调经止痛之功。

数十年来，笔者治疗不孕症一百多例，运用本方加味治疗者占三分之二之多。加减：肾阳虚者加附子 6～10 克，仙茅 10～12 克，淫羊藿 10～15 克，巴戟天 10～15 克，菟丝子 10～15 克；肾阴虚者加生地 10～15 克，牡丹皮 10～12 克，山萸肉 10～15 克，枸杞子 10～15 克，黄精 10～12 克，旱莲草 10～20 克；宫寒者加紫石英 10～15 克，艾叶 10～12 克，乌药 10～15

克；肝郁不舒者加柴胡 10 ～ 12 克，香附 10 ～ 12 克，枳壳 10 ～ 12 克；伴腰痛者加续断 10 ～ 15 克，桑寄生 10 ～ 15 克，炒杜仲 10 ～ 15 克；血瘀甚者加三棱 10 ～ 12 克，莪术 10 ～ 12 克，桃仁 10 ～ 15 克，红花 10 ～ 12 克；输卵管有炎症者加金银花 15 ～ 30 克，蒲公英 15 ～ 30 克，土茯苓 15 ～ 30 克，败酱草 15 ～ 30 克；输卵管不通者加穿山甲 6 ～ 10 克，王不留行 15 ～ 30 克，路路通 15 ～ 20 克；子宫发育不良者加紫河车 10 ～ 15 克，紫石英 10 ～ 15 克，党参 15 ～ 20 克，黄芪 15 ～ 30 克，菟丝子 10 ～ 15 克，淫羊藿 10 ～ 15 克，枸杞子 10 ～ 15 克；排卵功能障碍者加加山萸肉 10 ～ 15 克，枸杞子 10 ～ 15克，淫羊藿 10 ～ 15 克。方中所用剂量视病人情况而定。现举例如下：

杜某，女 28 岁，沈丘县北郊乡大于楼村人。1988 年 9 月，笔者到其村对二年前所治食道癌病人进行家庭追访，路过其家门，被邀诊治。主诉：结婚 7 年未孕，夫妻到医院检查都正常，到处治疗不效。月经后期，量少有血块，经期少腹冷痛，得温则减。舌质淡，苔薄白，脉沉迟。此病为寒凝血瘀所致，治宜活血化瘀，温经止痛。拟少腹逐瘀汤加减：当归15克，蒲黄（包煎）15克，紫石英20克，乌药20克，炒干姜10克，炒灵脂10克，制没药10克，川芎10克，赤芍10克，艾叶10克，炒小茴6克，肉桂6克，炒元胡6克。6剂，清水煎服，每日1剂。经期第1天开始服用，连服6天。服完一疗程，诸症好转，后因停经50天，查妊娠实验阳性，诊为早孕，月足产一女婴。

*111.*温经汤治疗不孕

温经汤载于《金匮要略·妇人杂病脉症并治篇》。由川芎、赤芍、甘草、当归、人参、阿胶（烊化）、桂枝、牡丹皮、生姜、半夏、麦冬、吴茱萸组成。功能温经散寒，养血祛瘀，主治冲任虚寒，瘀血内阻，月经不调，或前或后，或逾期不止，或一月再行，或停经不至，傍晚发热，手心烦热，口唇干燥；

或小腹冷痛久不受孕者。方中吴茱萸、桂枝温经散寒，通利血脉为君；当归、川芎、赤芍、牡丹皮养血祛瘀为臣；阿胶、麦冬养阴润燥，人参、甘草益气健脾，半夏、生姜降逆温中为佐；甘草调和诸药为使。诸药配合共凑温经散寒，养血祛瘀之功。多年来，笔者应用本方加减治疗冲任虚寒，瘀血内阻的不孕症数例，每每应手取效，现举例如下：

王某，28岁，沈丘县北城大于楼村人。1993年元月就诊。患女5年前结婚未能怀孕，诊见发育良好，体态适中。主诉月经或前或后或愆期，量或多或少，有时夹杂血块，经期腹痛难忍，胁肋胀满，心中烦躁，舌质淡红，少苔，脉弦细。平时少腹有冷感，带下清稀。诊为"肝气郁结，寒瘀阻滞"，拟温经汤加味：

当归15克，川芎15克，赤芍15克，党参15克，阿胶15克，桂枝15克，牡丹皮15克，麦冬15克，炙甘草15克，半夏20克，吴茱萸10克，柴胡10克，枳壳10克，香附10克，生姜30克，7剂，每日1剂，清水煎服。

上药服完，下次月经未潮，半月后妊娠实验阳性，诊为早孕，月足产一男婴。

3年后，还想再孕，前方减柴胡、枳壳、香附等疏肝行气之品，服药7剂后怀孕，月足又顺产一男婴。

李某，26岁，项城市人。1992年5月，笔者在县城参加了由县政府、政协举办的义诊团，李某前往就诊，自诉结婚六年未能怀孕，月经或前或后，经量或多或少，夹杂血块，平时少腹冷痛，带下清稀。经期腹痛难忍，察其舌质暗红，苔薄白，脉弦细弱。诊为冲任虚寒，瘀血内阻，肝气瘀滞之证，治宜温经散寒，养血祛瘀，处方：当归15克，川芎15克，赤芍15克，甘草15克，党参15克，阿胶15克，桂枝15克，丹皮15克，半夏20克，麦冬20克，吴茱萸12克，生姜15克，柴胡10克，枳壳10克。7剂，每日1剂，清水煎服。

患女服药7剂后，当月经未来潮，专程来家问明是否还服药，嘱其不必再服。

112.助孕汤治疗不孕

药物组成；广木香、当归、羌活、益母草、芍药、柴胡、香附、紫河车。

加减法：患者月经无明显病痛者，可与经后 10～15 天服本方 4～6 剂，以摄精助孕，若月经有明显异常者，重在调经，可在上方基础上化裁：实热加栀子 10 克，丹皮 10 克；虚热加知母 10 克，黄柏 10 克，玄参 12 克；气虚加党参 15 有克，黄芪 15 克，怀山药 15 克；实寒加桂心 10 克，莪术 10 克，紫石英 12 克；虚寒加巴戟天 10～12 克，淫羊藿 10～12 克，艾叶 10 克；痰湿加苍术 10～15 克，白术 10～15 克，厚朴 10～12 克，枳壳 10～12 克；血瘀加桃仁 10～12 克，红花 10～12 克；输卵管不通加木通 10～12 克，丝瓜络 10～15 克，吴茱萸 10 克。

笔者曾用本方治疗不孕症 5 例，有效 4 例，无效 1 例，

病案举例：

杜某，32 岁，前 5 年曾因不孕经笔者治愈，生一女婴，2 年后还想再孕，未能如愿，现特来求医，以求再孕。察其舌质红，苔薄白，脉细数，处上方加味：广木香 10 克，当归 10 克，羌活 10 克，柴胡 10 克，白芍 10 克，香附 10 克，栀子 10 克，牡丹皮、10 克，山药 15 克，山萸肉 15 克，益母草 15 克。（因紫河车缺没用）六剂，经后 15 天后开始服用，每日 1 剂，清水煎服。服两个月经周期怀孕。月足产一男婴。

113.濡筋缓肝法治愈鸡爪风

患某（由于时间过久，记不清年龄、姓名、与地址和就诊的确切年、月、

日期，（可能是淮阳县豆门乡下刘营村人，大约有二十多岁，只有在笔记本中查到症状与处方。）因产后十指拘挛如鸡爪，多方治疗无效。由人举荐前来就诊。

查其十指拘挛不能屈曲，（脉象、舌苔、舌质笔记没记录）

处方：生地 15 克，熟地 15 克，当归 20 克，白芍 20 克，何首乌 20 克，丹参 20 克，络石藤 30 克，玉竹 12 克，蒺藜 12 克，豨莶草 15 克，钩藤 15 克，僵蚕 10 克，木瓜 10 克，鸡蛋黄 2 个。（鸡蛋黄用药汁冲服）清水煎服，印象中遣药 2 剂，以观后效。时过数年，此事笔者早已忘记，患者做生意路过笔者家门，特来登门道谢。方知遣药 2 剂，药讫病除。

按：鸡爪风之名，始见于《古今医鉴》，该书卷十二云："女人鸡爪风，因月家得此，不时举发，手足挛缩如鸡爪状"。《内经》云："肝主筋"，"爪者筋之余也"，手足挛急如鸡爪，责之于肝，治疗之法重在柔肝、和血、养血。《灵枢本脏篇》云："是故血和则筋脉流行，营复阴阳，筋骨健强。"故用生地、熟地、当归、白芍、何首乌、玉竹、鸡蛋黄养血益阴，柔肝缓急；木瓜、蒺藜、豨莶草、络石藤、钩藤、丹参、僵蚕等舒筋活络，柔痉熄风。此为濡筋缓肝法，使斯病速愈。

114.独参汤抢救妇女大出血休克患者2例

独参汤乃《景岳全书》方，人参二两，浓煎顿服。功能益气固脱，治元气大亏，阳气暴脱，症见面色苍白，肢冷多汗，呼吸微弱，脉微细欲绝，也多用于心力衰竭的抢救。笔者曾用本方抢救妇女大出血患者 2 例，报告如下：

病案举例：

一、血崩证

1972年夏，余当时正发疟疾，寒战高热，由患属两人架住余的双上肢临诊。患者胡某，女，农民，45岁，淮阳县豆门乡倒栽槐新寨村人。临厕时突患大出血，由于出血过多，昏倒在厕所之内，后经人救起，急来求治。余观其不省人事，面色苍白，肢冷多汗，呼吸气短，脉微欲绝。诊为元气大亏，阳气暴脱，治宜大补元气，回阳固脱。那时在农村条件简陋、病情紧急的情况下，急刺"人中""三阴交"两穴，又命患者家人用香烟点燃点灸"隐白"穴，诊所人员立取人参30克，架于煤油炉上急煎浓汁。针刺片刻，流血渐止；服过独参汤后，全身慢慢变温，显见血色。后以固本止崩汤加味：熟地30克，龙葵30克，当归15克，党参15克，炒白术15克，黄芪15克，炮姜10克，3剂善后。

二、前置胎盘大出血

朱门患女，30岁，船民（与例一胡某是同村，现住项城市），1980年7月某日深夜来诊。当夜空中正下瓢泼大雨，众人冒雨抬病人来救，可见非同一般，其丈夫光喊救命，别无他语，众人（有七八人）全部淋湿，病人汗雨交融，面色苍白，不省人事，呼吸气短，脉象微弱，腹诊时才知妊娠6个月，这时大出血，可能是"前置胎盘"所致。当务之急先求人为要，当时诊所只有我1人值班，没有帮手，只有请抬病人者帮忙，急取人参30克，一方急煎浓汁，一方拿针管（2个100毫升针管交替不断使用）推注我装好的急救药物，患者服过参汤后，体温上升，神志慢慢转清。其后，患者全身抽筋，又加输葡萄糖酸钙，维生素C、维生素B6等药而安。天明后请来前村妇科高医生，经检查确诊这"前置胎盘"，投用"十三太宝方"（即泰山磐石饮方）加减：红参10克，炒白术12克，当归12克，黄芪30克，川芎6克，熟地方15克，炒白芍12克，续断线12克，黄芩12克，砂仁6克，阿胶12克（烊化），艾叶10克，仙鹤草30克。2剂，清水煎服。待流血全止，病体回转后，建议其到大医院治疗。后在项城市人民医院，月足剖宫产一男婴，母子平安。

115.金匮肾气丸加味治疗妇女尿床症

患女，50岁，邻近高门村人，2003年3月14日诊。自诉：自5年前发现有时夜晚尿床，由于不好启齿，没有就医，近2年症状加重，甚至一连几天夜夜尿床，医院诊断为尿失禁，服药无效，改投中医诊治。平时腰膝酸软，气短乏力，四肢发凉，查其舌质淡红，苔薄白，脉沉细弱，诊为"脾肾阳虚，肾气不固"，治宜温补肾阳，益气健脾。方用"金匮肾气丸"加味：黄芪120克，金樱子30克，乌药30克，熟地25克，山药12克，山萸肉12克，茯苓10克，牡丹皮10克，泽泻10克，肉桂10克，附子10克，益智仁15克，鸡内金15克。2剂，每日一剂，清水煎服。

3月21日二诊：服上方1剂，当夜没尿床，服完2剂，尿床基本控制，上方加覆盆子15克，继服3剂以巩固。随访至今无复发。

按：金匮肾丸乃《金匮要略》之方。有温补肾阳，兼补肝肾之阴的功能。主治肾阳虚或阴阳两虚之证。症见腰膝酸软，身寒肢冷，而身半以下尤甚，小便不利或夜尿频频，脉象虚弱，亦可用于某些痰饮、脚气、消渴之症。大凡有肾阳虚证者皆可用本方治疗。该案例不但有"腰膝酸软。四肢发凉，"肾阳虚弱之明症，同时又有"气短乏力"元气不足之现象，故在金匮肾气丸温补肾阳的基础上，加用大剂量黄芪补中益气，与金樱子、益智仁、乌药、鸡内金等共凑益气散寒，涩精缩尿之功，以提高肾气固摄之作用。后有同样病例2例，皆用此方加减治愈。

116.脑出血治疗

毛某，男，70岁，淮阳县豆门乡倒栽槐新寨村人。2011年5月8日来诊。

旁人代诉：半月前，突发脑出血住沈丘某医院治疗。入院初期，主要是右侧偏瘫，言语謇涩，时有呕吐，意识蒙眬。经治有所好转。但近几日，病情有些转重，不言语，不饮食，右则上下肢始终不能动，神志有时昏迷，阖家心急如焚，由人举荐，遂出院求中医诊治。

望其双目微睁，神志朦胧，舌强语涩，喉中痰声漉漉，右则上下肢瘫痪，舌质红，苔黄腻，脉滑数。拟平肝潜阳，活血化瘀，清热化痰，疏肝熄风之法：

石决明 30 克，生牡蛎 30 克，钩藤 30 克，夏枯草 30 克，川牛膝 30 克，合欢皮 30 克，丹参 30 克，冬瓜藤 30 克，生山楂 30 克，生麦芽 30 克，石菖蒲 30 克，天麻 15 克，黄芩 15 克，蔓荆子 15 克，柴胡 15 克，远志 15 克，川贝 15 克，薄荷 10 克，栀子 10 克，牡丹皮 10 克，胆南星 6 克，鲜竹沥 4 支（与药汁冲服），3 剂，每日 1 剂，清水煎服。

5 月 10 日二诊

上药服完病情有所好转，右上下肢已能动，配合灵龟八法针刺，照上方 3 剂。

5 月 13 日 3 诊

病情大有好转，神志渐清，说话比以前清楚，饮食、大小便正常，经人搀扶可以下床走路。嘱其在服药的同时，配合适当锻炼。

后以上方加减，配合灵龟八法针刺、锻炼，共服 43 剂病愈。随访至今健康如常。

方义：中风之证，本虚标实，肝肾阴虚为致病之本，风、火、痰、瘀乃发病之标，故用石决明、生牡蛎平肝潜阳；天麻、钩藤平肝熄风；夏枯草、黄芩清肝泻火；栀子、牡丹皮清热凉血；薄荷、蔓荆子疏散风热；柴胡、合欢皮疏肝解郁；胆南星、川贝母、冬藤、鲜竹沥清热化痰；丹参、川牛膝活血化瘀；菖蒲、远志醒神开窍；生山楂、生麦芽降血脂。全方诸药配合，肝阳得平，肝风得熄，肝热得清，痰浊得化，再配合活血化瘀，醒神开窍，又配合灵龟八法调和阴阳，疏通经脉，故获良效。

*117.*粳米煨姜汤治疗呕吐

组成：粳米 20 ～ 30 克（炒黄），煨姜 10 ～ 20 克（将生姜洗净剖开放入少量食盐，用湿纸包裹生姜放火中煨熟），蜂蜜 30 克（用纱布过滤），盐 1 ～ 2 克（炒爆为宜）。

先将炒好的粳米放入器皿中，加水 250 毫升，用文火煮至米粒开花时，将煨姜切成姜米倒入，再煮至稀粥样时加入炒好的食盐和蜂蜜，搅拌均匀即可服用。令患者先进 3 ～ 5 匙侍 10 分钟后现再徐徐服之，药后一般 30 分钟许呕吐可止。

多年来，余在临床上，凡遇到顽固性呕吐治疗效果不著者，最后多用此方治愈。

病案举例：

孙姓患女，17 岁，在校学生，因呕吐曾停学住医院治疗，住院 10 多天，呕吐仍然不止，众医束手无策，家长心急如焚，求治于余，即予上方治愈。

*118.*脑萎缩

脑萎缩是一种由多种原因所引起的脑组织软化或萎缩的一种疾病。头部核磁共振或 CT 检查可见到脑室扩大，脑回变平，脑沟变宽等现象，其中有一项者便可确诊。

临床诊断主要依据有：

（1）智能改变：健忘，注意力不集中，甚至书写、计算、认识不能；

（2）神智变化：表情淡漠或抑郁，神志欠清或糊涂，精神呆滞或痴呆；

（3）语言表达：语言不利或不能。

（4）运动功能：半身麻木，头摇，手足拘挛或振擅；起步困难，行动迟缓，步履蹒跚，站立不稳，甚至卧床不起。

（5）其他方面：或口眼歪斜，口角流涎；或舌强，吞咽困难；或眼球振颤，或二便失禁。

脑萎缩可分梗死性、创伤性、脑血管硬化性、脑出血性等类型，所有患者都有不同程度的大脑中动脉及椎基底动脉血流速度降低。

本病为中医学中的"痴呆"范围，属正虚邪实之证，以老年发病者居多。历代医家对本病以脏腑虚衰，阴阳失调立论，而脏腑虚衰中又以脾肾虚衰为主要。明代医家李时诊曰："脑为元神之府"。肾藏精生髓，脑为髓海，老年人肾精不足，髓海不足；脾胃功能减退，水谷精微吸收不足，不能上荣于脑，脑髓失养所致。本病除本虚外，亦有邪实的一面。因脾肾气虚，久则导致五脏亏损，气血津液运行输布失常，津血同原，痰瘀相关，津聚则为痰，血凝则为瘀，五脏亏虚必夹痰夹瘀，因而痰瘀则是五脏亏虚的病理产物。因此，虚中夹实是老年痴呆症的基本病机。因痰瘀阻塞微循环，脑髓失充，元神失养，导致智能活动障碍，发为痴呆。

由于气血亏损是该病发生的根本原因，痰阻血瘀是其发展的基本病机，故"益气养血""活血化瘀""化痰熄风""滋肾益髓"是治疗该病的基本大法。根据上述原则，在临床上，余常用朱良春的"健脑汤"加党参、黄芪而取效，药用：党参、黄芪、枸杞子、菊花、天麻、地龙、生地、熟地、生牡蛎、制龟板、桑寄生、淫羊藿、白芍、甘草、丹参、赤芍、桃仁、红花、胆星、远志。方中党参、黄芪益气健脾，以充气血生化之源；枸杞子、菊花一为养肝补肾、滋补益气，一为清肝明目、疏风清热；天麻、地龙为熄风镇痉、善治头痛眩晕、语多恍惚，一为泄热镇惊，镇肝降压；临床实践证明，天麻有改善脑部血液循环，有恢复"缄默症"的说话和"假面具症"的展露笑颜之功效；生牡蛎、制龟板主要以软坚散结，补肾、清热，除惊以安神，龟板通心益肾以滋阴，因牡蛎含有大量碳酸钙故能补钙，肾主骨，故能补肾；方中桑寄生、淫羊藿、白芍、甘草、丹参、赤芍、桃仁、红花乃均取益肾化瘀之功；另取胆南星、远志亦取其化痰熄风、消瘀、宁神、补肾之意。

119.老年口流涎症

郭某，男，74 岁，沈丘县北城郭庄村人。2008 年 12 月 19 日初诊。其妻代诉：三个多月来，口中不自主的流出黏液，连续不断，多方求医无效，特来求中医诊治。望其不时用毛巾擦拭嘴角，涎液粘丝有一尺多长，接连不断。望其舌体胖大，苔薄，脉虚大迟缓。诊为痰湿凝滞，寒湿困脾，治宜益气健脾，温胃固摄。

处方：党参 10 克，黄芪 10 克，白术 10 克，青皮 10 克，陈皮 10 克，干姜 15 克，诃子 15 克，炙甘草 15 克，丁香 6 克，吴茱萸 6 克。3 剂，每日 1 剂，清水煎服。

12 月 23 日二诊：服完上药，病愈强半，效不更方，照上方 3 剂，药讫病除。

按：口流涎症是脾胃湿寒或痰湿困脾所致病症，也可见于中风先兆或中风后遗症的病人。《伤寒论》："干呕，吐涎沫，头痛者，吴茱萸汤主之。"《金匮要略·中风历节病脉病并治》："邪入于脏，舌即难言，口吐涎。"王清任则认为是："气虚不固津液"之故。综上所述，脾胃虚寒，痰湿困脾，脾气虚弱，不能为胃行其津液，气虚不能固摄津液是其主要病因病机。方中党参、白术、黄芪、炙甘草益气健脾，柯韵伯说："补气药品宜加行气药，则其效益佳。"故加青皮、陈皮以行气；佐诃子以增固摄之功；干姜、丁香、吴茱萸温胃祛寒，温化寒湿杜绝生痰之源。

120.针药并用治疗脑血栓（附特效腹针疗法）

胡某，男，42 岁，项城市人。2011 年 10 月 7 日来诊。家人代诉，2 个多月前，因患脑血栓住市医院治疗，虽经治疗病情好转，但走路仍需人搀扶，左半身仍呈半瘫痪状态，由人举荐前来诊治。察其左侧上下肢活动不利，神志清楚，语言謇涩，检查：血压145/80mmhg，口角、舌体稍向右侧偏斜，鼻唇沟变浅，左侧肢体肌肉松弛，左上肢不能抬起，左下肢不能随意伸屈，舌质红有瘀斑，苔黄腻，脉弦滑。证属气虚血瘀，痰瘀痹阻脉络。治宜活血化瘀，化痰通络：予腹针、中药并用。

（1）中药处方：忍冬藤30克，冬瓜藤30克，钩藤30克，鸡血藤30克，丹参30克，黄芪30克，全蝎6克，蜈蚣3条，乌蛇10克，土元10克，地龙10克，当归10克，赤芍10克，川芎10克，桃仁10克，红花10克，鲜竹沥2盒（每次服2支每日2次）。3剂清水煎服，每日一剂。

（2）腹针处方：①引气归元、②脑供血加强针、③开四关、④双气穴、⑤双气旁。

腹针针刺行针后，留针45分钟，起针后，左下肢可随意伸屈，左上肢可抬到胸前，不用人搀扶可跛行走路，患者及家人个个振奋，惊叹腹针疗效之神奇。

二诊：上药服3剂，舌唇已不偏斜，行路不用搀扶，效不更方，守上方四剂，腹针守上方针刺。后以上方加减，共服药20剂，腹针6次病愈。

按：上方中药是由补阳还五汤加味而成，补阳还五汤功能补气活血，是治疗中风病的名方，加全蝎、蜈蚣、钩藤平肝熄风；冬瓜藤、鲜竹沥化痰通络；乌蛇祛风通络；丹参助主方活血化瘀。又有腹针配合调脏腑，通经络，改善脑部血液循环，增加脑血流量，则疾病得愈。

提到腹针，大家并不陌生，但并不是每个人都对它熟悉，爰将特效腹针疗法作简单介绍如下，作为与同道共勉。

附【特效腹针疗法】

掌握腹针针法的环节

特效腹针疗法是一种针灸治疗的新疗法。特点之一是：操作方便、容易学习、容易掌握，并能不断地提高治疗水平。掌握腹针，必须全面理解和熟悉特效腹针疗法的基本知识，要掌握好三个环节：

一、掌握好多种取穴方法腹部存在着广泛的经脉，理解十二经、奇经八脉的规律，灵活用好三种取穴方法，即（1）循经取穴法；（2）定位取穴法；（3）八廓取穴法。循经取穴法和八廓取穴法，目的在于调理人体的脏腑机能和疏通经络；定位取穴在于治疗人体相对应部位的病症。灵活使用三种不同取穴方法是掌握腹针疗法的重要环节之一。八廓取穴法是根据后天八卦和五行学说的规律，以腹部八个方位中的有效腧穴，用以加强调理脏腑功能的有效治疗方法之一。

二、掌握好腹针常用的基本处方。特效腹针疗法总结了几个有效的基本处方，即：（1）补脾肾方（也称天地针），包括中脘穴和关元穴；（2）调脏腑方（也称引气归元），由中脘、下脘、气海和关元四穴组成；（3）通经络，行气血方（也称开四关），即双滑肉门穴、双外陵穴；（4）清热解毒方：由中脘、下脘穴和双上风湿点穴下组成；（5）改善头部供血方：由中脘、下脘、下脘穴上、双商曲穴组成，或加刺下脘穴上至双商曲穴连线之中点；（6）调脾燥湿方：选用双大横穴。这些基本处方是腹针治疗用以调理脏腑机能、疏通经络、清热解毒和治疗身体各部位疾病非常有效的基本处方；也是腹针治疗各种疾病处方中的基本方。掌握这些基本处方，灵活使用可以有效地治疗各种常见病、常见病中的难治病、慢性病、疑难病等。

三、掌握好不同针刺深度的规律腹针疗法在针刺深度上有严格的区别和要求。腹针针刺的深度，应根据治疗所达到的不同效应，而选用不同的针刺深度。针刺深浅的目的和原则是：为调理脏腑功能，一般采用中刺或深刺；为疏通经络多采用中刺；为定位调治人体各部位病症时选用不同程度浅刺或中刺。定位针刺早期经络范围内的腧穴或针刺点，应根据患者的病情加以分析，要考虑患者病情的轻重，病程的长短，病位的深浅，而选择不同的深度，以提高腹针治疗效果。在针刺深度的实践中，调脏腑，通经络，改善脑血流异常，腹针针刺的深度以"浅入肌层即可，体胖者适当增加深度。"完全能取得良好疗效。

特效腹针疗法的可重复性

中医学具有自然科学、自然哲学和经验医学的特点，针灸学更具有经验医学的明显特征。特效腹针疗法由于有脏腑、经络基础理论的指导，腹针理论明确，经络条理清晰，腧穴定位准确，综合取穴合理，基本处方有效，临证选方得当，施术手法轻缓，针刺深浅有度，腹针的临床治疗是完全可以重复的。

一种技能具有非常好的疗效，必须规范操术。这些原则规范是特效腹针疗法取得良好疗效的保证；也是应用腹针疗法能获得可重复性的保证；这些规范更为广泛普及、推广和发展腹针疗法奠定了技术基础。从腹针的广泛的重复中，也充分体现了特效腹针疗法所具有的疗效明显，操作方便，安全无副作用等优点。只要掌握特效腹针疗法的知识和技术，患者的病情明确诊断、合理辨证、正确施术，腹针治疗完全可以达到预期的疗效。

腹针临床疗效的特点

腹针针刺的安全与无痛："腹部深如井"，比喻人体的腹部既有腹壁的厚度，也有腹腔的深度。腹壁组织解剖具有不同的结构，从皮肤、浅筋膜、深筋膜、腹外斜肌、腹内斜肌—腹直肌、腹横肌、腹横筋膜、腹膜外组织直至腹膜壁层。如针刺透过腹膜脏层，即深入腹腔内。腹针针刺的深度应浅在皮下浅筋膜，深至不过腹横肌，其间的各层次组织。这不仅是针灸学明确规定的针刺解剖深度，同样也是腹针针刺的有效层次。腹针施术应严禁刺入腹腔内。

腹针针具选用30—40毫米、即1—1.5寸长度的毫针，其长度完全可以达到腹针治疗的预期治疗效果，增加毫针的长度并不意味能增加治疗效果。了解腹壁的组织解剖，掌握针刺的最深层次，选用合适长度的针具，保证了腹针治疗的绝对安全。

由于腹壁的痛觉呈现弥散性，痛觉不敏感，使腹穴与其它部位腧穴表现出不同的针感反应。传统针刺时产生酸、麻、胀、痛、重等得气感，大多认为出现针刺得气感，并向病变部位循针感传时，所谓"气至病所"疗效才好。腹针的针刺，一般无酸、麻、胀、痛、重得气感，但在中、深刺时，术者针刺时可有"手下沉紧""阻挡"或"如鱼吞饵"等手感，并出现"刺至病所"之显著疗效，让患者在毫无痛苦下，而使腹针治疗在很短的时间内，收到立竿见影的效果。这一快速出现的针刺疗效，被许多患者誉为"神针"或"神奇的疗效"。

腹针治疗所具有的"神奇疗效"，实践可以检验。由于腹针治疗安全、无痛，针刺后迅速出现明显的治疗效果，被众多的患者所接受。腹针治疗病程较短的各类疾病，一般存短暂的时间内即可达到满意效果，很多疾病往往1或2次针刺即获治愈疗效。例如：病毒性感染、上呼吸道感染、结膜炎、流行性腮腺炎、细菌性感染、急性咽炎、急性扁桃体炎、睑腺炎、痔疮感染、附件炎、盆腔炎、过敏性疾病等。常见病中比较难治的面神经麻痹、带状疱疹、前列腺增生、乳腺增生、更年期综合征等等，经6至12次针刺也能获得满意疗效。脑血管疾病，如脑出血性、缺血性中风等，病情稳定后即可开始针刺治疗，其后遗症治疗20次，疗效也非常好。

腹针不但可以治疗内伤性疾病，慢性病。腹针还能治疗许多常见病、常见病中的难治各种病症。许多慢性病、疑难病症腹针也可以取得令人满意的治疗效果。腹针还可以用于养生保健、用于美容。在广泛的临床与保健应用过程，腹针的应用价值将会更加广大。"特效腹针疗法"是一种发展中的针灸新技能，其疗效完全能在实践中证实。实践必然不断地充实腹针的理论、经验和科研成果。

腹针常用穴位及取穴方法：

穴位是针灸治疗的施治部位，每个穴位都是在体表的标准定位点，穴位的穴性是根据不同的穴位在临床上的不同功能确定的，每一个穴位都具有一定的相对特异性。任何穴位都是已知的定位点，而绝不是任意点，这是腹针疗法对穴位的认识和基本的理念。因此，准确的定位取穴和对每个腹部穴位的穴性进行了解是学习腹针的基础。腹部穴位有"差之毫厘，谬以千里"的特点，必须严格执行腹针的定位标准和操作规范。

1. 腹部穴位的取穴方法

1.1 腹部分寸的标定：比例寸取穴法

（1）上腹部分寸的标定：中庭穴至神阙穴确定为8寸

（2）下腹部分寸的标定：神阙穴至曲骨穴确定为5寸

（3）侧腹部分寸的标定：从神阙、经天枢穴至侧腹部确定为6寸

1.2 腹部分寸的测量：水平线法

（1）上腹部中庭穴至神阙穴确定为8寸是指病人平卧时，中庭至神阙穴两个穴位点之间的水平线上的直线距离为8寸。

（2）下腹部神阙穴至曲骨穴确定为 5 寸是指病人平卧时，神阙穴至曲骨穴两个穴位点之间的水平线上的直线距离为 5 寸。

（3）侧腹部从神阙、通过天枢穴至侧腹部确定为 6 寸是指病人平卧时，侧腹部的止点至神阙穴两个穴位点之间的水平线上的直线距离为 6 寸。

水平线、比例寸的取穴方法是腹针排除人体因为胖瘦形成的个体差异而采取的取穴方法。

1.3 任脉的定位

任脉位于腹白线的下边，是否能够准确地对任脉的位置进行判断是影响正确取穴的主要因素。分辨任脉的定位有两种方法。

（1）观察毛孔的走向

（2）分辨任脉的色素沉着

为了大家便于记忆，特编腹针取穴歌诀如下：

腹针取穴要认真，反复度量莫走神；

上八下五旁开六，起止摸准尺端平。

中庭曲骨需祥辨，更查任脉何处行；

色素沉着毛孔定，毫厘不差要记清。

2.腹部常用穴位的定位和功能（这里只介绍六个常用处方中常用的十七个穴位）

（1）中脘

神阙穴上 4 寸的任脉上

胃的募穴，主治：胃炎、胃溃疡、胃下垂、胃痛、消化不良、呕吐、腹胀、腹泻便秘、痢疾、高血压、神经衰弱、精神病、虚劳吐血、气喘等疾病。相当于口，可以治疗口、鼻、牙部及头面部的各种疾病

（2）下脘

神阙穴上 2 寸的任脉上

任脉的经穴，可以治疗消化不良、胃痛、胃下垂、腹泻、反胃等疾病。相当于第七颈椎，可以治疗相应部位的疾病

（3）水分

神阙穴上 1 寸的任脉上

腹水、呕吐、腹泻、肾炎、肠鸣泄痢、小便不通等疾病相当于第七胸椎，治疗相应部位疾病

（4）神阙

脐之正中急慢性肠炎、慢性痢疾、小儿乳痢脱肛、肠结核、水肿、臌胀、中风脱症、中暑、妇人血冷不受胎气等疾病。

（5）气海

神阙穴下1.5寸的任脉上

下焦虚冷、呕吐不止、腹胀、腹痛、肠麻痹、遗尿、尿频、尿潴留、遗精、阳痿、赤白带下、月经不调、虚阳不足、惊恐不安、神经衰弱、四肢厥冷等疾病。相当于第二、三腰椎，可以治疗第二、三腰椎的疾病

（6）石门（别名：绝孕，禁针）

神阙穴下2寸的任脉上

腹胀坚硬、水肿、尿潴留、小便赤不利、小腹痛、泄泻、身寒热、咳逆上气、呕血、疝气疼痛、产后恶露不止、崩漏、闭经、乳腺炎、妇人绝孕等疾病。

（7）关元（别名：丹田）

神阙穴下3寸的任脉上

诸虚百损、脐下绞痛、腹痛腹泻、肾炎、月经不调、妇女不孕、痛经、盆腔炎、血崩、子宫脱垂、遗精、阳痿、遗尿闭经、带下、尿路感染、产后恶露不止、疝气等疾病。相当于第四、五腰椎，可以治疗第四、五腰椎的疾病

（8）商曲

下脘旁开5分处

腹中切痛、积聚不嗜食、目赤痛从内眦始、腹膜炎、颈肩疼痛等疾病。

相当于颈肩结合部，治疗相应部位

（9）气海

气海旁开5分

腰肌劳损、腰部疼痛、酸困、下肢无力等疾病。

相当于二、三腰椎旁，治疗相应部位

（10）气穴

关元穴旁5分处

奔豚痛引腰脊、月经不调、带下、不孕症、尿路感染、泻痢、腹泻等疾病。

相当于四、五腰椎旁，治疗相应部位

（11）滑肉门

水分穴旁开 2 寸处取之

癫痫、呕逆吐血、重舌舌强、胃肠炎、肩关节炎等疾病。

相当于肩，治疗肩关节周围疾病

（12）天枢

脐正中旁开 2 寸处

呕吐、泄泻、赤白痢、消化不良、水肿、腹胀肠鸣、冷气绕脐切痛、烦满便秘、赤白带下、月经不调、淋浊、不孕、癫痫等疾病，相当于侧腰，治疗各种腰肌的疼痛及疾病

（13）外　陵

阴交穴旁开 2 寸处

腹痛心下如悬、下引脐痛、疝气、月经痛、髋关节疼痛、坐骨神经痛等疾病。相当于髋，治疗髋关节及股骨头周围疾病

（14）上风湿点

滑肉门穴外 5 分上 5 分

相当于肘，治疗肘关节周围疾病

（15）上风湿外点

滑肉门穴外 1 寸

相当于腕，治疗腕关节周围疾病

（16）下风湿点

外陵穴下 5 分外 5 分

相当于膝，治疗膝关节的各种疾病

（17）下风湿下点

下风湿点下 5 分外 5 分

相当于踝，治疗踝关节的各种疾病

10 个主要穴位定位

只要正确掌握腹针疗法中 10 个主穴，配合辅穴，采取浅针进针，留针不动，半小时为宜，对治疗高血压、心脏病、糖尿病、中风后遗症、骨质增生、

类风湿性关节炎、慢性风湿性关节炎、恶性肿瘤等百余种慢性、顽固性疾病均有显著效果，节省了大量的医疗费用。

腹部十针是以脐部为中心，向上两个穴位为下脘（脐上两寸）、中脘（脐上四寸），向下两个穴位为气海（脐下一寸半）、关元（脐下三寸），这四个穴位在全息投影图像中，相等于人体的头部及躯干；然后在肚脐上一寸，各旁开两寸，为左右两个滑肉门穴位，相等于人体的左右两上肢；在肚脐下一寸，各旁开两寸为左右两个外陵穴位，相等于人体的两个下肢。中脘、下脘、气海、关元，脐上的左右滑肉门和脐下的左右外陵，共八个穴位，已经相等全息投影中全部人身的平面图。再配合脐旁 4 寸的大横，能促进人体代谢产物及有毒物质的排出。

按照全息医学的理论，针刺上述的腹部十针，具有打通周身血脉经络，行气活血，促进人体新陈代谢，促进人体有毒物质排出。具有重新启动人体先天免疫系统、先天调控系统、先天保护系统以及抗衰老等明显作用。对治疗百余种目前中西医治疗难度较大的慢性病有着显著疗效。

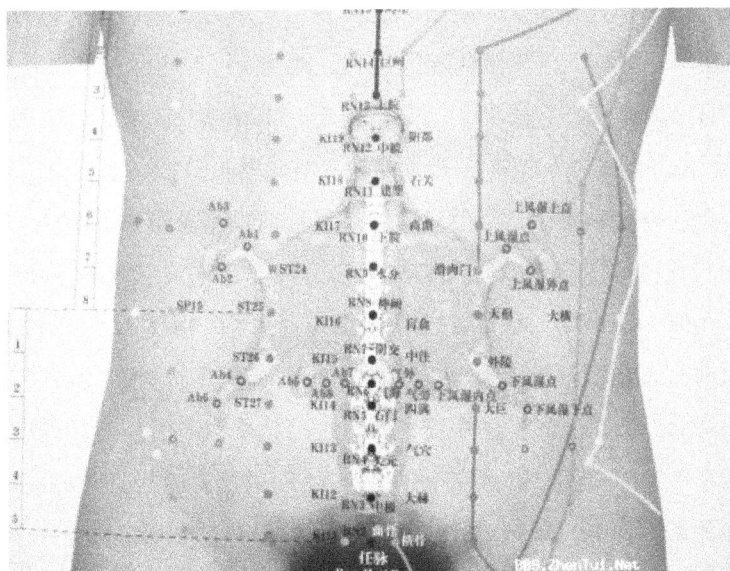

腹针疗法（神龟）穴位图

*121.*灵龟八法在白血病治疗中的运用

1986 年 7 月（确切日期已忘记），我曾应邀去河南省武警总队医院为一白血病病人会诊。患者郑某，男，20 岁，洛阳武警部队战士。因患急性粒细胞性白血病曾去过北京、广州请专家诊治。目前病情日趋恶化，后由人举荐，经院方研究批准邀我会诊。由于化疗多次，致使白细胞下降很低，其他指标都有所不同程度的下降，再也升不上去。病人口腔及舌面大面积糜烂，不能饮食，每天靠输液维持生命。会诊前，当院方和主管军医得知我是"赤脚医生"和"小学文化程度"时，无不为我和病人担心。当军医向我介绍病历时，曾讲到该病人有随时出"意外"的可能性，并婉转地告诉我尽量不冒此风险为好。病人家长再三恳求，请我一定尽心尽力为其诊治。使我处于进退两难的境地。最后商定，我暂不处方用药，以防不测，先用"灵龟八法"针刺，由于穴位少，如果无效，也不担什么风险。对病人也算是尽心尽力，对病人父母也好交代。我向院方讲明，对病人的血液应随即化验，针刺一小时再化验，以观后效。当时日期，日、时干支已记不清了，只记得当时推算结果是：在卦为乾，配合：主穴公孙（双），副穴（内关）。推算结束后，化验员开始采血，我选好穴位开始扎针，行针得气后留针，当即化验结果是：白细胞总数还有 800，其他指标也都有不同程度的严重下降。大家都聚精会神地观察着病人的一切变化，时间刚到一小时，随即第二次采血，化验结果是：白细胞总数升高到 1300，其他指标也都有不同程度的上升，知情的医护人员无不惊奇，无不赞扬中医理论的博大精深，和疗效的迅速快捷，同时也打消了对我的担心和顾虑。其后，我每次推算 7 天的穴位，每天在上午 9 ～ 11 时的主穴、副穴（提前用挂号信寄去），由医院军医执行针刺，配合中药"白龙汤"加减治疗，时至一个月左右，血液各检验指标接近正常，所有症状也随之消除和改善，两个月时间曾得到缓解。

按：灵龟八法是针灸治疗学中一种按时取穴的治疗方法，本法按人体阴阳气血的盛衰，和穴位开阖的规律取其与奇经八脉的 8 个穴位，依照日、时干支的推演数字变化应用相加相除的方法作出按时取穴的一种针刺法。此法使针刺穴位、手法、时机三者巧妙地融为一体，具有疏通经脉，调和阴阳，行气和血，扶正祛邪的作用。本例采用本法，配合中西医三方面的结合治疗，故获良效。

*122.*灵龟八法简述

"灵龟八法"又叫奇经纳卦法，它是运用古代哲学的九宫八卦学说结合人体奇经八脉气血的会合，取其与奇经相通的八个经穴，按照日、时干支的推演数字变化，采用相加、相除的方法作出按时取穴的一种针刺法，此法与"子午流注"针法有着相辅相成的意义。兹将"灵龟八法"的八脉、八穴和八卦干支等，简单分述如下。

一、灵龟八法的组成

1.九宫八卦。八卦是古人取阴阳之象，结合自然界的天、地、水、火、风、雷、山、泽作成的，即：乾为天，坤为地，坎为水，离为火，巽为风，震为雷，艮为山，兑为泽。把八卦的名称结合四方，即成九宫。由于八卦各有方位，配合九宫，根据"戴九履一，左三右七，二四为肩，八六为足，五十居中"的九宫数字，每宫配上一条奇经及其配属的穴位，就成为"坎一联申脉，照海申二五，震三属外关，巽四临泣数，乾六是公孙，兑七后溪府，艮八系外关，离九列缺主。"此八穴的代表数字，在灵龟八法的推算中，占有极其重要的地位，所以运用灵龟八法必须牢记。

2.八脉交会八脉指任、督、冲、带、阴维、阳维、阴跷、阳跷。它具有统帅和调整十二经脉气血的作用。而十二经脉的本身又有上下循行，交错相会的特性，所以在四肢部位的十二经上有八个经穴与八脉相通。即小肠经的后溪穴通于督脉，肺经的列缺穴通于任脉，脾经的公孙穴通于冲脉，胆经的临泣穴通于带脉，肾经的照海穴通于阴跷，膀胱经的申脉通于阳跷，心包络经的内关穴通于阴维，三焦经的外关通于阳维。另外这八个经穴又有密切的联系和贯通。如公孙与内关相通，合心、胸、胃；后溪与申脉相通，合于目内眦、颈项、耳、肩膀、小肠、膀胱；临泣与外关相通，合于目锐眦、耳后、颈项、肩；列缺与照海相通，合于肺系、咽喉胸膈等，就使八脉、八穴分为四组，相互结合，有着一致的主治范围，并将其相互结合，称之为"父母""夫妻""男女""主客"。

3. 日、时干支推算法

①日干支推算法：此法是利用元旦干支的代数为基础，加上所求的日数，然后再按各月或加或减，再除去干支的周转数（即天干10，地支12），所余之数即是干支代数，这是平年日干支的推算法。若是闰年，因二月多一天，从三月一日起就在所求出的代数上加一，至于各月或加或减，牢记这样一首歌诀。

一五双减一，（1月、5月天干、地支均减一）二六加零六，（2月、6月天干加0，地支加6）

三减二加十，（3月份天干减二，地支加10）四减一加五，（4月天干减1，地支加5）

七零九加二，（7月天干、地支均加0，9月都加2）八加一七走，（8月天干加1，地支加7）

十上加二八，（10月天干加2，地支加8）冬三腊三九。（11月天干、地支均加3，12月天干加3，地支加9）

例如，1978年元旦是癸亥，求当年6月1日的干支数：歌诀云："二六加零六"，也就是元旦日的天干加0加1，地支加6加1，它的公式是（10＋0＋1）=11（天干甲）（12＋6＋1）=19（地支午）结果6月1日的干支是"甲午"

求8月6日的干支数：

歌诀云："八加一七走"，（10＋1＋6）=17（天干庚）（12＋7＋6）=25（地支子）结果8月6日的干支数为"庚子"

②日上起时

至于日上起时，因一天起于夜半子时，故推算时亦从子时开始，然后顺排下去，即知一天的时辰干支。它的推算，首先牢记一首歌诀：

甲己还生甲，乙庚丙作初，丙辛生午子，

丁壬庚子头，戊癸起壬子，周而复始求。

所谓"甲己还生甲"是指甲、己二日，一天夜半的子时都起于"甲子"，以下就是乙丑、丙寅、丁卯……。因为甲到戊是五天，整六十个时辰，恰为一周，戊的下而是己，也就是再一周的开始，所以仍是"甲子"。以下从略。

③八法逐日干支代数灵龟八法的组成除八脉、八穴、八卦外，还有日时的干支的数字，作为灵龟八法取穴的依据，干支数字的由来，是根据五行生成数，和干支的顺序阴阳定出的，它是演算灵龟八法穴位的基本数字，一定要牢记下列歌诀。

甲己辰戊丑未十，乙庚申酉九为期，

丁壬寅卯八成数，戊癸巳午七相宜，

丙辛亥子亦七数，逐日干支即得知。

④八法临时干支代数每日时辰的干支，亦各有一个代数，这个代数与逐日干代数，有着同样的意义，是推演八法必须掌握的内容。一般牢记下列歌诀，以利推算。

甲己子午九宜用，乙庚丑未八无疑，

丙辛寅申七作数，丁壬寅卯六须知，

戊癸辰戌各有五，己亥单加四共济，

阳日除五阴除六，不及零余穴下推。

二、灵龟八法的运用

运用灵龟八法，是将日时干支的数字，共同加起来，得出四个数字的和数，然后按照阳日用九除，阴日用六除的公式去除日、时干支的和数再将它的余数，求得八卦所分配某穴的数字，就是当时应开的输穴。它的公式是：（日干＋日支＋时干＋时支）÷9（阳日）或 ÷6（阴日）＝商……余数（配八卦数字）。

如求甲子日的子、丑等时的所开穴位，首先要从甲子日上起出时干支来，甲子时按五虎建元（日上起时干）推算乃仍起于"甲子"，再按六十花甲子的顺序排列，第二个时辰就是"乙丑"。

八法逐日干支代数，甲为十，子为七，时干支代数，甲为九，子亦为九，四数相加的总和为35，由于天干甲为阳，故用九除，所剩的余数是八，八为内关穴所应，所以我们知道甲子日的甲子时的为"内关"穴当开。

即日乙丑时的代数是十六，加上逐日甲子的代数是十七，合为三十三数，由于甲日的天干属阳，故仍用九除所剩的余数是六，六为公孙的代数，所以甲子日，乙丑时为"公孙"穴当开，如欲求乙丑日，子时应开之穴，乙日的子时是起于丙子，日干乙的代数为九，丑的代数为十，时干丙的代数为七，子的代数为九，四数相加的和数是35，由于乙日属阴故被六除，所剩余数是五，所以乙日子时照海当开。

以上只是简单说明灵龟八法按日、按时开穴的公式和推算方法，临床应用时还有父母、夫妻、男女、主客等配属关系，就是公孙配内关，临泣配外关，后溪配申脉，列缺配照海。这样共同应用，临床可提高疗效。

123.破解"左肝右肺"之谜

"左肝右肺"的说法来源于《内经》，《素问·刺禁论》曰："肝生于左，肺藏于右……"，历代医家继承了这一观点。《难经》曰："肝之积名曰肥气，在左胁下……，肺之积名曰息贲，在右胁下。"《景岳全书》云："胁痛者左右气血之辨，其在诸家之说，有谓说肝位于左而藏血，肺位于右而藏气，故病在左者为血积，病在右者为气郁……"至清代王清任通过大量的尸体观察，谓肝实在右而不在左，肺则左右两侧皆有之。并著《医林改错》一书，对"左肝右肺"的说法有诽谤之言。后来随着西医学的传入和发展，根据解剖学的观点多数医家对"左肝右肺"的理论产生怀疑，近而说中医理论无根据，不科学等讥讽之言。

其实问题并不那么简单，首先肯定中医的理论科学得很，没有半点儿含糊，之所以产生问题就是没有读好《内经》，或者说虽然读了并没有完全读懂。左与右是相对的，《内经》上所说的左右和我们习惯上所说的左右是从不同角度上讲的，要想明白《内经》上所说的左右，首先应明白其定位法。高世栻注曰："人身面南，左东右西，肝主春生之气，位居东方，故肝生于左；肺主秋收之气，位居西方故肺藏于右。"当然，此系指肝、肺两脏的脏气、主治而言，还不能使我们完全明白其中的奥秘。笔者通过查阅资料发现，《灵枢》中一段经文可以帮助我们理解"左肝右肺"的奥秘。《灵枢·九针论》曰："身形应之九野也，左足应立春，其日戊寅、己丑；左胁应春分，其日乙卯；左手应立夏，其日戊辰、己巳；膺喉首头应夏至，其日丙午；右手应立秋，其日戊申、己未；右胁应秋分，其日辛酉；左足应立冬，其日戊戌、己亥；腰尻下窍应冬至，其日壬子。"根据这段经文，我们先把干支排列一周，其排列方法是：东方甲乙卯为木，南方丙丁午为火，西方庚辛酉为金，北方壬子癸为水，中央戊己为土，土又主四隅，故戊己与地支丑寅（东北）、辰巳东南、未申（西南）、戌亥（西北）相配。这样东西南北中的位置算定下来了。（见图一）

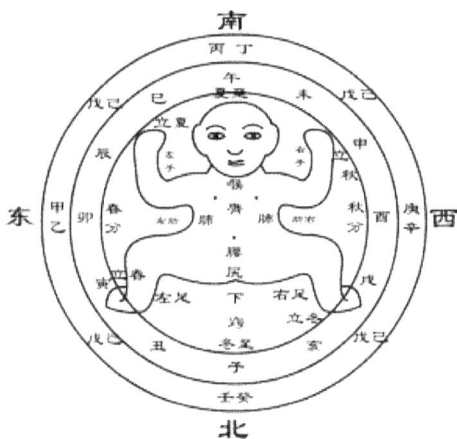

身形应九野图

图一

这个图在空间上讲它表示了东西南北中五方，从时间上讲，它不但表示阴阳消长，寒暑往来的一个周期，十二地支又可代表日，还可表示一年中的十二个月，一日中的十二时。这样我们可一年中的十二个月分为四时八节，所谓四时，就是春、夏、秋、冬，所谓八节就是在春夏秋冬的基础上加春分、夏至、秋分、冬至，与春夏秋冬相合，故称八节。寅卯辰三月为春，寅之始为立春，卯之中为春分；巳午未三月为夏，巳之始为立夏，午之中为夏至；申酉戌三月为秋，申之始为立秋，酉之中为秋分；亥子丑三月为冬，亥之始为立冬，子之中为冬至。我们再根据"身形应之九野"的论述，把这个人形摆到相应的位置上去，这时我们就会发现，图中人形的左右与我们自身的左右相对，比如照镜子一样，镜中人影的左右与我们自身的左右相反又相对，这就是《内经》的定位法（见图1）。

我们习惯上讲的左右是自身的左右，是主观上左右，而《内经》上讲的左右自身以外事物上的左右，所以主观与客观的左右相反。为了更进一步的证实这个问题，我们可再有"九宫"的方位来验证一下。《灵枢·九宫八风》篇曰："戴九履一，左三右七，二四为肩，六八为足，五居于中。"（见图2）

从以上对照来看，九宫上的左右与"身形应之九野"的论述完全一致。由此可见，不是书上错了，而书上所讲的左右与我们习惯上所说的左右着眼点不同。根据图1分布肝自然在左，肺自然在右，肝为东方甲乙木，肺为西方庚辛金，这与五行都是一致的。问题还不止于此，从阴阳升降的角度来看，从冬至到夏至为阳升阶段，从夏至到冬至阶段为阳降阶段，故有左主升，右主降之说。《内经》云："左右者，阴阳之道路也。"肝居左而应春，肺居右而应秋，故曰肝主升，肺主降；阳升主生长，阳降主收藏，所以说"肝生于左，肺藏于右"。从上述可以看出，"生"与"藏"二字也不是随便乱用的，它表示着肝、肺的不同性能，而决不能说成是"肝藏于左，肺生于右"，或说成"肝生于左，肺生于右"，及"肝藏于左，肺藏于右"。通过上述，才使我们大致了解了"左肝右肺"的实质内涵，而其中之谜也就迎刃而解了。

同时还可以看出，中医讲脏腑不是孤立地讲其形体位置，而是结合阴阳五行，脏腑性能，从宏观上来论述其功能和生理病理规律。这些理论不是用现代解剖学的观点所能解释的，中医学的藏象和西医的脏器是两种截然不同的概念。

九宫图

立 夏	夏 至	立 秋
四	九	二
春 分	中 央	秋 分
三	五	七
立 春	冬 至	立 冬
八	一	六

（图二）

二、综述部分

1.王清任学术思想探讨

王清任，一名全任，字勋臣，直隶（今河北省）玉田县鸦鸿桥河东村人。生于清·乾隆三十三年（公元1768年），卒于清·道光十一年（公元1831年），享年64岁。

王氏原是武庠生，后捐得千总衔。20多岁时对医学产生了极大兴趣，刻苦研讨医籍，因其医道高明而为公卿所推许，嘉庆二十五年（公元1820年）在北京开设"知一堂"悬壶行医曾名噪京师。他积累了四十多年的实践经验著成《医林改错》一书。书中纠正了古人关于脏腑记载上的一些错误，并总结了他对瘀血证的治疗经验，故"血瘀"是该书的研究中心，"活血化瘀"为该书的精髓。由于王氏独辟蹊径，继往开来，敢涉前人所未达之域，深为后人所敬佩，被誉为"治瘀专家"。

从《医林改错》一书来看，王氏在医学上主要成就有两个方面：一是对脏腑的研究和某些功能的认识；二是气血理论的创见和治疗血瘀证的临床经验，这两方面都较前人有所创新。特别他创立的"活血逐瘀""补气活血"的诸方剂，历经一百多年的临床验证疗效确切，不仅保持了原有的青春活力，而前景广阔，昌明不衰。为此，笔者根据学习该书的心得体会，对其学术思想进行探讨。

一、研究脏腑亲剖尸体察验

王氏特别重视脏腑的研究，提出"夫业医诊病当先明脏腑"，否则"本源一错万虑皆失"，"自恨著书不明脏腑，岂不是痴人说梦，治病不明脏腑，何异于盲子夜行"[①]。他研究了历代有关脏腑的记述后，对古人关于脏腑的描记及所绘之图产生了怀疑。为了弄清脏腑的真实情况，嘉庆二年（公元1797年）他亲自到滦州（今河北省唐山一带）稻地镇义塚察看儿尸百余具，发现古书中所绘脏腑图与人体脏腑不相符合；后来又到奉天（今沈阳）、北京曾三次亲临刑场察看剐刑罪犯的尸体；并访问了有关人员与动物解剖相对照。历经四十二年将其绘成《亲见改正脏腑图》。

王氏在书中列举了许多事物的客观反应和人的记性在脑中的有关论述，

纠正了古人在脏腑记载上一些错误，他明确指出："灵机记性不在心而在脑"② "痘非胎毒而是瘟毒"③ "抽风不是风"④，并改正了前人关于"肺有六叶两耳"⑤ "中有二十四孔，行列分布，以行诸脏之气"①、的说法，"肝居于左" "尿从粪中渗出"的谬论①。其他如胰脏、胆囊管、幽门括约肌、肠系膜等描述大都与现代解剖学基本相符，特别是对胰管的发现更是他的一大成就。但由于历史条件的限制王氏所观察的都是些"犬食之余、刑杀以后"的尸体，关于对脏腑的论述也有不少错谬。如把动脉认为是"气管"、只有静脉才是血管；认为"出气入气，吐痰吐饮……与肺毫无干涉"以及把肠系膜称为"气府"，把横膈膜称为"血府"，等⑥；并认为"心乃是出入气之道路，其中无血"⑦等都是错误的。尽管王氏对脏腑的认识比较简陋，甚至有些是错误的，但比前人的论述大大前进了一步，在我国解剖学发展史上，其功绩是卓著的。

二、"气血相关"为其立论基础

王清任根据多年的临床实践，在气血理论上提出了新的见解。他认为"气"和"血"是人体生命活动的重要物质，病邪伤人，先伤气血，他说："治病之要诀在明白气血，无论外感内伤，要知初病伤人何物，不能伤脏腑，不能伤筋骨，不能伤皮肉，所伤者无非气血"⑧。对于气血病变和论治，王氏特别强调"血瘀"和"气虚"两个方面。

1. 血瘀的病机病理

致成血瘀的原因很多，王氏认为主要有气虚、血亏、邪与血结三个方面。"气为血帅"，"血为气母"气以生血，血以养气，气血调和为生命之本。若"元气既虚、必不达于血管，血管无气，必停留而瘀"。④故元气虚亏可致瘀血；"血有亏瘀"，而血亏之因则又归咎于各种出血，"或因吐血、衄血或溺血、便血、或破伤流血过多，或崩漏、产后伤血过多"，⑧或离经之血未出体外，停滞于内，或血亏脉行无力乃至瘀血；"血受寒则凝结成块，血受热则煎熬成块"⑨，以及"蕴毒在内，烧炼其血，血受烧炼，其血必凝"，③此为邪与血结乃至瘀血的病机病理。

2. 元气是生命之源

人体的生理活动均赖元气，王氏谓："元气即火，火即元气，此火乃人生命之源"⑥，"人行、坐、动、转全仗元气。若元气足则有力，元气衰则无力，元气绝则死矣"[⑩]。并认为目视、耳听、头转、身摇、掌握、足步等都由元气所支配。又说："气有虚实，实者邪气实，虚者正气虚[⑧]。"即正气之为病唯有虚候。如半身不遂，他认为"亏损元气是其本源"[⑩]，并列半身不遂四十种气虚之证，诸如："口角流涎非痰饮"，"明明气虚不固津液"；"大便干燥非风火"，"乃无气力催大恭下行"；"小便频数遗尿不禁"，"此是气虚不固提也"；"口禁咬牙"乃气虚，实由"气不上达所致"。此外，尚有瘫痿"必见气虚诸态"，"抽风不是风"，"乃气虚不固肢体也"。王氏还进一步指出：如果元气不足还会导致昏迷，危及生命。如"脑髓中一时无气，不但无灵机，必死一时；一刻无气，必死一刻"[②]。可见王氏对元气的重视，也是从气虚立论的根源。

三、"调理气血"为治疗大法

王清任在《医林改错》中总结了50多种血瘀证，60多种气虚证的治疗经验，创立新方和修改古方共33个，其中有些是个人经验方。由于认为"气虚""血瘀"是致病因果，故他在治疗疾病的立法处方中提出"活血逐瘀""补气活血"两大治疗原则。

1.活血逐瘀方面

对于瘀血证的治疗王氏则反对浪投补益，过用寒凉，认为血"愈补愈瘀"，"愈凉愈凝"[⑪]，主张活血化瘀法。其用药特点常用桃仁、红花、赤芍、丹皮、川芎以活血化瘀；当归、生地以补血；延胡索、乳香、没药、蒲黄、五灵脂以行瘀止痛；穿山甲、皂角刺、血竭、土元、以化瘀破结；枳壳、香附、乌药、青皮、柴胡、大腹皮以行气解郁；牛膝、地龙、秦艽以通络。并根据不同病情配伍不同的药物，以达到治疗疾病的目的。《医林改错》中的33方中其中28方有活血化瘀药，可见其对血瘀证的治疗有较深的研究。王氏根据瘀血的不同部位分设不同的方剂治之。"立通窍活血汤治疗头面四肢，周身血管血瘀之症；立血府逐瘀汤治疗胸中血府血瘀之症；立膈下逐瘀汤治肚腹血瘀之症"[⑫]。分析以上三方，其活血化瘀药雷同，都有桃仁、红花、赤芍、川芎四药，根据"少用则活，多用则破"的原则，而赤芍、川芎二药的用量却不同。通窍活血汤二药各用一钱，血府逐瘀汤川芎用一钱半，赤芍二钱，膈下逐瘀汤二药各用二钱。从三方中其他药物的主要功能看，通窍活血汤配麝香、黄酒、姜、葱等开窍通络；血府逐瘀汤配柴胡、枳壳、桔梗疏肝行气，并用养血活血的生地、当归及活血逐瘀的牛膝；膈下逐瘀汤配五灵脂、延胡索、香附、乌药、牡丹皮等行气破瘀。因此，三方虽都具有活血化瘀的特点，但又各有侧重，通窍活血汤重在通窍，血府逐瘀汤重在活血逐瘀，膈下逐瘀汤重在逐瘀破结。

此外，王氏还把活血化瘀药与清热解毒、平肝、通窍、养阴、攻逐、散寒、祛风、通络等药物配伍，治疗各种各样的血瘀病症。如少腹逐瘀汤治疗冲任虚寒，少腹肿块疼痛者；加味止痛没药散治疗眼痛初起白睛眼珠红；通气散治疗耳聋不闻雷声；解毒活血汤治疗霍乱初起；通经逐瘀汤治疗痘疮瘀血凝滞于血管者；会厌逐瘀汤治疗痘后血凝所致水呛；古没竭散治疗胎衣不下；古下瘀血汤治疗血鼓腹胀大；身痛逐瘀汤治疗痹证身疼痛；癫狂梦醒汤治疗癫狂；玉龙膏治疗跌打损伤等都是以逐瘀药为基础，灵活配伍的具体表现。

2. 补气活血方面

王清任根据自己的实践经验，认为气虚可致血瘀而相兼为病。不仅在病因上阐发了发病机理，而且在治疗上还明确指出：如果专用补气，"气愈补而血愈瘀"[13]。必须补气与活血并用，才"能使周身之气通而行滞，血活而不瘀，气通血活，何患疾病不除"[14]。从而制订了以补气活血为法则的治疗方剂。

在补气方面，王氏以党参、黄芪二药为主，而以黄芪的运用尤为重视。并认为"方内黄芪，不论何处所产，药力总是一样，皆可用"[15]。在补气活血的9方中单用黄芪者计有5方，参、芪二药同用者2方，以黄芪为主药者占6方。在古开骨散中黄芪虽未列为主药，但其用量较他药为大（四两）。在《医林改错》中以黄芪命名的方剂就有四张：黄芪桃红汤（黄芪八两，桃仁三钱，红花二钱，）"治产后抽风，二目天吊，口流涎，顶背反张昏沉不省人事"；黄芪赤风汤（黄芪二两，赤芍、防风各一钱）"治腿瘫"；黄芪防风汤（黄芪四两，防风一钱）"治脱肛不论十年八年，皆有奇效"；黄芪甘草汤（黄芪四两，甘草八钱）"治老年人溺尿玉茎痛如刀割不论年月深久，立效"。可见王氏用补气药以黄芪擅长。王氏补气活血最著名的方剂为补阳还五汤，方中重用黄芪四两，而当归只用二钱，赤芍钱半，川芎、桃仁、红花、地龙各一钱治疗半身不遂及痿瘫证的名方。方中补气药只一味，而用量却大于活血祛瘀药（40：7.5）。方中黄芪生用大补元气，配少量活血化瘀药以活血通络，使气足血活而起痿废。

对于党参的运用常与白术、甘草为伍，意在益气。在补气活血的方剂中计有四方：与附子、干姜、桃仁、红花为伍为急救回阳汤，含有参附汤、附子理中汤义，用治阴竭阳脱吐泻转筋；与官桂、附子、高良姜、黄芪、当归、川芎、桃仁、红花为伍，为止泻调中汤，含有保元汤义，用治中阳下脱下泄不止；与黄芪、白芍、枣仁、桃仁、红花、当归伍为足卫营养汤，含有六神散义，治气亏血瘀，痘后抽风；与黄芪、白芍、当归、枣仁为伍是从归脾汤演化而来，再加枸杞子、补骨脂、核桃、山萸肉等补肾之品，为可保立苏汤具有培土抑木养血熄风之功效。

此外，助阳止痒汤治痘后身痒不止；古开骨散加黄芪治难产，都是以补气为主，兼用活血化瘀之品。

四、根据辨证方药灵活多变

王氏的学术观点主要围绕"气滞血瘀""气虚血瘀"立论，但主张辨证施方，对症下药。并根据病症的寒热虚实的不同灵活加减，甚至多方轮用，以达到治疗疾病的作用。

1. 辨寒热虚实适当加减：王氏拟方在活血化瘀的基础上灵活多变，对冲任虚寒瘀血内阻的少腹疼痛、积块者，则用小茴香、官桂、干姜、元胡、灵脂等行气散寒，温经止痛（见少腹逐瘀汤）。对血瘀痹证湿热偏重者认为"若微热加苍术、黄柏；若虚弱量加黄芪一二两"（风身痛逐瘀汤）。

针对瘀蓄于体内的淤积包块，以活血破瘀药与导下药同用，以达通下逐瘀的目的。如古下瘀血汤用桃仁、土元活血化瘀，大黄、甘遂逐瘀通下。治疗实热引起的眼痛白珠红，则以没药血竭行瘀，配大黄、芒硝通下泄热，石决明、茶叶降火而清头目。对痘后瘀血凝滞血管者认为"大便干燥加大黄二钱，便利去之，五、六日后见清浆、白浆将麝香去之，加黄芪五钱，将山甲、皂角刺减半。至七、八日后，桃仁、红花亦减半，黄芪可用至八钱"[17]。此外，还有用通窍活血汤加黄芪用治牙疳"血死牙脱"者；膈下逐瘀汤加党参，用治积块"倘病人气弱不任克消"者，总之，王氏强调补虚而不留瘀，祛邪而不伤正，病去药止，扶正祛邪。

2. 同病异治对证施方：王清任根据疾病发展的不同阶段，而拟订不同的方剂治疗。而对霍乱一病王氏认为，该病是瘟毒烧炼血液壅塞气血通路。故初病正气未伤时，用解毒活血汤清热解毒，凉血活血；当出现汗出如洗，肢冷如冰的亡阳证时，则急用"回阳固脱"的急救回阳汤，即便有舌干口燥，大渴饮冷等假热现象亦不必忌畏。分析以上二方都有桃仁、红花二药，但前方桃仁八钱，红花五钱，后方二药均二钱。前方以桃仁、红花、赤芍活血祛瘀为主，配当归、生地凉血，连翘、甘草清热解毒，柴胡、葛根祛邪达表，佐少量枳壳以助活血之力；而后方以参、附、姜、草回阳救急为主，配白术补中以助回阳之力，佐少量桃、红以活气血之路。在天花的治疗上王氏强调"辨明瘟毒轻重，血之通滞，气之虚实"③提出了在解毒的同时，根据病情兼用活血逐瘀及补气的法则。如治疗逆痘的通经逐瘀汤用连翘、柴胡解毒，麝香、山甲、皂角刺通络，赤芍、桃仁、红花逐瘀；在治疗痘之兼证或合并证时，则重用黄芪。止泻调中汤、保元化滞汤、助阳止痒汤、足卫养荣汤都是照顾元气虚而重用黄芪的典型方剂。对水肿的治疗王氏主张"治腹大周身肿"用"抽葫芦酒"；"治通身肿，肚腹不大"用"蜜葱猪胆酒"都是对证施方的具体运用。

3. 或合方或轮用法活园机：异方轮用是王清任治疗疾病的一大特色。对瘀血凝结的重证主张"用通窍活血汤以通血管，用血府逐瘀汤去午后潮热，用膈下逐瘀汤消化积块，三方轮服，未有不效者；"治"小儿痞块"也主张前三方轮服。治耳聋主张晚服通窍活血汤，"早服通气散，一日两副，二三十年耳聋可愈"⑱。治眼痛白珠红，主张先服通窍活血汤一副，"后吃加味止痛没药散，一日两副，三两日必痊愈"。治牙疳"血瘀牙床紫，血死牙床黑，血死牙脱"及"出臭气"，主张晚服通窍活血汤，"早服血府逐瘀汤"⑱。对血鼓"肚皮上有青筋"者，也主张古下瘀血汤与膈下逐瘀汤轮流服用，可谓是独具匠心。

总之，王清任在继承前人的基础上，无论是对脏腑的研究还是对活血化瘀学说的发展，都较前人有所创见。特别是他创立的"活血逐瘀""补气活血"的治疗法则，可谓独树一帜，颇有卓见。但由于历史条件的限制，他对解剖的观察比较粗陋，对脏腑的研究和认识比较浅陋，甚至有些是错误的。他对血瘀论述欠详，列证散乱，系统性不强，缺乏"四诊""八纲"辨证内容，并有治则不明等缺点，然而，他的治学精神令人可敬可佩。

王氏所著《医林改错》一书对后世影响很大，特别是他创立的一些名方，广为临床所应用，笔者纵览中医期刊文献，对王氏所创"活血逐瘀""补气活血"诸方的研究应用较多，并扩大了原治疗范围，其疗效之确切已被国内外医林所肯定，但是，对王氏所创小方的研究和运用，却被同道忽视，殊觉可惜。如治"溃烂诸疮"的木耳散，"治痫症"的"龙马自来丹"，治瘰疬鼠疮"的硇砂丸"，治胎衣不下的"古没竭散"，治遗精的"刺猬皮散"，治白浊的"小茴香酒"，以及"抽葫芦酒"，"蜜葱猪胆汤"等多被医界所遗忘。笔者认为，对王氏所创方剂的学习应全面的研究和继承，使其发挥应有的光和热。

注释

①见【工医林改错·医林改错脏腑记叙】

②见【医林改错·脑髓说】

③见【医林改错·论痘非胎毒】

④见【医林改错·论抽风不是风】

⑤见【医林改错·古脏腑图说明】

⑥见【医林改错……气府血府论】

⑦见【医林改错·心无血说】

⑧见【医林改错·气血合脉说】

⑨见【医林改错·膈下逐瘀汤治症目】

⑩见【医林改错·半身不遂本源】

⑪见【医林改错·血府逐瘀汤治症目】

⑫见【医林改错·方叙】

⑬见【医林改错·论七八天痘疮作痒】

⑭见【医林改错·黄芪赤风汤】

⑮见【医林改错·补阳还五汤】

⑯见【医林改错·身痛逐瘀汤】

⑰见【医林改错·通经逐瘀汤】

⑱见【医林改错·通窍活血汤治症目】

公元一九八六年五月

2.中西药联用应合理配伍

内容提要

中西药尽管体系不同，但治病的目的则是一样，这就导致两者之间的相互渗透。中西联用已成为中西医结合的主要内容。本文阐述了中西药的合理配伍与禁忌。中西药如果配伍合理，两者可起到协同作用，充分发挥各自的优势增强其原有疗效，缩短病程，减轻或消除某些药物的毒副作用。否则，不但产生拮抗作用、中和反应、形成难溶性物质，从而使疗效降低。有些还产生毒副反应导致医源性疾病。甚至危及生命，笔者根据临床所见，在本文中列举了两例因中西药配伍不当，而导致醛中毒和酪胺反应、医源性肠炎的典型病例，并对其机理试作粗浅分析。

中西药联用是中西医结合的主要内容，中西药合理配伍，充分发挥各自优势，可取得增强疗效，减轻不良反应的效果。但如果配伍不当，则不但不能获得预期疗效，反而造成不良后果。为此本文就中西药联用应注意的几个方面略抒管见，并列举因配伍不当所导致毒性反应病案两例，试作机理分析，以作引玉之砖。

1. 中西药合理配伍

1.1 发挥协同作用

协同作用是指中西药联用，充分发挥其各自优势，彼此取长补短，增强其原有疗效。如黄芩、黄连、金银花等中药汤剂加复方新诺明治疗菌痢，较单服中药或单服西药疗效显著。用葛根芩连汤加服土霉素、痢特灵及配合输液治疗急性肠炎，则可提高疗效，缩短疗程。麻黄碱与苯海拉明合用时，麻黄碱的中枢兴奋作用可被苯海拉明的中枢抑制作用所拮抗，苯海拉明的抗过敏及阿托品样作用可帮助解除支气管痉挛和减少腺体分泌，从而对哮喘病的治疗有协同疗效。丹参注射液与低分子右旋糖酐、能量合剂等同用，可提高心肌梗死抢救的成功率。用补阳还五汤加减，配合维脑路通、复方丹参注射液，治疗脑血栓所致的偏瘫（气虚血瘀型），可提高疗效，缩短疗程，减少致残率。因此，中西药的协同作用，可提高中西医结合的临床疗效。

1.2 减少或消除毒副反应

有些西药的本身就有比较强烈的毒副作用，而治疗又非用不可时，也可配合某种中药消除或减轻其毒副作用。如环磷酰胺可以治疗多种癌症，但其副作用较大，常产生不同程度的胃肠道反应。如用白及、海螵蛸粉配成复方制剂，联合应用，则可保护胃黏膜，减轻消化道反应。有人报道，环磷酰胺与中药丹参合用，丹参可使微循环改善而增加血流量，同时也使环磷酰胺充分地输送到癌组织，不但提高了抗癌效果，而且还能降低环磷酰胺的毒副作用[①]。有人研究表明，青霉素、链霉素、氯霉素单独应用对中性粒细胞的随机移动无影响，但三者联用时，则有明显的抑制作用；链霉素、单独应用，对中性粒细胞的趋化性有明显的抑制作用，若青霉素、链霉素、氯霉素三药联用，这种抑制作用更为明显。上述抗生素与中药金银花、蒲公英、大青叶、鱼腥草等联用，不仅能稳定而持久地促进中性粒细胞的随机移动和趋化性，而且能完全解除由上述抗生素联用对随机移动和趋化性的抑制，还可使趋化性远远超过正常值[②]。实践证明，甘草与呋喃妥因或链霉素合用，可降低呋喃妥因的胃肠道反应及减轻链霉素对第八对颅神经的损害。

2. 配伍禁忌

2.1 发生拮抗作用

有些中西药联用时可互相拮抗和抵消，削弱其原有疗效。例如中药犀角、珍珠或含有二药的中成药不宜与黄连素同用。因犀角、珍珠中所含蛋白质、水解物及多种氨基酸与黄连素有拮抗作用，使疗效降低。中药茵陈可拮抗氯霉素的抗菌作用，降低甚至抵销氯霉素的疗效。中药神曲、麦芽含多种消化酶，抗生素、磺胺类西药可使其活性受到抑制，减弱其消化健胃的功效。所以在服神曲、麦芽及含消化酶中药的同时，不宜联用抗生素、磺胺类药物。

2.2 产生中和反应

碱性中药如煅龙骨、煅牡蛎、硼砂等不宜与酸性西药如阿司匹林、胃蛋白酶合剂等同服，因同服时可发生酸碱中和反应，而使疗效降低；同理酸性中药如山楂、乌梅、女贞子、山萸肉、五味子等酸性中药与碱性西药如氨茶碱、胃舒平、碳酸氢钠同服时，同样产生中和反应而降低疗效。因此，临床用药应值得注意。

2.3 形成难溶性物质，影响吸收而降低疗效

凡含钙、镁、铁、铝等阳离子的中药如龙骨、牡蛎、瓦楞子、海蛤壳、石膏、海螵蛸（含钙）、明矾、（含铝）、自然铜（含铁）、磁石（含铁、铝）、滑石粉（含镁）、赤石脂（含硅酸铝、氧化铁）等不宜与四环素配伍，因四环素结构中含酰胺基和多个酚羟基，与上述阳离子形成螯合物不宜被吸收，减弱其抗菌作用；含槲皮素的中药如桑叶、旋覆花、柴胡、槐花、槐米、侧柏叶、山楂等中药，不宜与含钙、镁、铝、铋的西药如碳酸钙、硫酸镁、氢氧化铝、碳酸铋等配伍联用，因中药所含槲皮素多以糖苷形式存在，在体内吸收代谢过程中，可产生甙元槲皮素，槲皮素为 5- 羟基黄酮类，与上述阳离子成络合物，改变其性质而降低疗效；含鞣质的中药如大黄、山萸肉、诃子、五倍子、地榆、石榴皮、虎杖等若与四环素类抗生素，红霉素、灰白霉素、利福平、铁剂、钙剂等同服，可产生鞣酸盐沉淀物，使药物失去活性而降低疗效；上述含鞣质的中药与西药胃蛋白酶、淀粉酶、胰酶、多酶等酶制剂同用时，能使酶制剂所含蛋白质结构中的酰胺键或肽键结合，形成牢固的氢键缔合物改变其性质，降低其疗效。

2.4 产生毒副反应

中药朱砂或含有朱砂的中成药不宜与还原性西药如溴化钠、溴化钾、碘化钠、碘化钾、三溴合剂、亚硝酸盐等同服，因朱砂内含 HGS，在肠内与溴、碘化合物合成刺激性很强的溴化汞、碘化汞之类的沉淀物，引起赤痢性大便，导致医源性肠炎。雄黄或含有雄黄的复方制剂，不宜与亚铁盐、亚硝酸盐类同服，因雄黄的主要成分主要是硫化砷，与上述西药联用可生成硫化砷酸盐沉淀物，阻止其吸收，降低其疗效；与硝酸盐、硫酸盐类同服，在胃内产生少量硝酸或硫酸，使雄黄中的硫化砷氧化，增加其毒性；在应用洋地黄的同时，不宜与含生物碱、钙离子、强心苷或含强心苷的中药同用，如黄连、黄柏、三棵针、十大功劳叶、黄芩、苦参等，都含有大量生物碱，在肠胃有较强的抑菌作用，致使肠内多菌群改变，使洋地黄强心苷代谢减少，血中强心苷浓度升高，易发生强心苷中毒；钙离子对心脏的作用与洋地黄强心苷类似，能加强心肌收缩力，能抑制 NA ＋、K ＋—ATP 酶能增加强心苷的作用，使毒性增加；中药干蟾皮、

万年青、荚竹桃、海葱等都具有与洋地黄强心苷相类似的作用，合用时总量增加，可引起强心苷中毒。

3.中西药配伍不当导致毒副反应病案举例

3.1 醛中毒、酪胺反应

桑某，女，63岁，沈丘县北郊高门人。1993年8月20日就诊。自诉患胃病6个月，数月来饮食欠佳，7天前重患痢疾，曾用氯霉素、痢特灵、复方黄连素、卡那霉素等西药罔效，自昨日身有微热，腹痛下痢加重，大便为赤白脓冻，里急后重，一日行20余次。现胃脘否满，口渴引饮，肢体酸楚。望其身体羸瘦，面色萎黄，皮肤弹性较差，有脱水现象；舌质红，苔薄白，中黄微腻，脉滑数，体温38.5℃。诊为"菌痢"。

中医辨证：风热外侵，湿热内阻，传导失司，津液耗损。拟中西医结合治疗方案：

中药：当归10克，生白芍10克，槟榔10克，炒枳壳10克，薤白10克，炒莱菔子10克，滑石20克，木香6克，生甘草3克。一剂，清水煎服。

西药：

①吡哌酸1.0克，TMP0.2克，强的松10毫克，异烟肼0.1克，维生素B6 20毫克。X2次，8小时一次；

②甲硝唑250毫升（内含甲硝唑1.25克）、葡萄糖氯化钠1500毫升，维生素C500毫克，静脉滴注。

西药处方依据：异烟肼为广泛应用的一线抗痨药，。近年来发现用其治疗百日咳、舞蹈病、鼠伤寒沙门氏菌感染疗效良好，与维生素B6合用治疗肠炎、菌痢疗效卓著；甲硝唑对所有厌氧菌均有效。肠内细菌大多数为厌氧菌，用其与吡哌酸、TMP、强的松配合扩大抑菌范围，再配伍辨证中药共同达到治病的目的。

患者在中西药治疗的同时，患属又自备民间单方让其服用："红白糖各一两，陈酒二两，三味同放碗内，明火燃酒，酒燃过半熄灭，用开水冲服。"服后半小时，患者出现严重恶心呕吐，剧烈头痛，腹痛，并伴有心律失常，烦躁不安，神志模糊等症状。余查明原因后，令其停服上述单方，在农村简陋条件下，急用"灵龟八法"针刺抢救，两小时后渐安。

机理分析：

异烟肼为单胺氧化酶抑制剂，而陈酒含有丰富的酪胺和乙醇。酪胺为氨基对二酚，其化学结构与作用类似肾上腺素与去甲肾上腺素，是单胺类神经递质的前身。在正常情况下，服用含酪胺的食物和药品，在酪胺未到达全身循环前已被单胺氧化酶代谢失活，当与异烟肼等单胺氧化酶抑制剂同服时，既能使内源性去甲肾上腺素积蓄，又能使酪胺代谢受阻，导致酪胺反应。由于酪胺到达全身循环，轻者恶心呕吐，重者可出现剧烈头痛，心力衰竭，颅内出血等高血压危象，甚至危及生命；异烟肼等抗痨药对肝脏均有毒性，而乙醇具有酶促作用，可加速异烟肼在肝脏的代谢分解，加重肝脏毒性甚至出现肝坏死；乙醇同甲硝唑同用，可导致醛中毒，从而出现呕吐、腹痛、呼吸困难、头晕、头痛、运动失调、神志不清等醛中毒症状。

3.2 医源性肠炎

王某，女，78 岁，淮阳县豆门乡倒栽槐西豆庄人。1993 年 3 月 20 日余应邀为其诊视。其子代诉：以往有冠心病、胃病史，3 月 5 日因冠心病复发入某医院治疗。在住院期间，虽经中西医结合治疗病情不见好转。3 月 10 日患者出现脘腹胀痛，呕吐腹泻，每天大便 10 余次。虽经输液加抗生素按胃肠炎治疗，病无转机，日趋恶化。近几日每日腹泻 20 次左右，并出现左半身不遂，众医无良策，只有返家待毙。笔者对其诊查后，并查看了患者从医院带回所服过的剩余药物，除西药亚硝酸异戊酯外，还有中成药复方丹参片、冠心苏合香丸。余思忖再三，实属中西药配伍不当所导致的医源性疾病。根据脉现"雀啄""屋漏"（属肝气、胃气、营卫之气将绝之脉），已失去治疗机会。

机理分析

亚硝酸异戊酯等亚硝酸盐类属还原性西药，若与含朱砂的冠心苏合香丸同服，易与其中的汞离子（朱砂的主要成分）结合形成有毒沉淀物，对肠黏膜有腐蚀作用，从而导致医源性肠炎，医院在治疗肠炎的过程中，从未间断服上述药物，故逐日加重；复方丹参片，冠心苏合香丸二药中均含有冰片，二药同用，会使服用冰片过多，增强对肠胃的刺激，导致严重的恶心呕吐。由于过度失水致使血液黏度增高促使脑血栓的形成而致偏瘫。

体会：

药物的化学成分是治疗疾病的物质基础，研究中西药的合理配伍是中西医结合的重要课题，中西药联用并不是简单的 1+1=2，也不是中西药简单的重叠和堆砌，或药物效能机械性的相加，而是在各自医药学理论体系的指导下，根据临床需要取两者之长，补各自之短，进行合理的配伍联用，才能达到中西医结合的目的。否则，不但不能达到预期疗效，甚至产生不良后果。在中西药联用的同时，医生除病人细心诊断，合理处方外，药物的用法、用量、相隔时间、注意事项、及与哪些药品或食物不能同服，都要向病人或患属交代清楚。如例 1，笔者如能向患者或患属说明，在治病期间，忌食扁豆、腌鱼、鸡肝、羊肝、忌饮酒、乳酪等含酪胺、乙醇之品，上述毒性反应就可避免。由于笔者身处村野基层，视野水平有限，对中西药联用的问题只能略抒管见，以作引玉之砖，文中舛谬错漏，请祈同道及读者匡正。

参考文献

①摘自【中医药信息报】1988 年 11 月 4 日

②王开贞【医药通报】1988；1：48

公元一九九四年六月

3.白血病中医临床研究述评

白血病是一种较为常见的血液系统的恶性疾病，其病势凶险，治疗难度大，故有"血癌"之称。近年来，该病在我国发病率有上升趋势，虽采取各种措施，但死亡率仍然很高。因此，对白血病的研究有着极其重要的意义。现就近年来中医对该病的研究现状并结合个人认识作一述评。

二、综述部分

1. 对白血病的认识

中医文献自古无"白血病"病名，现代医家根据白血病的发病情况和各种不同证候，对该病提出了不同认识。孙氏[1]认为，白血病以贫血、出血、发热、浸润为特征，从其症状来看，大致属于中医学中的"血证""血虚""症瘕""痰核"等范畴。有人[2]认为该病类属于"湿毒""虚劳血证""症积"者。田氏等[3]认为急性白血病属于中医学的"湿毒""急劳"；慢性白血病属"虚劳""恶核"。裴氏[4]认为该病属于中医学中的"温邪外干"和"虚劳内损"。前者是该病的急性期或初、中期，多伴有高热；后者是该病的慢性进行期或中后期，多伴有低热抑或有正常体温者。刘氏[5]则认为该病属中医学中的"虚劳"范畴。纵观国内大量文献报道，大致可归纳为"湿毒""虚劳""血证""症积""痰核"者居多。

2. 病因病机的研究

高氏[6]认为，正气虚弱是形成白血病的先决条件。病因病机归纳为"邪毒内蕴""正气虚弱""瘀血""痰凝"四个方面。周氏[7]认为急性白血病的发病年龄多为青壮年，发病急，变化剧，临床症状多有壮热、口臭等，与热证、实证、阳证的发病规律相似，因此"邪气盛则实"为其本质，"精气夺则虚"是其发展的结果。把本病的病因病机归纳为"因实致病，久病致虚""因虚致病，逐成虚劳""虚实交错，虚证多见"三个方面。黄氏[2]认为急性白血病是由邪毒内陷，伤精灼髓，引起造血机能失调，白细胞成熟障碍和异常增生，从而扰乱正常的生理机能，产生急性恶性病变。由于急性白血病出现发热、贫血、出血三大主症，及一系列恶性症状，因而造成气血两虚之候。有人[1]认为白血病贫血属阴虚或气血两虚；出血多因血热妄行，脾不统血或血瘀所致；低热多属阴虚内热，高热多属外感所引起。田氏[3]认为白血病的外感因素主毒（温毒、疫毒、火毒），主热（温热、湿热、瘀热），慢性白血病的病因与毒、热、瘀有关。有人4报道白血病的内在因素应以肺虚为基因。因肺虚使五脏生克制化失常，进而导致五脏同虚的结果。总结诸家之说，病因可归纳为外因、内因两个方面，外因以"毒"（温毒、湿毒、疫毒），热（温热、湿热、瘀热）为主；内因为"劳倦""饮食""七情""房室"所伤。其病机为正气虚弱，精髓内亏，邪毒外浸内陷，伤精耗液灼髓，从而导致阴阳失调，造血机能紊乱，脏腑机能失司，形成虚实相杂的"虚"（阴阳气血）、"痰""瘀"的变证，最后导致"阴阳离决，精气乃绝"的局面。

3. 脉象研究

唐氏[8]通过11年的临床观察，对150例急性白血病患者的脉象进行研究，结果表明，初诊时的脉象细数者缓解率最高（31／45），其次浮大（14／21）及沉细（11／18），最差者为洪大（2／9）；脉洪大弦滑兼见高热，细弱沉细而不发热者，预后较好；完全缓解后脉象逐渐变为和缓从容者，可望长期生存；脉洪大、弦、洪数而无发热（尤其高热），细弱、洪数、滑数而血虚较重，脉细数、沉细、细弱而再次出血者，预后较差；临床所见，"汗出辄复热脉燥急（洪、滑、数、大）、不为汗衰，"等败血症的主要脉证及"腹胀，身热（高热）、脉大（洪大、洪数、弦滑、浮大、虚大）"等革兰氏阴性杆菌败血症的主要脉证，预后较差；"热病，腹胀便血，脉大，时时小绝，汗出而喘，口干舌燥，视不见人"者预后极差。陈氏等9利用脉图、血液流变学、微循环等实验对97例血液病（其中急性白血病36例，慢性白血病22例）患者的脉象进行观察，初步见到：滑、数、弦、细及其相兼脉象为常见。结果看到血液病脉象的脉图所有时值参数均缩小，降中峡高度降低，斜率图（微分图）的降斜I（负波）绝对值增高，反映了白血病患者随心率的加快出现了以数、滑为主的脉象；同步检测的血液流变学指标，显示血液病患者全血黏度降低，血沉加快，血液流变性增强，甲襞循环显示，血色浅淡，皮肤乳头变浅、平坦、并伴有轻度红细胞聚集，虚瘀并见，也和白血病脉象所反映的疾病本质一致。以上实验，从宏微观的不同角度，揭示了白血病的常见脉象形成和变化的生理、病理学基础。

4. 治疗方法

4.1 分型治疗

周氏[7]分温热、湿热、症积、阴虚、气血两虚5型，温热型治宜清热凉血，方用清营汤、犀角地黄汤、五味消消毒饮加减。若病情危重，高热神昏者，可同服紫雪丹、至宝丹、新雪丹、安宫牛黄丸等；湿热型治宜清热除湿，方用龙胆泻肝汤、当归龙荟丸、二陈汤加减；症积型治宜活血祛瘀，软坚散结，方用桃红四物汤、鳖甲煎丸、五海丸、小金丹加减；阴虚型治宜养阴生津为主，方用杞菊地黄丸、知柏地黄丸、二至丸、大补阴丸等加减；气阴两虚型治宜益气养阴，方用益胃汤、生脉散、归脾丸加减。有人6采用中西医结合分型，温热型：外周血象白细胞总数超过或不超过15000/mm^3，有幼稚细胞出现，骨髓涂片细胞形态分类以急粒或急单较多见。治宜清热解毒，凉血止血，养阴扶正，方用犀角地黄汤合二甲汤加味；气阴两虚型：外周血象白细胞总数不超过15000/mm^{3}未见幼稚细胞，涂片细胞形态分类以急单或急粒为多见，治宜益气养阴，兼以清热，"兰州方"加味（参须、沙参、潞党参、怀山药、生白芍、炙甘草、麦冬、生地、枣仁、山萸肉、五味子、龙骨、牡蛎、浮小麦、大枣、白花蛇舌草、山豆根）；气血两虚型：外周血象白细胞总数不超过15000/mm^3，可见少量幼红及幼粒细胞，骨髓象增生显著活跃，尤以红系增生显著，细胞形态分类以红白血病和急粒为多见，治宜益气补血，扶正祛邪，四物汤合黄芪鳖甲汤加味，另以柳树根煎汤代茶饮；气虚痰火型：外周血象白细胞总数超过15000/mm^{3}可有幼稚细胞出现，骨髓涂片细胞形态分类以急淋为多见，治宜滋阴清热，化痰散结，青蒿鳖甲汤合当归补血汤加减；肝实（或热）症积型：外周血象白细胞总数可达几万或数十万，分类中以中幼粒或晚幼粒居多，嗜碱性粒细胞增多；骨髓象：有核细胞极度增生，主要粒细胞系，分类中晚幼粒居多，以慢粒为多见，治宜清热解毒，方用当归龙荟丸。

4.2 分期治疗

早、中期未经系统化疗，正气未衰，多以邪实为主，中医辨证多属温热、湿热、症积等型，治疗应宜清热、泻火、解毒治其标加入抗癌中药（如白花蛇舌草、半枝莲、龙葵等）治其本，中后期病人，多已经过综合化疗正气已衰，多以本虚为主，此期辨证多属气阴两虚，气血两虚型，治疗宜益气养阴（血）为主，缓解期除有特殊的并发症外，一般应以补益气阴（血）和填精补髓，滋养肝肾为主要治疗。

4.3 验方、单方

刘氏[5]用烧鸡丹（阿胶、鳖甲、蜜蜡各60克，血竭、孩儿茶、三七、火硝、穿山甲、蜈蚣、水蛭、鹿茸各9克，）结合中医对证汤剂治疗42例，结果：近期治愈7例，显效10例，有效15例，无效10例。张氏[10]用健脾补肾汤（党参、生黄芪、菟丝子各30克，白术、当归、山药、山萸肉各15克，黄精、石莲子、鹿角胶各10克，熟地、茯苓、枸杞子、陈皮各6克），随证加减，配合栀子仁膏（生栀子、生桃仁、生杏仁、生白芍各30克，去核大枣9枚等）治疗30例，结果治愈2例，完全缓解5例，部分缓解11例，无效12例。还有人用四鲜汤（鲜生地、鲜茅根、鲜小蓟、鲜蒲公英）煎水当茶饮[11]云南白药胶囊配合六味地黄汤加味[12]治疗本病，均取得了较好的疗效。

5.若干问题的展望

目前，中医研究治疗白血病的资料不少，但缺乏突破性进展。汲取现代医学先进的监测手段，不断充实中医治疗白血病的监测内容，以便更好地提高疗效。由于白血病病情危重，辨证口服中药难取速效，而多数病人难以受纳，不能坚持长期服药，因此，改革中药剂型（如注射液）和改革给药途径（如肛肠点滴给药）亦是研究的当务之急

参考文献

①孙一民，临床医案医方河南科学技术出版社 1981；12

②黄振鸣，奇难杂证，广东科技出版社 1988；25

③田令群，等实用中医内科学手册，四川科学技术出版社 1986；227

④裴慎，中医医案医话集锦，甘肃人民出版社 1988356

⑤刘玺珍，河北中医，1991；（4）：1

⑥高国俊，新中医，1979；（1）28

⑦周国雄，新中医，1984；（6）50

⑧唐由君，等浙江中医杂志 1988；（1）：3

⑨陈素云，等辽宁中医杂志 1990；（12）；32

⑩张书林，等浙江中医杂志 1990；（7）；318

⑪卜平，等国医论坛 1988；（1）；52

⑫刘晓东，北京中医学院学报 1990；（3）；44

公元一九九二年二月

4.补阳还五汤临床应用及药理研究概况

本文网罗百氏，淹贯群芳，根据近年来国内中医临床应用本方的报道进行综述。文中说明，本方不但是治疗中风病的名方，其他各科大凡证属气虚血瘀者皆可用本方或以本方加减治疗，而疗效卓著；本方是治疗中风病的名方，但不是专方，并列举了应用本方的失败与教训，适应证和禁忌证。方中黄芪用量的争论及其用法都作了全面叙述。本方摘编了程德新氏对本方药药理研究近况，为本方的广泛应用，提供了科学依据。

补阳还五汤乃清代王清任《医林改错》之方，由黄芪四两（生）、归尾二钱、赤芍钱半、川芎一钱、桃仁一钱、红花一钱、地龙一钱共七味药组成。功能补气活血，是治疗气虚血瘀证的名方，广为后世医家所推崇。笔者根据手头资料，爰将近年来国内应用本方或以本方加减治疗证属气虚血瘀的各科疾病，及本方药理研究的部分文献综述如下。

临床应用：

一、治中风疗效卓著，失辨证后患无穷

1.治中风、瘫痪、痿证

中风包括西医学中脑血管意外及周围性面神经麻痹等，大凡属气虚血瘀者用本方治疗功效卓著。谭氏整理 94 篇有关辨证治疗中风病的文章中，其中有 46 篇应用本方[①]；有人统计了用本方治疗显著的中风患者 48 例，都具有气虚血瘀的辨证依据，根据全国中医学会内科分会制订的"中风诊断与疗效评定标准"评价积分最高增加 16 分，最低增加 12 分，平均增加 12 分强[②]，其应用之广泛，疗效之显著可见一斑。李氏等用本方加减治疗脑血栓形成患者 59 例，失语或语言謇涩者加菖蒲、远志；口眼歪斜者合牵正散；痰涎壅盛者加橘红、半夏、胆南星、鲜竹沥；气虚者加人参，重用黄芪；血瘀甚者加丹参、鸡血藤、水蛭；肢体麻木加豨莶草、海桐皮、丝瓜络、木瓜；肝肾不足者加熟地、首乌、杜仲、寄生；心烦不眠者加枣仁、柏子仁、夜交藤；便秘者加大黄、番泻叶、麻子仁、郁李仁等。结果：痊愈 32 例，显效 14 例，

好转 12 例，无效 1 例[③]。有人治疗中风病患者 17 例，多用本方加防风、全蝎、乌梢蛇、稀莶草。结果痊愈 5 例，有效 11 例，无效 1 例[④]。左氏用本方加味治疗脑血栓形成患者 89 例，眩晕者加石决明、天麻、牛膝；语言謇涩、口流涎、舌苔厚腻者加菖蒲、远志；肢体偏废者加丝瓜络、桑枝、蜈蚣，配合低分子右旋糖酐 500Ml 加复方丹参注射液 20 毫升静脉滴注。结果：基本治愈 46 例，显效 25 例，有效 13 例，无效 5 例，总有效率为 94.4%[⑤]。彭氏用本方加减配合西药治疗缺血性脑血管病 40 例。结果：基本治愈 4 例，显效 21 例，好转 12 例，无效 3 例，总有效率为 92.5%，与西医治疗组相比，明显优于西医组（P < 0.01）[⑥]。黄氏用本方加减，治疗缺血性中风的恢复期，辨证属气虚血瘀、痰瘀阻络者 49 例，结果：痊愈 19 例，显效 18 例，好转 10 例，无效 1 例，死亡 1 例[⑦]。张氏用本方加胆南星、半夏、白花蛇、蜈蚣治疗脑血管血栓形成疗效满意[⑧]。封氏用本方治疗中风：若正气不足者合四君子汤加减；肝肾阴亏者合杞菊地黄丸加减；夹痰夹湿者合半夏白术天麻汤加减，实属经验之谈[⑨]。高氏用本方去桃仁，加党参、丹参、桑寄生、益母草治疗中风先兆患者（即短暂脑缺血发作）仅服药 5 剂，发作停止[⑩]。本方加人参、水蛭治中风疗效显著[⑪]；加丹参、花蕊石[⑫]；加大黄[⑬]治疗中风效果可佳。达氏用本方合黄芪桂枝五物汤治疗瘫痪患者 12 例（其中脑血栓形成者 9 例，格林—巴里综合征 1 例，急性脊髓炎 1 例，四肢瘫痪病因不明者 1 例），语言不利者加菖蒲、远志；高血压者倍地龙加牛膝；心律不齐者加元胡、炙甘草；大便秘结者加番泻叶；小便失禁者加熟地、山萸肉；瘫痪以下肢为主者加牛膝、杜仲；瘫痪日久者加党参。结果：肌力恢复正常者 3 例，肌力提高 2 级以上者 6 例，提高 1 级者 2 例，无改善者 1 例[⑭]。有人用本方加葛根、牛膝、桂枝、丹参、僵蚕、全蝎、天麻、山楂、麦冬、嫩桑枝、丝瓜络治疗脑桥肿瘤所致瘫痪者，服药 12 剂显效，后以上方加减共服 37 剂痊愈[⑮]。娄氏用本方去地龙加怀牛膝、生熟地、桑枝、鸡血藤、虎杖治疗椎基底动脉血栓所致下肢软瘫者，服药 12 剂好转，继服 15 剂痊愈[⑯]。刘氏用本方合六味地黄丸加减治疗脑外伤患者，服药 30 剂肌力由 I 级提高到 N 级，所致痛、触、温觉恢复，守方继服 10 剂痊愈[⑰]。罗氏主张，脑外伤所致的偏瘫、单瘫、肢体麻木或屈伸不利者可用本方加减治疗[⑱]。又有人用本方治疗痿证（多发性神经炎），分别服 27、34 剂病瘥[⑲⑳]。

2. 失败与教训

补阳还五汤是治疗中风病的名方，而不是专方，某些中风病的病例则应禁用。《医学衷中参西录》载：天津一患者，患类中风，昏迷不醒，某医投补阳还五汤一剂而亡。患某，68 岁，因口角遂致头晕、头痛。继之左半身无力，活动不便，某医投补阳还五汤加羌活、独活、桑枝，仅服药 3 剂，病情加重，诊见患者昏不知人，鼾声雷鸣，口出臭气，二便失禁，左半身硬瘫，舌绛干少苔，脉弦大硬长，血压 230 / 130 毫米汞柱。何氏拟镇肝熄风汤加大黄（后下）水煎，配牛黄清心丸插管鼻饲，连服 3 剂神清[21]。患某，患脑血管血栓形成，仅服本方 2 剂而病情恶化，急投龙胆泻肝汤加平肝熄风之品转轻，后宗镇肝熄风汤化裁而愈[22]。患某，78 岁，从高坠下，语言謇涩，小便失禁，左半身不遂。诊为"高血压""脑栓塞""脑溢血"？经治好转，可扶杖而行……刻诊脉弦数有力，舌质红，苔黄，投本方 2 剂病无进退，宗原方黄芪由 30 克增至 90 克，服后翌晨病情如初。拟天麻钩藤饮加减连服 10 余剂，脉转弦缓，血压由 185/120 降至 140/90 毫米汞柱 23。一中风患者，气虚之症较明显，但口角流涎，夜间犹甚，诊时失之明审，投本方 3 剂而出现了痰浊上蒙清窍之变证，急施补救措施，后转危为安[2]。以上这些病例，虽属个别，但在临床中应提高警惕。

3. 补阳还五汤的适应证和禁忌

尽管王清任在《医林改错》中没有言明补阳还五汤的舌象、脉象和用药时机，但后世医家先后都作了补充。张壮战不但列举了本方治疗中风病的成功经验和失败教训还报道了不少医家的独到见解，很有参考价值。如张锡纯氏说："……若脉细无力，或时觉呼吸气短，发病之后并无头痛诸症，投补阳还五汤恒可见效，即无效亦无弊病，若脉洪大有力，更预有头痛眩晕病，故发病时更觉头痛眩晕益甚，或觉心中发热，此必上升之血过多，至脑血管充血过甚，……方中重用北芪，其上升之血益多，脑中血管必致破裂，可不慎哉！"广州中医学院已故教务长朱敬修说："王氏补阳还五汤治类中风屡效，个人体会必须掌握三点：（1）脉微弱而非洪实；（2）面色淡白而非绯红；（3）发病后两周才能使用……。"北京名老中医岳美中说："（补阳还五汤）适用中风右半身不遂，神志清醒，右脉大于左脉，……舌质淡，动转难，属气虚不运者，"邓铁涛氏也说："凡偏瘫而见脉洪实者，不是补阳还五汤的适应证[24]"。孟氏从用本方疗效显著的 48 例中风患者统记中总结出必须具备：瘫痪侧肢体瘫软无力；伴气短乏力，倦怠懒言，头晕易汗；舌体胖淡，脉细弱无力等症才是补阳还五汤的适应证。并通过综合分析，凡临床见到（1）瘫痪侧肢体挛硬，疼痛、肿胀；（2）神志恍惚或更甚者；（3）口中流涎，泛恶或呕吐，腹胀便秘者；（4）舌质红绛，干燥无津，苔黑，黑厚腻或焦褐者；（5）脉弦滑、滑数、沉实者。凡有上述表现之一者，虽兼有气虚之证，仍当忌投本方（补阳还五汤）治疗[②]。这些说法虽灵碎片段，但都是各医家的临床结晶，十分可贵，值得记取。

4. 黄芪的用量与用法

王清任认为"元气亏损"是中风的本源，"元气归并""导致半身无气"是其机理，"元气既虚必不能达于血管，血管无气，必停留而瘀。"故用大量黄芪（四两）补还了亏损的五成元气，配合少量桃仁、红花、当归、川芎、赤芍等活血化瘀之品助气行血。后世医家对方中黄芪的用法和用量说法不一。张锡纯谓："若脉象洪实而有力，其人脑中多患充血，而复用黄芪而能升补者，以助其血愈上行，必至凶危立见。"朱敬修认为："北芪的用量，除慢性偏瘫外，当从 15 克开始，逐渐加量较为稳妥[㉔]。"谭氏报道：有人用黄芪，用量达 240 克之多，同时配用牛膝以防血压升高；又有人提出：黄芪生用、炒炭各半，既益气又止血；用于瘀血中风宜酒炒黄芪；若中风阴津亏损，宜蜜炙黄芪；如兼便秘者宜用桑椹子汁浸黄芪，可益气润肠；若中风兼气滞腹胀者，宜鲜萝菔汁浸黄芪。可谓独具匠心[①]。杨立祥则独辟蹊径，认为"重用黄芪则降压，黄芪量轻则升压，"并从长期治疗高血压的临床实践中，体会到，"高血压见有气虚者，非黄芪莫解，气虚痰浊型用之亦可，切不可用于肝阳、肝火、肝风等型[㉕]。"以上这些说法虽观点各异，各有道理，但可作为临床参考。诚如蒋氏所言："黄芪能补中益土，温养脾胃，补气之功最优，并以升发之性见长。但临床见黄芪补益不求辨证凡属虚即予之；也不能见血压高畏其升提，视若砒鸩而废之[㉓]。"

二、疗妇科补虚止带，调冲任通经止崩

天泽银用补阳还五汤去地龙加川牛膝、柴胡、木香、香附等治疗证属气虚血瘀，冲任失调所致经闭患者，仅服药 2 剂，月经来潮，继服 3 剂，后 3 月经前各服 3 剂月经基本按期而至[㉖]。有人用本方加淫羊藿、苍术、白术等治疗白

带过多，连服 10 剂症状减轻继以上方加杜仲、狗脊、山药继服 15 剂，10 年痼疾病除[27]。亦有人用本方加减[28]或以本方合失笑散加减[29]治疗崩漏而获良效。

三、补元气通络活血，治头痛脱发面瘫

王氏用本方加全蝎、蔓荆子、丹参治疗头痛，进药 3 剂显效，继进 3 剂历时半年之头痛病除[30]。聂氏用本方加蔓荆子、荆芥、鳖甲、茯苓、熟地、柴胡、香附等治疗证属肝阴不足，瘀血阻络所致头痛患者，服药 3 剂，头痛大减，又以上方增减调理半月历时 5 年之头痛而愈[29]。有人用本方去地龙、桃仁加荆芥、防风、炙甘草治疗外伤性脱发，服药 3 剂脱发停止，继服 8 剂，终获痊愈[31]。一女性患者，头发几乎脱光，用本方加五味子、羌活、麻黄根服至 30 剂，新发始长，共服 80 剂头发全部长齐，还其巾帼故貌[32]。有人用本方合牵正散加木瓜、天麻、羌活治疗面神经麻痹 32 例，每日一剂，5 日为一疗程，一般 1～4 个疗程。结果：痊愈 24 例，显效 6 例，好转 1 例，无效 1 例。总有效率为 96.8%[33]。用本方加僵蚕、全蝎、胆南星治疗口眼歪斜患者 18 例，若患侧耳后翳风穴压痛者，上方加金钱草、蒲公英、板蓝根；头顶不适有微热者加葛根、羌活、忍冬藤。一般 3 剂显效，9～12 剂痊愈，全部治愈[34]。用本方加丹参、炙甘草辅以西药呋喃硫胺、维生素 C、烟酸等治疗耳后带状疱疹综合征患者（伴面瘫）18 例，面瘫恢复时间最短 18 天，最长 38 天，平均 32.25 天，全部治愈[35]。

四、眼科病气虚血瘀，适加味疗效颇佳

邓氏治视瞻昏渺（两眼视物模糊）用本方加石决明、牡蛎、茯神、茺蔚子；治暴盲（视网膜中央动脉血栓）用本方加石菖蒲、麝香、（冲服），五灵脂、黄酒；治疗青盲（视神经萎缩）用本方加石菖蒲、石决明、茺蔚子、三七参（研末冲服）、防风；治偃月翳（晶状体混浊）用本方加党参、白术、茯苓、升麻；治疗复视用本方加丹参、五味子、山萸肉、乌梅等均获满意疗效[36]。王氏用本方加丹参、益母草、鸡血藤、川牛膝治疗因脑血管痉挛所引起的复视，服药 3 剂症减，守上方加减继服 16 剂，复视完全纠正[37]。常氏用本方加僵蚕、女贞子、旱莲草、枸杞子、牛膝治疗眼肌麻痹患者，服药 60 余剂病除[38]。杨氏用本方治疗眼睑下垂患者服药 5 剂显效，共服 10 剂病瘥[39]。

五、治痹证适当加减，通经络蠲痹止痛

曹氏用本方加味治疗坐骨神经痛 15 例。寒湿偏重者加附子、细辛；湿热偏重者加苍术、黄柏、木瓜；兼气虚者加党参；兼肾虚者加杜仲、寄生。结果：痊愈 9 例，显效 5 例，有效 1 例[40]。有人用本方治疗坐骨神经痛 32 例。寒湿者加麻黄、细辛、附子、薏苡仁、狗脊；湿热者加黄柏、苍术、薏苡仁；瘀血重者加乌蛇、蜈蚣、鸡血藤；肾阳虚者加附子、桂枝、杜仲、牛膝、桑寄生等。结果：痊愈 20 例，有效 9 例，无效 3 例[41]。宋氏用本方加鸡血藤、土元、治疗血痹（末稍神经炎）患者 1 例，服药 10 剂，症状稍减，守方共进 60 剂 3 年痼疾消失[42]。

六、达四肢活血化瘀，溶血栓脉道遂通

贾氏用本方加车前子、泽泻、川牛膝、土茯苓、苍术、白术、丹参等治疗臁疮，配合外治（去腐生肌），内外兼治 72 天溃疡愈合；用本方去当归、赤芍加鸡血藤、天仙藤、苍术、白术、川牛膝、土元、威灵仙等治疗血栓性脉管炎，配合外擦红灵酒，共治 2 月病瘥；用本方去桃仁、红花、川芎加玄参、金银花、鸡血藤、威灵仙、黄柏、制乳没、延胡索等清水煎服，治疗动脉硬化性闭塞症，另用穿山甲、蜈蚣、土元、水蛭各等分研末冲服。外用去腐生肌法经治 2 月显效，调治年余可扶杖行走[43]。有人用本方合三妙汤加减治疗重度髂股静脉血栓形成共服药 21 剂症状消失[44]。汪氏用本方加鸡血藤、薏苡仁、牛膝、治疗分娩后髂股静脉血栓形成 2 例，1 例服药 15 剂痊愈，另 1 例调治 3 月而瘥[45]。孙氏用本方治疗下肢静脉曲张 30 例，其中大隐静脉曲张 22 例，小隐静脉曲张 8 例。有溃疡反复感染者 12 例，结果：显效 21 例，有效 9 例，总有效率 100%[46]。陈氏治疗因小夹板固定不当所引起的肌肉挛缩证，用本方加胆南星、桂枝水煎内服；兼乳香、没药、大黄、宽筋藤煎水外洗，连续用药 30 天，已达临床治愈[47]。

七、补气虚利水消肿，止血尿且起癃闭

赵立君用本方加大黄、鸡内金、苍术、桑寄生治疗慢性肾炎 108 例。浮肿甚者加茯苓、五加皮；面色苍白，四肢发冷，畏寒喜暖者加干姜、桂枝；舌红少津，口干舌燥，五心烦热者加白芍、枸杞子；小便不利者加党参、威灵仙

益气通窍；小便混浊者加芡实、益母草。服药 3 个月～半年，结果：痊愈 73 例，显效 16 例，好转 15 例，无效 4 例。总有效率为 96%[48]。有人用本方去桃仁加皂角刺、椒目、川牛膝、葶苈子、麻黄治疗水肿（慢性肾炎），服药 6 剂见效，上方加减共服 18 剂全消 32；用本方去赤芍加茯苓皮、冬瓜仁、陈皮、大腹皮、附子、泽兰、益母草、杏仁治疗水肿病患者，服药 5 剂水肿全消[29]；用本方加防风、丹参、益母草、滑石、甘草治疗 1 例特发性水肿，伴自汗出者，服药 3 剂见效，原方加茯苓继服 6 剂肿消汗止[49]。

吴氏用本方去川芎加生蒲黄（布包）、琥珀（研吞）、茅根、土茯苓、白花蛇舌草治疗 1 例血尿（膀胱肿瘤）患者，服药 4 剂显效，继服 4 剂血尿控制，后以六味地黄丸配核桃肉善后。随访 10 个月，病灶稳定，尚无发展[32]。李氏用本方加白花蛇舌草、芡实、桂枝、茺蔚子、大蓟、小蓟、大枣等治疗血尿患者 2 例。例 1 为"慢性肾小球炎性血尿"，服药 14 剂尿检指标正常，继服半月，15 年痼疾收功；例 2 为"特发性血尿"，服药 10 剂，症状消除，守方调治半月病愈[50]。

吴氏用本方去赤芍加炮山甲、土元、川牛膝、路路通、青葱管治疗老年癃闭（前列腺肥大）患者 1 例，进药 3 剂，尿路成线，继进 4 剂病除[32]。

八、治杂证灵活运用，施加减沉疴立起

聂氏用本方合异功散去红花、白术、川芎、加杏仁、紫菀、连翘、桂枝治疗肺胀（慢支急性发作，肺气肿，早期肺心病）患者服药 3 剂咳喘减轻，迭进 5 剂诸症悉减，继投桃红六君子善后 29。蒋氏用本方加僵蚕、菟丝子、白芥子、五味子、法半夏、杏仁、甘草治疗喘息性气管炎患者，药进 2 剂诸症减轻，继进 2 剂基本控制，后以四君子汤合止嗽散调理而安[51]。

罗氏用本方去地龙加连翘、牡蛎、夏枯草、土茯苓、桂枝治疗多发性神经纤维瘤 1 例。服药 36 剂症状消失[20]。赵氏用本方去地龙加夏枯草、青皮、甘草治疗 1 例肝血管肿瘤患者。服药 19 剂症减，后按此方配成丸药服用半年肿块几近消除[32]。有人用本方加醋元胡、三棱、莪术、柴胡、枳壳、白芍、甘草治疗急性胰腺炎 1 例，药进 3 剂，诸症消除[51]。又有人用本方加琥珀、丹参、夜交藤、枣仁治疗顽固性失眠患者 1 例，服药 3 剂，渐能入睡，复以上方去川芎加龙齿继进 5 剂，已能安睡[28]。王氏用本方去地龙加丹参、茯苓、鸡血

藤、炒枣仁治疗失眠患者，3剂奏效，继服5剂而愈；用本方加怀牛膝、鸡血藤、何首乌治疗阳痿，服药4剂显效，守上方继服六剂，房事正常[30]。还有人用本方加防风、石菖蒲、麝香（吞服）治疗多寐（嗜睡）[32]；用本方加减治疗声嘶[33]、褥疮[54]、心悸都取得了显著疗效。

药理研究

程德新[55]综述了诸家对补阳还五汤药理研究近况可概括为以下几点：

一、对心脑血管的作用：动物实验表明，方中黄芪可直接扩张血管，因降低血管阻力而起降压作用，但对心率则无明显影响；方中当归、赤芍、川芎、桃仁、红花等能扩张冠状动脉增加心脏血流量，恢复心脑供血供氧平衡，改善心脑缺氧状况；方中地龙的提取物地龙 B^2 有扩张血管作用。

二、对血液流变性的影响：本方能降低血液黏度和抑制血小板的凝聚，从而可防止血栓形成并能溶解血栓。补阳还五汤还有降低甘油酸酯和胆固醇的作用，因而可防止动脉粥样硬化。

三、对神经系统损伤后的恢复和影响：用豚鼠动物模型，损伤其脊髓致使后肢瘫痪，然后用补阳还五汤治疗，并与不作任何治疗的对照组比较，治疗组豚鼠脊髓前运动神经元损伤数远比对照组少。经统计学处理差异显著。为本方治疗神经系统疾病提供了科学依据。

四、增强免疫功能：动物实验表明，本方能使免疫抑制剂所造成阳虚型小鼠其减轻重量的胸腺、脾脏的重量增加；恢复单核巨噬细胞吞噬能力，减退的免疫功能可恢复到正常水平；免疫球蛋白水平也明显恢复。为阳虚和老年病的治疗提供了药理学的依据。

五、补血作用：方中当归有维生素 B^{12}、叶酸、亚叶酸、烟酸、生物素可促进蛋白质合成及血红素和红细胞生成；川芎可刺激骨髓，提高造血功能，故有补血作用。

综上所述，补阳还五汤已不囿于《医林改错》所列的治病范围，在各科临床中，凡证属气虚血瘀者皆可随证加减治疗。

目前，对本方的适应证和禁忌证的研究还缺乏统一规范标准，黄芪用量的大小还争论不休。有待今后运用现代科学手段和方法作进一步研究，总结出应用本方治疗疾病成功、失败、经验、教训的科学依据，为本方的广泛应用开阔前景。

二、综述部分

参考文献

①谭美伦：中风病临床研究近况【新中医：】1989；8；49。

②孟宪庆：中医应用补阳还五汤宜忌【辽宁中医杂志】：1990；1；23。

③李俊杰等：补阳还五汤对气虚血瘀型脑血栓形成活血化瘀作用疗效观察【辽宁中医杂志】：1991；1；10。

④孙康泰：中风 101 例辨证论治探讨【新中医】1988；11；6。

⑤左振素等：中西医结合治疗脑血栓形成 89 例血液流变学变化的观察【辽宁中医杂志】1990；10；13.

⑥彭寿柏：中西医结合治疗缺血性脑血管病 40 例【湖北中医杂志】1988；5；13.

⑦黄业芳：治疗 100 例缺血性中风的临床观察【新中医】1987；4；19.

⑧张思麟：以化瘀为主治疗脑血栓形成【湖南中医杂志】1988；3；5。

⑨封生荣：中风治法小议【陕西中医】1990；9；430.

⑩高庆通：小中风的辨证论治【新中医】1988；1；20.

⑪乔兴学：补阳还五汤加人参水蛭治半身不遂远期效果好【国医论坛】1989；6；29.

⑫刘代庚：中风治血八法【山东中医杂志】1990；9（4）；11.

⑬李世霖：辨证论治用大黄【浙江中医杂志】1990；（2）；87.

⑭达南等：补阳还五汤和黄芪桂枝五物汤治瘫 12 例【河北中医】1989；11（5）6.

⑮别良忠：桥脑肿瘤治验一例【河南中医】1984；（4）；40.

⑯娄关炎：补阳还五汤治愈椎基底动脉血栓下肢软瘫【浙江中医杂志】1985；(11～12)；549.

⑰刘晓红：脑外伤【湖南中医杂志】1988；(2)；44.

⑱罗元方：活血化瘀法在颅脑损伤的运用【四川中医】1984；(2)；20.

⑲聂世杰：痿证治验【河南中医】1991；11；(1)；21.

⑳罗再生：补阳还五汤治验二则【湖南中医杂志】1988；(3)；31.

㉑何奇宽：补阳还五汤和镇肝熄风汤在中风病中的运用【新中医】1990；(7)；46。

㉒陈剑：补阳还五汤误用之教训【新中医】1986；(9)49.

㉓蒋富：高血压用黄芪的得失【浙江中医杂志】1985；(11～12)；550.

㉔张壮战：谈谈补阳还五汤与脑血管意外【新中医】1988；(8)；7.

㉕杨立群：黄芪降压妙在巧【中医杂志】1990；31；(2)；60.

㉖王泽银：补阳还五汤临床运用举隅【新中医】1985；11；40.

㉗赵荣俊：活血化瘀法治疗带下病【新中医】1988；(12)；31.

㉘王春生：补阳还五汤治崩漏【新中医】1988；(6)；22.

㉙聂天义：补阳还五汤的临床应用【浙江中医杂志】1985；(11～12)；548.

㉚王益民等：补阳还五汤临床新用【陕西中医】1990；11；(7)；317.

㉛周熙东：补阳还五汤加减治疗外伤性脱发【新中医】1988;（8）; 41.
㉜吴朝文：补阳还五汤治疗疑难病举隅【新中医】1985;（1）; 37.
㉝施先庚：补牵汤治疗面神经麻痹 32 例【国医论坛】1991;（1）31.
㉞杜善颖：补阳还五汤治疗口眼歪斜的体会【中医函授通讯】1986;（1）; 563.
㉟陈仁华：中西医结合治疗耳带状疱疹综合征【浙江中医杂志】1990;（3）; 106.
㊱邓海先：补阳还五汤在眼科临床的应用【河南中医】1987;（2）20.
㊲王树田：加味补阳还五汤治愈复视【河南中医】1985;（1）36.
㊳常永光：补阳还五汤治愈眼肌麻痹 1 例【陕西中医】1984: 5;（4）; 14.
㊴杨健：补阳还五汤治愈眼睑下垂【四川中医】1988; 4; 50。
㊵曹定文：补阳还五汤加味治疗坐骨神经痛 15 例【湖北中医杂志】1990;（6）12.
㊶缑桂林等：补阳还五汤治疗坐骨神经痛 32 例【陕西中医】1990;（2）80.
㊷宋明会：试论血痹证治【山东中医杂志】1990; 9;（5）; 12.
㊸贾鸿魁：验案三则【辽宁中医杂志】1990;（1）; 29 ～ 30.
㊹徐国栋：重度左下肢髂股静脉血栓形成治验【陕西中医】1990; 11;（10）。
㊺汪文良：补阳还五汤治疗髂股静脉血栓形成【四川中医】1984;（6）; 52.
㊻孙伯昌：补阳还五汤治疗下肢静脉曲张 30 例【上海中医药杂志】1988;（5）; 31.
㊼陈炳均：活血化瘀法在骨科的临床应用【新中医】1987;（3）28.
㊽赵立君：补阳还五汤治疗慢性肾炎 108 例【山西中医】1990;（6）; 17.
㊾缑强：补阳还五汤治疗特发性水肿【新中医】1987;（8）47.
㊿李世生：补阳还五汤治疗血尿举隅【新中医】1989;（10）; 46。
(51) 蒋卫东：补阳还五汤新用二则【湖南中医杂志】1990;（5）; 26.
(52) 赵焕东：临证一得【山西中医】1990; 6;（5）; 37.
(53) 王德鉴：略谈声嘶的辨治【新中医】1987;（5）; 47.
(54) 黄明：补阳还五汤治愈褥疮验案【辽宁中医杂志】1990;（1）; 33.
(55) 程德新：补阳还五汤药理研究近况【北京中医】1990;（1）42.

公元一九九一年六月

5.血府逐瘀汤临床应用及药理研究概况

血府逐瘀汤乃清代王清任《医林改错》方，由当归三钱、生地三钱、牛膝三钱、桃仁四钱、红花三钱、赤芍二钱、枳壳二钱、甘草二钱、川芎一钱半、桔梗一钱半、柴胡一钱组成。功能行气活血祛瘀，在临床上应用甚广。随着现代药理研究的进展，活血逐瘀方剂愈来愈引起国内外医林的赞赏和重视。笔者将近年来血府逐瘀汤在国内临床应用状况综述如下。

临床应用

一、内科方面

1.头痛、头晕、三叉神经痛

头痛、头晕可见于现代医学多种疾病之中，其病机病理错综复杂，大凡证属气滞血瘀者多可用本方取效。如刘氏[①]用本方治疗瘀血性头痛患者55例，痊愈38例，好转15例，无效2例。杨氏[②]用本方加减：若气滞血瘀者去生地、甘草加香附、陈皮；若肝郁化火者加龙胆草、黄芩；若血虚受风者加荆芥、防风、细辛等，治疗女子头痛数百例，疗效很好。冼氏[③]用本方去生地、桔梗加葛根、陈皮治疗女子行经头痛1例，服药3剂好转，继服2剂痊愈。惠氏[④]用本方加味治疗瘀血性头痛、三叉神经痛共3例，一般服药2～3剂显效，全部治愈。陈氏[⑤]用本方加全蝎、蜈蚣、元胡治疗血管神经性头痛，若血瘀兼风寒者合川芎调茶散；兼痰湿者加半夏、白术，疗效甚佳。王氏[⑥]用本方加减，每日一剂，配合10%葡萄糖加复方丹参注射液静脉点滴，治疗一例因头部被打伤所致头痛如裂，CT检查发现左枕区有34mm×9mm大的硬膜外血肿的患者，服药5剂，头痛减轻，共服药14剂，CT检查：原硬膜外血肿消失，头痛也随之而愈。夏氏[⑦]用本方加减治疗顽固性眩晕2例，疗效满意。朱氏[⑧]、杨氏[⑨]用本方加减治疗血管神经性头痛，皆获良效。还有人报道了用本方加减治疗瘀血头痛[⑩⑪⑫]、偏头痛[⑬]、三叉神经痛[⑭]的案例。

2.心血管疾病

吉林人民医院用本方治疗心律不齐12例，以1个月为1疗程，经1～4

个疗程治疗，显效 3 例（主要症状消失，恢复正常），改善 6 例（症状改善，心律不齐好转），无效 3 例[15]。张氏[16]曾治 1 例冠心病患者，发作较频，疗效欠佳，又突发呃逆，氯丙嗪、阿托品等无效，用本方合旋复代赭汤加丁香，服药 1 剂，症减大半，服至 3 剂呃痛停止。马氏 15 介绍：有人用本方治疗高血压病 31 例，症见头痛、头晕、眼睑充血、脉洪大有力等，一般服药 3～5 剂均获症状缓解之效。

3. 脑瘀血

赵氏[17]提出：心、血、脑、神统一论，脑病应从血论治，本方是治疗脑病的常用方剂，如周氏[18]用本方加减治疗脑血管血栓形成 2 例，疗效满意。张氏 16 用本方加葛根、三七粉（冲服）治疗 1 例大脑中动脉皮层支左顶动脉阻塞患者，服药 3 剂，精神恍惚明显好转，继服 20 剂，药讫病除。朱氏[8]用本方加减治疗 1 例脑震荡后遗症患者，服药 5 剂显效，共服 38 剂，头痛、头晕、神呆、惊恐及其他症状消失。罗氏[19]将本方制成合剂取名神经 1 号用于临床，治疗多种瘀血所致疾病，特别对脑外伤所致瘀血的治疗较为满意。

4. 精神异常

高氏[20]用本方加丹参治疗癫症 1 例，服药 15 剂，症状消失，谈笑如常。张氏[21]用本方治疗证属气滞血瘀所致癫狂症患者，大便秘结者加大黄；兴奋话多者加黄连；烦躁不安者加石膏，多获佳效。刘氏[22]用本方加郁金、代赭石治疗 1 例怪笑症，服药 3 剂减轻，上方加茯神继服 3 剂而愈。付氏[23]用本方合甘麦大枣汤加减治疗脏躁病患者 1 例，服药 4 剂痊愈。李氏[24]用本方去生地、红花、桔梗、甘草。加郁金、香附、大黄（后下）、黄芩治疗 1 例少女经闭、惊狂症，共服 31 剂病除。

5. 体感异常

孙氏[25]治疗 1 例自感胸腔内有蠕虫爬行的患者，整日怵惕恐惧，精神科诊断为体感异常，曾服西药无效，投本方 10 剂异感消失。付氏　曾治一老妪，因情志不畅致胸闷气短，衣服触之前胸皮肤胸闷更觉加重，只有用手撑起前襟始安。用本方去生地、枳壳，加香附、乌药、何首乌、焦三仙、服药即效，症状消失。王清任云："心里热，名曰灯笼病"，杨氏也[10]用本方加竹茹、朱砂（冲服）、黄连治愈的案例（共服药 5 剂）。雷氏[26]等用本方加丹参治疗"背如火燎六载"的患者，服药9剂愈。用本方去生地加香附、郁金，治愈"肢冷如冰五年"的患者，服药6剂愈。

6. 失眠

付氏[23]用本方加珍珠母、远志、瓜蒌治疗睡眠不宁，（睡眠常惊醒，每夜发作4、5次）的患者1例，服药1剂夜能安睡，上方加沉香继服4剂痊愈。原有腹胀气短也随之消失。谢氏[27]用本方加丹参、郁金治疗1例顽固失眠年余的患者，服药1剂好转，3剂显效，继服7剂，药讫病除。张氏[28]用本方去枳壳、生地、桃仁加陈皮、半夏、麦冬、竹茹、黄连治疗重症失眠患者一例，服药1剂轻，3剂平，继服3剂无复发。朱氏[8]报道了用本方加磁石、朱砂、琥珀治疗顽固性失眠的案例。

7. 盗汗、自汗

张氏用本方加天花粉、牡丹皮治疗1例行经腹痛，色紫夹块，寐则汗出如洗之"榻影"症（席垫之下可见潮湿之阴影故称榻影），服药10剂盗汗止，榻影未见，其他诸症也随之消失，后以滋阴养血善后。一患者患自汗症2年，按营卫不和投桂枝不应；按气虚不固服玉屏风无功；施滋阴清热收敛固涩之剂毫无寸效。岳氏[30]用本方加地骨皮、青蒿、白芍，服药2剂，汗减大半，继服2剂痊愈。王氏[31]用本方治疗自汗症，服药4剂病除。

8. 发热

张氏用本方加鳖甲、知母、地骨皮、银胡治疗1例无名热，服药1剂症减大半，服药6剂诸症消失。王氏[11]用本方去桔梗加白芍、地骨皮、丹参治疗低热（午后较甚）患者1例，服药3剂症减大半，继服5剂明显好转，守上方加天冬、麦冬继服10剂而愈。蔺氏[32]用本方治疗小儿瘀血发热症数例，往往只服药1剂即霍然而愈。朱氏[8]用本方加减治疗持续发热（五心烦热）8年的患者1例，共服药40余剂，病告痊愈。

9. 呼吸系统疾病

周氏[33]用本方加百合治疗1例证属瘀血阻肺的咳嗽患者，服药即效，继服4剂而愈。张氏用本方去柴胡、赤芍、川芎、桃仁加瓜蒌皮、丹参、三七、降香治疗支气管扩张咯血患者一例，服药4剂痰血减半，继进5剂斯病减退，又以原方加减继进8剂，咯血痊愈。来氏用本方加减治疗自发性气胸患者12例，并发有渗出液者加白芥子；合并肺结核者加西药抗痨药；胸痛不减者加元胡，均在 2～4 周内治愈。李氏[24]用本方去柴胡、枳壳、甘草加郁金、香附治疗阻塞性肺气肿患者 1 例，药服 2 剂症减大半，又服 2 剂，诸症悉除。又间断调治 3 月余病体康复。徐氏[13]用本方去生地加麻黄、杏仁、地龙、浙贝母治疗支气管哮喘病患者 1 例，服药 7 剂哮喘平息，原方去麻黄、杏仁、地龙、贝母加黄芪、党参继服 7 剂，复以参蛤散等调治 1 月，6 年痼疾根除。

10. 小便失禁、淋证

杨氏[9]治疗气淋患者 1 例，服药 18 剂病瘥。又有人[12]用本方治疗因气淋做膀胱颈部后唇切除术，加左侧输尿管抗逆流术后尿失禁患者 1 例，服药 1 剂见效，2 剂小便基本控制，共服药 12 剂，后来小便控制如常人。王氏[36]用本方加五味子治疗 1 例患遗尿症 20 年的女患者，服药 5 剂见效，又服 6 剂显效，继服 4 剂加肾气丸调治 10 天痼疾得愈。

二、妇科方面

因本方具有活血逐瘀，行气止痛之功效，故有人用本方加减治疗由气滞血瘀所致的闭经、痛经[3]、月经后期[12]诸症。杨氏[9]用本方治疗痛经、崩漏而获良效。王氏[37]还报道了用本方治疗崩漏的经验。王君[11]用本方去生地、柴胡、甘草加白芍、木通、泽兰、丹参、益母草治疗经前腹痛、头面四肢浮肿的患者，服药 5 剂显效，上方加川楝子、元胡继服 5 剂，腹痛、浮肿均消失。门氏 38 用本方加郁金、元胡、川楝子、香附、生姜、大葱治疗 1 例行经头痛如劈，胸闷烦躁，口腔溃烂，周身汗出，四肢发凉，证属气滞血瘀所致的吊阴证（见【萧山竹林寺女科秘方】记载："经来时有两条筋从阴内吊致乳上，痛不可忍。"）患者 1 例，服药 2 剂见效，上方加丹参继服 4 剂诸症悉除。黄氏[39]、蒋氏[40]报道用本方治疗气滞血瘀型不孕症。亦有人报道用本方加减治疗乳房结块[10]，乳腺囊性增生[41]及促使小月份流产的案例[23]。

三、肿瘤方面

郑氏[42]用本方合补中益气汤治疗腹腔肿瘤 1 例，前后服药 30 剂肿瘤消失。姚氏[43]用本方加大黄、三七粉（冲服）治疗纵隔瘤 1 例，服药 4 剂显效，随症加减共服 12 剂痊愈。笔者[44]曾用本方加清热解毒、行气止痛之品治疗胸膜间皮瘤 1 例，服药 2 剂见效，7 剂显效，共服 41 剂病除。随访 12 年无复发。徐氏[45]报道了用本方加减治疗肝癌的经验。伊氏[46]介绍了有人用本方加减治疗血管瘤的报道。秦氏[47]用本方加减配合丸药，加山慈菇磨汁外涂治疗 1 例患颈部血瘤（血婴）60 多年的瘤疾，调治月余，血瘤消失。

四、其他

本方对疑难证的治疗多有报道，如杨氏[9]治疗瘀斑舌（血液流变学提示瘀血）、痞块（肝血流图提示肝郁血）；徐氏[13]治疗阳痿、梅核气；付氏[23]治疗胸痹、胁痛、结节性红斑；雷氏等 26 等治疗牙龈出血如注多年；王氏[31]治疗血渴（瘀血内阻，津液不能上承之口渴）、嗳气；岳老[48]治疗颤抖瘀血证皆用本方加减，并取得了满意疗效。张氏 16 用本方合四神丸加赤石脂治疗非特异性结肠炎 1 例，服药 3 剂，腹泻肠鸣消失，继服 3 剂，晨泻控制，原方稍行出入调治 20 多天病获痊愈。马氏[15]介绍：有人用本方加板蓝根、秦艽治疗过敏性紫癜 33 例，痊愈 29 例，显效 2 例，无效 2 例。7 天为一疗程。治愈的 29 例均经过 2～4 个疗程治疗，其中 2 个疗程治愈者 13 例。刘氏[49]用本方加减治疗严重脱发症患者 3 例，皆获痊愈。刘昌海用本方去枳壳、桔梗加菊花、决明子治愈幻视落雨症 1 例，服药 3 剂显效，共服 11 剂诸症消失。有人用本方加减治疗银屑病[50]、四肢骨折[51]。张氏[52]去桔梗、牛膝加延胡索、制乳香、制没药、紫丹参治疗带状疱疹后遗神经痛 18 例，随证加减全部治愈，服药均在 9～24 剂之间。

药理研究

1. 对循环系统的影响有人用动物实验研究表明，本方能够改善高分子右旋糖酐造成的大鼠急性微循环障碍，并可防止由于微循环紊乱而导致的血压急剧下降，提示本方具有活血化瘀改善微循环，增强组织器官血流灌注量的效应，从而为临床以本方加减用于瘀血病证及休克的抢救提供了药理学的依据[53]。

2. 对呼吸系统的影响崔氏用本方对家兔进行实验性呼吸窘迫综合征治疗的实验研究，通过测定 PaO_2 及肺脏形态学的观察，结果表明，本方有提高 PaO_2 与改善肺脏微循环的作用[54]。本实验研究为临床治疗呼吸窘迫综合征提供了一定的实验依据。

3. 抗炎作用冯氏等[55]用动物实验表明，本方与氢化可的松均有抗炎、对抗慢性肉芽肿生成的作用。但二者有区别，本方能显著升高肾上腺指数（$P < 0.01$），降低胸腺指数（$P < 0.001$），而后者除降低胸腺指数（$P < 0.001$）外，

不可降低脾指数（P < 0.05），本方在使胸腺萎缩的同时，可使肾上腺增大，据此推断其抑制肉芽肿形成的机制可能与增强肾上腺皮质的功能有关.

4. 对糖脂代谢的影响动物实验还表明，本方有降低血清胆固醇（P < O.01），但对血糖和血清甘油三酯均无明显影响[55].提示对高胆固醇血症患者可能有治疗作用。

其实本方在临床上的应用及药理研究远不止前述，限于笔者视野有限，叙述难免挂一漏万。舛谬错漏，请祈同道修补指正。

参考文献

①刘选清：【新中医】1984；（6）；29.

②杨东升：【国医论坛】1986；（3）；40.

③冼其岩：【新中医】1990；（5）；43。

④惠广喜：【河北中医】1988；（6）；39.

⑤陈永发：【新中医】1988；（10）；18.

⑥王道坦：【湖北中医杂志】1990；（2）30.

⑦夏昌辉：【新中医】1986；（11）；48.

⑧朱合申：【河南中医】1990：（1）；23.

⑨杨群玉：【新中医】1987；（5）；48.

⑩杨文英：【湖北中医】1988；（1）；15.

⑪王君：【陕西中医】1988；（2）；77.

⑫杨士录：【四川中医】1988；（1）；48.

⑬徐孝隆：【河北中医】1990；（1）；27。

⑭王志平：【新中医】1987；（3）；33.

⑮马有度：【医方新解】第一版，上海科学技术出版社1980；231.

⑯张宝兴：【河南中医】1987；（3）；13.

⑰赵家祺：【天津中医】1988；（3）；26.

⑱周长有：【江苏中医】1988；（5）；10.

⑲罗元方：【四川中医】1984；（2）；20.

⑳高跃先：【四川中医】1984；（5）；63.

㉑张鉴修；【中医治疗精神病】第一版，湖北人民出版社，1980；89.

㉒刘成璞：【江苏中医】1990；（5）；18.

㉓付中西：【中原医刊】1984；（1）；15～16。

㉔李春英：【北京中医】1990；（2）；45.

㉕孙会文：【中医杂志】1990；（2）；25.

㉖雷玉林等：【陕西中医】1990；（5）；221.
㉗谢维周：【新中医】1985；（7）；41.
㉘张暑光：【四川中医】1988；（4）；21.
㉙张相勋：【四川中医】1984；（3）；11.
㉚岳在文：【陕西中医】1984；（7）；45。
㉛王志斌：【河北中医】1988；（1）；16.
㉜藺振玉：【新中医】1976；（5）；55.
㉝周云芝：【新中医】1986；（11）；24.
㉞张醒民：【新中医】1979；（9）；44.
㉟来合计：【河南中医】1990；（1）；33.
㊱王建国：【辽宁中医杂志】1990；（5）；36.
㊲王振录：【新中医】1988；（4）；21.
㊳门成福：【河南中医】1984；（5）；46.
㊴黄熙理：【上海中医药杂志】1985；（1）；34.
㊵蒋序学：【福建中医药】1984；（4）；20.
㊶焦西安：【新中医】1989；（9）；44。
㊷郑华英：【河南中医】1984；（4）；39.
㊸姚得纯：【中医函授通讯】1988；（6）；21.
㊹杨现龙：【河北中医】1990；（1）；18.
㊺徐保华等：【浙江中医学院学报】1981；（1）；17.
㊻伊如姿：【上海中医药杂志】1988；（5）；22.
㊼秦得平：【陕西中医】1984；（10）；6.
㊽岳美中：【新中医】1978；（4）；18.
㊾刘学勤：【河南中医】1986；（1）；27.
㊿刘昌海：【新中医】1986；（2）；51.
(51) 陈丙均：【新中医】1987；（3）；28.
(52) 张学安：【国医论坛】1988；（2）；44.
(53) 樊巧玲等：【中成药】1988；（7）；29.
(54) 崔志永：【湖南中医杂志】1988；（3）；49。
(55) 冯英菊等：【陕西中医】1988；（3）；126.

公元一九九一年元月

6. 少腹逐瘀汤临床应用及药理研究述要

少腹逐瘀汤乃王清任《医林改错》之方，由当归三钱、赤芍二钱、川芎二钱、元胡一钱、没药二钱·研、五灵脂二钱·炒、蒲黄三钱、小茴香七粒·炒、干姜二分·炒、官桂一钱等组成。功能活血逐瘀、温经止痛，是活血逐瘀的代表方剂之一。本方制法有度，疗效可靠，爰将近年来国内应用本方及对本方药理研究的部分文献综述如下：

一、临床应用

1. 妇科疾病

《医林改错·少腹逐瘀汤》云："此方治少腹积块疼痛，或有积块不疼痛，或疼痛无积块，或少腹胀满，或经血见时先腰酸少腹胀；或经血一月见三、五次，接连不断，断而又来，其色或紫或黑，或崩漏，兼少腹疼痛，或粉红兼白带，皆能治之，其效不可尽述"。又云："更出奇者，此方安胎种子如神，每经见之日起吃，一连吃五副，不过四月必成胎……"。尽管王清任在书中没有谈及本方所治腹痛的性质，本方证的舌象和脉象及本方的加减法，但后世医家已作了全面补充：成氏等[1]报道，凡临床所见腹痛以少腹为甚，多见绞痛、冷痛、胀痛、刺痛，痛处不移或拒按，舌尖、边或舌体有瘀点或瘀斑，脉见沉弦或沉涩等，是使用本方的辨证要点。根据临床症状灵活加减：胸胁或乳房胀痛者加郁金、川楝子；少腹胀痛或冷痛者加香附、乌药、葫芦巴；腰膝酸软者加续断、寄生、牛膝、杜仲、巴戟天；气虚身倦乏力者去五灵脂、川芎加黄芪、党参、白术；带下色白、量多质稀，或四肢不温，便溏、面目虚浮者，去五灵脂、当归少用或不用，重用炮姜、官桂加苍术、白术、茯苓、芡实、炒薏苡仁；若积聚，少腹胀满或硬痛，按之有块者可加三棱、莪术，并可选用昆布、海藻、穿山甲、鳖甲等活血、软坚、消积之品。甚者可加用土元、水蛭、虻虫、全蝎、蜈蚣等；若见崩漏，量多有块，或淋漓不畅者，可加汉三七以化瘀，止血定痛；兼气虚者可加黄芪、党参、仙鹤草等益气化瘀止血。该作者还用本方加减治疗由瘀血所致月经量少、闭经、痛经、不孕、症瘕、堕胎小产等多种妇科疾病，皆获满意疗效。赖氏[②]治疗寒凝血瘀所致的痛经病首选本方加减。毕氏[③]辨证治疗不孕症 146 例，其中由瘀血阻滞者本方为首选方剂。叶氏[④]用本方加白芍、杜仲、续断、川牛膝治疗证属瘀血阻滞，肝肾不足型原发性不孕症，经来时服上方 5 剂，平时服温经汤，如法治疗四个月，痛经止，月经调而怀孕；治疗证属肝郁血瘀型继发性不孕症，经前服血府逐瘀汤去桔梗加香附、玫瑰花、路路通、月季花，经来时服本方加川楝子、乌药、丹参等，连服 5 剂，按此二方加减化裁经治半载，诸症悉除，月经正常而怀孕。要金保[⑤]报道：周淑英用本方加荔枝核、川楝子、蒲公英、车前子、金银花等治疗输卵管阻塞性不孕患者 22 例，在月经期每日一剂，连服 3～5 剂，经 1～4 个月经周期的治疗均怀孕。蒋氏[⑥]报道：以本方治疗因"子宫发育不全""子宫后倾""子宫慢性炎症并后倾"所致月经不调不孕患者 3 例，皆获痊愈。赵氏[⑦]用本方加艾叶、红花治疗证属肝郁脾虚、气滞血瘀、寒湿阻滞所致带下病 1 例，服药 10 剂带下减少，上方加苍术、白术、茯苓继服 10 剂，白带基本正常。吴氏[⑧]用本方加益母草治疗瘀血内阻、冲任不固所致产后崩漏症，服药 3 剂显效，守上方加党参、阿胶又进 3 剂崩止，后以八珍汤加艾叶、地榆调理一周而愈；用本方加阿胶、黄芪、怀山药、治疗证属气虚血滞，血不循经，瘀阻胞宫之崩漏症，服药 4 剂显效，原方去没药、赤芍、川芎，加乌梅、金樱子、继服 5 剂病愈。后以右归饮加黄芪、党参、地榆、乌梅、金樱子调治 10 天善后。林氏[⑨]用本方去炮姜加大黄、泽泻治疗证属瘀阻胞络、水湿内停所致产后浮肿、大便不通患者 1 例，服药 2 剂浮肿消退，大便畅通，少腹痛减，继服 3 剂症除，后服生化汤 5 剂而愈。李氏[⑩]用本方加莪术、薏苡仁治疗慢性附件炎 1 例，服药 5 剂显效，上方加杜仲连服 10 剂病除。马氏[⑪]用本方加牛膝、桃仁、三棱、莪术、丹参治疗卵巢囊肿患者 1 例，水煎服，早晚各 1 剂，服药 2 天后自觉腹痛下坠，经水来临，色暗红，挟有豆粒大小之血块，守方再进 4 剂，腹中包块消失。

2. 男科疾病

孙氏[⑫]用本方加黄精为基本方，治疗精液不化症 20 例，中医辨证属元气不足者其中精液常规检查伴有脓球（＋～＋＋＋）者 4 例，每日一剂。20 天为一疗程。基本加减：精液常规检查有脓球者加萆薢、石菖蒲、石苇、车前子；精液液化慢，精子活动力低下者加黄芪 30 克，淫羊藿 30 克；精子计数少者并服五子益肾丸补精益肾。治疗结果：治愈 17 例，其中疗程 20 天者 13 例，40 天者 4 例；有效 3 例，疗程均为 40 天。史氏 13 用本方（白芍易赤芍）加露蜂房治疗证由寒凝厥阴、血瘀气阻、宗筋失养所致阴痿病，服药 5 剂好转，共服 15 剂痊愈；用本方去炮姜、川芎，加附子、白芍、甘草水煎服，并用晚蚕沙一碗、葱白七段共捣炒热敷少腹，治疗寒凝肝脉所致的阴缩重症，敷药 2 小时腹痛减轻，继敷 3 剂而愈。有人⑪用本方加牛膝、补骨脂、乳香、桂枝治疗睾丸、阴茎内缩症，清水煎服，早晚各一剂，服药 2 天有效，守方继服 4 剂痊愈。又有人用本方去五灵脂、没药、蒲黄、加桃仁、红花、乌药、荔枝核、槟榔、川楝子、吴茱萸、黄芪、木香治疗睾丸痛连少腹（结扎手术后遗症），服药 3 剂病情大减，继服 3 剂疼痛未再复发。

3. 其他有人⑩用本方加减治疗阑尾炎手术后高热不退，服药 2 剂热退身凉，继服 2 剂诸恙痊愈。现代药理研究表明，本方能调节肠蠕动，促进肠内气体排出，有明显的镇静、解痉、止痛之功效。尤其溶解血栓、降低血液黏度，改善微循环，促进粘连病灶软化吸收而分离复位。故杨氏⑭用本方治疗证属寒瘀内阻型肠粘连患者 2 例，根据病情适当加味，分别服药 26 剂、27 剂痊愈。林氏⑮用本方加味治疗血栓性外痔 30 例，每日一剂，水煎分两次服，药渣内再加入开水待水温后坐浴熏洗。亦可将药一剂加工成粗粉，装入纱布袋内，加沸水待水温后熏洗，结果：痊愈 28 例，好转 2 例。治疗时间最长 8 天，最短 2 天，平均 3.6 天。王氏⑯用本方去干姜，加穿山甲、黄柏治疗前列腺肥大症，服药 10 剂，小便次数减少而尿量增加，上方去官桂加木通继服 5 剂，小便基本畅通，前列腺明显缩小，前列腺液常规检查正常，后以原方加知柏地黄丸善后；用本方加桑螵蛸、金樱子治疗由外伤所致尿失禁患者，服药 5 剂显效，原方加补骨脂、杜仲共服药 5 剂，尿失禁现象极少发生。董氏⑰用本方去没药加山楂、广木香治疗证属下焦虚寒、血瘀气阻所致消化不良患者，脘腹胀满、矢气频作、呃逆泛酸、畏寒便溏、小腹下坠的男性患者 1 例，进药 3 剂诸症大减，继进 3 剂病除。

二、药理研究

谢人明、冯英菊氏⑱用 SD 大鼠 40 只做动物实验，雌雄各半，均分四组，第一组为蒸馏水对照组，第二组为少腹逐瘀汤 8g／kg，第三组为少腹逐瘀汤

16g／kg，第四组为氢化可的松 70Mg／kg。除第四组皮下注射外，其余三组皆灌胃给药，其结果如下：

1. 本方对肉芽肿生成的影响；口服 8g／kg 和 16g／kg 的少腹逐瘀汤均极其显著的抑制塑料环所致的肉芽肿的生成，与对照组比较其抑制率分别为 29.40 %（$P < 0.01$）及 39.26 %（$P < 0.001$）。氢化可的松 70 mg／kg 皮下注射亦极显著地抑制塑料环肉芽肿生成，抑制率为 56，38 %（$P < 0.001$）。

2. 本方与氢化可的松抗炎作用的比较：二者都有显著的抗炎作用，但有许多差别，各组织脏器指数统计表明，氢化可的松非常显著地降低胸腺指数（$P < 0.05$），少腹逐瘀汤不降低，8g／kg 组尚有升高作用。氢化可的松有非常显著地降低脾指数的作用（$P < 0.01$）。而少腹逐瘀汤则无明显影响，氢化可的松尚有非常显著地升高肝指数和心脏指数的作用（$P < 0.01$）。少腹逐瘀汤在抗炎的同时，并不引起胸腺和脾脏两个免疫器官的萎缩，抑制其功能，有其独特的优越处。

3. 少腹逐瘀汤对血脂和糖代谢的影响：实验表明，少腹逐瘀汤对血清胆固醇、血清甘油三脂及血糖皆无显著影响，氢化可的松则有非常显著的升高血糖的作（$P < 0.01$）。该实验表明本方具有显著的抗炎作用，为本方在临床上治疗瘀血证及炎性包块提供了理论上支持。

参考文献

①成德水；【新中医】1978；（5）；27～30。

②赖祥林：【新中医】1987：（2）；14.

③毕德同：【山东中医杂志】1990；（2）；15.

④叶先芬：【安徽中医学院学报】1984；（3）；54.

⑤要全保：【河北中医】1990；（1）；43.

⑥蒋瑞峰：【新中医】1988；（5）；50.

⑦赵荣俊：【新中医】1988；（12）；31.

⑧吴永盛等：【湖南中医杂志】1990；（5）；18.

⑨林兴江：【新中医】1988；（12）；40.

⑩李军民：【河南中医】1988；（4）；11.

⑪马力行：【四川中医】1988；（4）；16.

⑫孙焕明等：【河南中医】1985；（2）；29.

⑬史学茂：【河北中医】1988；（4）；22.

⑭汤文学：【新中医】1989；（1）；44.

⑮林泽毅：【辽宁中医杂志】1990；（12）；26.

⑯王琦：【陕西中医】1988；6；270.

⑰董振华：【山东中医杂志】1984；（2）；11.

⑱谢人明等：【国医论坛】1988；（1）；34.

公元一九九一年七月

7.通窍活血汤临床述要

内容提要

本文根据近年来国内中医临床应用本方的部分报道文献，试从脑外伤、头痛、头晕，脑血管疾病，眼科疾病，疑难杂症四方面进行概述，根据本方的配伍，扼要阐述本方的治病机理。鉴于麝香药稀价高，阐述白芷代替麝香的新途径，为本方推广应用开阔前景。由于篇幅关系笔者只有摘要叙述。

通窍活血汤乃清代王清任《医林改错》方，由麝香三厘、赤芍一钱、川芎一钱、桃仁·研泥三钱、红花三钱、老葱三根·切、鲜姜三钱·切碎、红枣七个、黄酒半斤组成。功能通络开窍，活血、行血，是活血逐瘀的代表方剂之一。该方制法有度药少力专，疗效可靠。经过一百多年反复验证，不仅保持了原有的青春活力，而且昌明不衰，而前景广阔。为了启发和拓展读者思路，再避前人未竟之域，笔者根据手头资料，爰将近年来国内中医临床应用本方部分文献综述如下。

临床应用

一、脑外伤、头痛、头晕

头痛、头晕可见于现代医学多种疾病之中，脑外伤者多见，内科杂病者常有，其病机错综复杂，大凡属瘀血证者，用本方或以本方加减治疗多获卓效。李氏[①]用本方治疗 84 例血管性头痛患者，其中脑外伤型 20 例，由颅脑损伤或手术所制者以本方加减；外伤癫痫性合定痫丸加减；伴肝火痰热阻塞心窍者，以本方合龙胆泻肝汤、涤痰汤加减；伴肝肾阴虚，肝阳上亢，扰动心神者合左归丸加减；伴脾肾虚弱，运化失常，胃失和降，气血两虚者以本方合六君子汤加减；伴有痰浊者合半夏白术天麻汤加减；伴气虚者合补中益气汤加减；伴血虚者合四物汤加减；伴肾虚者合大补元煎加减。以上各型患者，一般服药 10 剂为一疗程，结果：痊愈 28 例，占 33.33%；显效 26 例，占 30.96%；好转 23 例，占 27.38%；无效 7 例，占 8.33%。总有效率为 91.67%。患者王某，因车祸头部被砸伤，并有脑浆流出。经外科开颅清创手术后，头痛剧烈难忍，成阵发作，张氏[②]用本方去老葱、黄酒，（白芷代麝香）加地龙、五味子、细辛、当归、黄芪、煅龙骨治疗，服药 3 剂症减，继服 3 剂头痛痊愈。遂以上方去细辛、生姜又服 6 剂，随访一年，健康如常。黄氏[③]用本方合小柴胡汤化裁：桃仁 15 克，柴胡 15 克，黄芩 15 克，川芎 15 克，僵蚕 15 克，赤芍 15 克，生姜 10 克，牛膝 10 克，青皮 10 克，麝香 0.3 克（冲），葱 3 根。治疗丛集性头痛 1 例，服药即效，继服一周后痊愈。孙氏[④]用本方治疗丛集性头痛，服药 2 剂显效，继服 3 剂告瘥。吴氏[⑤]用本方加柴胡、僵蚕、丹参、全蝎、当归治疗顽固性头痛（气滞血瘀型）服药即效，共服 7 剂，25 年痼疾根除。杨氏[⑥]用本方减红花、大枣加黄芩、全蝎、蜈蚣、僵蚕、甘草治疗顽固性头痛患者，服药一剂症减，继服 3 剂显效，又服数剂 10 年头痛病瘥。王氏[⑦]用本方加减治疗脑震荡、颅底骨折所致神志时清时昧，清醒时叫呼头痛欲裂的患者，服药 2 剂症减，守方化裁继服 3 剂痊愈。朴永日等[⑧]治疗脑震荡 32 例，皆用本方加减：丹参 10～15 克，石决明 20～25 克，赤芍 15～20 克，桃仁 15～20 克，川芎 10～25 克，红花 10～25 克，菊花 10～25 克，牛膝 10～25 克，麝香（冲）0.2 克，（或用白芷 10～15 克代之），葱 3 根，姜 3 片，大枣 3 枚。晕厥期加服至宝丹。中期头痛眩晕加天麻、石菖蒲；胸闷恶心呕吐者加半夏、竹茹；烦躁发热惊厥抽搐者加紫雪丹，并加牡丹皮、黄芩、黄连、山栀子。恢复期见头痛目眩，神情呆滞者加石菖蒲、远志、红参、酸枣仁、茯神；纳呆者加六君子汤；心悸耳鸣，智力迟钝者加杞菊地黄汤；肢体麻痹者加黄芪、地龙、当归尾。每日一剂，重证者日服2剂。结果：痊愈12例，显效10例，好转8例，无效2例。肖氏[9]用本方去川芎、黄酒加三七粉（冲）、大黄、牛膝、夏枯草、天竺黄、黄芪、太子参、黄芩（文火煎浓汁鼻饲给药）抢救脑外伤性昏迷患者3例，均获成功。陈氏[10]用本方去麝香、生姜、黄酒加当归尾、乳香、没药治疗因脑部挫伤蓄瘀证所致神经异常，胡言乱语，神志恍惚的患者1例，连服15天后，精神恢复如故。马氏[11]用本方去麝香、姜、葱、黄酒加乳香、没药、土元、石菖蒲、琥珀（冲）朱砂（冲）治疗头外伤所致瘀血头痛，只服药3剂显效，继服3剂病除。吴氏[12]用本方加减治疗头部外伤所致头痛、头晕，疗效满意。周氏[20]用本方加当归治疗1例脑外伤致笑症，1剂药尽，是晚笑止安睡，继进1剂诸症竟愈。后以逍遥散加佛手3剂善后。

二、脑血管性疾病

谢长彦[13]用本方加减治疗脑血管性痴呆7例，基本方：赤芍12克，当归12克，葛根12克，川芎6～10克，桃仁10克，红花各10克，麝香0.2克（冲），黄芪30克，枸杞子15克，山楂15克，大枣5～10克，生姜3克。头晕加天麻、夏枯草；耳鸣、耳聋加蝉蜕、熟地；语言不利加路路通、木蝴蝶；失眠健忘加酸枣仁、丹参、琥珀；烦躁易怒加菊花、鳖甲、炒栀子；兼阴虚者加制首乌、生地；兼气滞者加枳壳、木香；兼痰浊者加竹茹、远志。治疗结果：显效5例，有效2例，总有效率为100%。黄九龄[14]用本方加茯苓、桂枝、炙远志、怀牛膝、饮时酌加白酒，治疗脑血栓后遗症，连服30剂，病情明显好转，原有口眼歪斜，口角流涎消失，语言清利，二便自控，上肢肌力由Ⅱ级恢复到Ⅲ级，下肢正常能扶杖行走，后改服鹿角丸善后；该作者又用本方加枣仁、牛膝与白酒（50毫升）同煮，治疗脑梗塞患者，以上方增减服药一个月，原有头痛、呆笑悲伤欲哭等症状消失，可准确推算100以内之加减乘除法。继服半月，步履较前稳健，可扶杖行走。遂改服天王补心丹及右归丸治之，后复查心、脑电图均正常。吴协兵[15]用本方去麝香、老葱加郁金、木香、石菖蒲、炙远志、甘草治疗脑血栓后遗症患者，服药5剂见效，以原方加减继服35剂，语言正常，步态自如。

三、眼科疾病

黄氏[14]用本方加枳壳、珍珠母、怀牛膝、治疗由外伤所致眼球后锥样刺痛的患者，服药 4 剂，眼痛便除，继服 2 剂巩固，随访一年，视力由 1.0 增至 1.5。王氏[16]用本方治疗眼睛出现闪辉性暗点患者 31 例，药物剂量为：赤芍 15 克，红花 15 克，川芎 30 克，桃仁 20 克，老葱 3 根，生姜 12 克，大枣 7 枚、麝香 0.15 克，（冲）黄酒二两为引。连服 6 剂为一疗程，根据病人具体情况可酌情服用西药维生素 B^1、B^6 等。结果：痊愈 26 例，有效 4 例，无效 1 例。痊愈病人中服药最少者 3 剂（2 人），最多者 24 剂（3 例），平均 13.6 剂，同时随访 1～7 年无复发。乔氏[17]用本方加当归、丹参、怀牛膝，田三七（研末冲服）治疗左眼视网膜中央动脉阻塞 1 例（中医诊断暴盲、瘀血阻络、血行不畅），共服 30 剂，左眼视力由原来的 0.02 恢复到 1.2，眼底病变消失，1 年后随访视力正常。余氏[18]用本方（白芷氏麝香）加减治疗暴发火眼数例，一般报 2 剂显效，继服 2～3 剂痊愈。

四、奇难杂证

王清任在《医林改错》中为本方所例治症目，包括脱发、耳聋、白癜风、槽鼻子等 14 种疾病，后世医家验证于临床多有奇效。应用于其他奇难杂症疗效颇佳。如孙会文 4 用本方治疗白癜风患者，服药 15 剂显效，继服 15 剂痊愈；治疗胃神经症，服用本方 10 剂原来所有症状消失，随访半年无复发；用本方治疗酒糟鼻、舌尖发麻、扁平疣、斑秃等病都取得了卓越疗效。江氏[19]也报道了用本方治疗斑秃的经验。吴氏[15]用本方加减：赤芍、川芎、石菖蒲、桃仁、牛膝、藏红花、全当归、生姜、大枣，治疗外伤性鼓膜穿孔患者 1 例，服药 6 剂，伴随症状消失，又以原方增损继服 25 剂听力恢复正常，五官科复查鼓膜穿孔已愈合。张氏[21]用本方（白芷易麝香）加桂枝治疗口出臭气症，连服 10 剂，2 年顽疾根除。刘氏[22]用本方加白芷、大贝、炮山甲、牡丹皮、地丁、甘草，治疗筛窦癌手术摘除后球后转移患者 1 例，连服 100 剂，诸症渐次消失。有人[23]用本方加丹参、甲珠、郁金、黄芪、当归、石菖蒲共为细末分装胶囊，每次 3 克，每日 2 次，饭后用生姜 3 片，葱白 3 根，大枣 7 枚，黄酒适量，与水各半煎汤送服，治疗一氧化碳中毒后遗症患者 11 例，结果：显效 7 例，好转 3 例，无效 1 例。又有人[24]用本方减大枣、黄酒、赤芍，加石菖蒲、郁金、当归、丹参、生大黄治疗慢性反复发作型肝昏迷患者 1 例，服药 3 剂后清醒如常人。以后每有类似症状即服此方 3～5 剂见效。为防止复发，每旬服 3 剂，连服 3 个月，一年未复发。张氏[②]用本方去大枣、姜、葱、黄酒（白芷代麝香）加地龙、菊花、葛根、金银花、细辛治疗脑炎后遗头痛患者 1 例，服药 3 剂显效，继服 3 剂症除，原方去细辛又服 3 剂痊愈。也有人[㉕]报道用本方合真武汤加减治疗脑导水管梗死的病例。

五、结语

综上所述，本方治疗头部瘀血病症确有卓效，改变精神异常（如肝昏迷、痴呆、发笑等）与其活血通窍，醒脑安神的作用有关。从方药组成方面，其中麝香可去血分之瘀滞，宣诸窍之不利，开经络之壅塞，为方中主药，现代医学认为麝香含麝香酮等成分，能兴奋中枢神经系统，具有一定的抗菌、抗炎和促进腺体分泌及兴奋子宫的作用。与姜、葱、黄酒配伍，更能发挥赤芍、川芎、桃仁、红花活血通络的作用。鉴于目前麝香药缺价高，对本方的运用有一定限制，但有些医家（②、⑧、⑱、㉑）用白芷代替麝香，并取得了较好的临床效果，为解决麝香的短缺开辟蹊径，值得借鉴。白芷是否能取代麝香的药效作用，还有待今后药理研究和临床验证。

其实，本方在临床上的应用，还不止前述，由于笔者视野有限，叙述难免挂一漏万，舛谬错漏，请祈同道师友修补指正。

参考文献

①李泰：辨证分型治疗 84 例血管性头痛的体会【河北中医】1988；（5）；1.

②张学林：通窍活血汤治疗头痛【四川中医】1988；（2）；29.

③黄玛丽等：丛集性头痛【四川中医】1988；（3）35.

④孙会文：通窍活血汤治验举隅【河南中医】1983；（4）；35.

⑤吴健：通窍活血汤治疗顽固性头痛【新中医】1987；（10）；7.

⑥杨世全：通窍活血汤治疗顽固性头痛【四川中医】1984；（4）；69.

⑦王占瑛：活血化瘀法在疑难病中的运用【中医杂志】1990；（9）；6.

⑧朴永日等：通窍活血汤治 32 例脑震荡【新中医】1987；（5）；10.

⑨肖鸿德：通窍活血汤加味治疗食外伤性昏迷【河南中医】1989；（2）；29.

⑩陈炳均：活血逐瘀法在骨伤科的临床应用【新中医】1987；（3）；28.

⑪马力行：瘀血性头痛治验【四川中医】1984；（1）；49.

⑫吴利君：眩晕从瘀论治二则【湖南中医杂志】1991；（1）；39.

⑬谢长彦：通窍活血汤加味治疗脑血管性痴呆 7 例报告【国医论坛】1990；（4）；30.

⑭黄九龄：通窍活血汤治疗脑溢血眼外伤脑梗塞【四川中医】1988；（1）；11.

⑮吴协兵：通窍活血汤新用二则【新中医】1991；（2）；46。

⑯王殿祥：通窍活血汤治疗闪辉性暗点症【新中医】1988；（4）；16.

⑰乔松堂：通窍活血汤加味治疗左眼视网膜中央动脉阻塞 1 例报告【河南中医】1988；（4）；34.

⑱余孟学：通窍活血汤加减治愈暴发火眼【四川中医】1984；（3）；52.

⑲江长康：斑秃一例治验【四川中医】1984；（5）；37。

⑳周应征：外伤致笑症【湖南中医杂志】1990；（1）；40.

㉑张相勖：久病必瘀的临床体会【四川中医】1984；（3）；10、

㉒刘玉章：【国医论坛】1987；（3）；36.

㉓刘启明：通窍活血汤加味治疗一氧化碳中毒后遗症 11 例【山西中医】1990；（5）；25.

㉔刘长世：活血化瘀法在肝病中的临床应用【新中医】1989；（4）；26.

公元一九九三年三月

$8.$子年话鼠漫谈鼠的医用价值

在猪年即过，鼠年来临之际，笔者漫谈鼠的医用价值以飨读者，以此提高对鼠类医用价值的认识，以期开发鼠类药物资源，变废为宝，既减轻鼠害，又造福于人类。

鼠的种类很多，我国以褐家鼠、黑家鼠、黄胸鼠为多见。其盗食粮食，咬坏衣物，破坏建筑，有些还能传染疾病。是人们所公认的"四害"之一。自古以来，我国流传下来的十二生肖却以鼠（子）为首，其中还有一个玄妙的说法；据说各种动物与十二地支的配合是按动物足爪的奇偶与十二地支的阴阳属性相配的。在十二地支中，子、寅、辰、午、申、戌属阳；丑、卯、巳、未、酉、亥属阴。凡地支属阳者配足爪奇数的动物，属阴者配足爪偶数的动物，所以，鼠、虎、龙、马、猴、狗除马是单蹄外（也属奇数），都是五爪，分别配六阳支；牛、兔、羊、鸡、猪的爪是偶数（蛇无足，其舌是分岔的），分别配六阴支，十二生肖为什么以鼠为首呢？因鼠有个极其绝妙的特点，它的前足是四爪（属阴），后足是五爪（属阳）半夜子时是深夜11时～凌晨1时这个时辰，跨越两天，也是阴阳交替的时辰，老鼠刚好属于这个属性（前足属阴，后足属阳），所以鼠配子，居十二生肖之首。

长期以来，人们大多只知道鼠的危害，而忽视了它的医用价值，其实我国很早以前就有用老鼠治病的记载了。《本草纲目》："牡鼠同石灰捣收，敷金疮，肉，炙食，治小儿寒热诸疳"。《产后方》："下乳，作臛与食"。《本草图经》："主骨蒸劳极，四肢羸瘦，杀虫。亦主小儿疳瘦，以酒熬药"。《日华子本草》："治小儿惊痫疾，以油煎令消，入蜡，敷汤火疮"。《别录》："牡鼠，疗踒折，续筋骨，捣敷之，三日一易。肉，小儿晡露（疳）大腹，炙食之"。唐代医药学家孟诜（约621～713）长于食疗和养生，谓"牡鼠主小儿痫疾、腹大，可以黄泥裹烧之，细拣去骨取肉和五味汁作羹与食之"。可见历代医家已有用鼠治病的丰富实践经验。

总之"鼠味甘性平"具有"治虚劳羸瘦，腹胀、小儿疳疾、烫伤、折伤、冻疮、疮肿"等功能（《中药大辞典》）。用其治疗疾病的单方、验方在很多医籍中已屡见不鲜。如治水鼓石水：用鼠一只，剥皮细切煮粥，空心服之，（《食医心镜》）。治小儿癥瘕，煮老鼠肉汁，煮粥与食，（姚和众）。治汤火伤疮：1、小鼠泥包烧研，菜油调涂之（《谈野翁试验方》）；2、初生小鼠，香油浸腐化，取涂（《本经逢原》）。治冻疮及折破疮：取腊月鼠一只，油一升，煎之使烂绞去渣，重煎成膏涂之（孟诜）。敷金疮出血：取无毛小鼠和石灰捣烂，作丸晒干，用时研末敷出血处（《陆川本草》老鼠药）。治疮肿热痛：以大雄鼠一只，浑用，清油一斤，黄丹五两熬膏外敷（《经验方》灵鼠膏）。治鼠瘘已有脓血者：取鼠一只，乱发如鸡子大，以三岁腊月猪油熬之，全鼠骨肉及发全尽，半涂之，半黄酒送服（《补缺肘后方》）。治鼻中外渣瘤已有脓血出者：用鼠头烧灰，以腊月膏敷疮上（《外台》）。治破伤风邪在表者，寒热拘急，口禁咬牙：用活鼠一只，铁线缚烧，阴阳瓦煅存性，研为细末一服，热黄酒调下（《医宗金鉴》雄鼠散）。治因疮中风，腰背反张，牙关口噤，四肢僵直者：鼠一只，和尾烧作炭，细研以腊月猪脂服之（《梅师集验方》）。

以上举例说明，历代医家不但对鼠的医用价值重视，而且并有丰富的临床经验。

此外，鼠皮、鼠肝、鼠胆、鼠肾（鼠睾丸）鼠脂亦有较高的医用价值，历代方书亦有详细的记载。鼠皮烧灰治痈疽口冷不合者；生剥鼠皮敷附骨疽，即追脓出（《本草纲目》）。治脓溃后疮不合口，烧鼠皮一枚，作末敷疮孔中（《千金方》）。鼠肝：可治难产（《本草经集注》）；捣涂之，治箭镞不出（《本草纲目》）。鼠肾：善治小儿急慢惊风，肝风火动，手足抽搐，鼠肾一对，辰砂几分，或以人参水煮服；治孤疝，鼠肾烘干研酒服（《贵州省中医验方秘方》）。鼠胆：点眼治青盲、雀目，滴耳治耳聋（《本草纲目》《圣惠方》《补缺肘后方》《卫生家宝方》均有记载）。此外，还有鼠脂合地龙汁调青盐治耳聋的方剂（《圣惠方》滴耳鼠脂方）。

近年来，中科院专家们研究发现，生长于青海高原的鼢鼠，其骨是虎骨的理想代用品，鼢鼠性喜拙洞，对草原和农作物危害严重。长期以来，牧民将其作害兽灭治。其骨性微温，味辛咸，有散寒止痛、舒筋活络、强筋健骨及增强机体抗病能力的功效。专家们还认为，鼢鼠骨不仅具备虎骨的功效，而且效力较快，目前已开发出鼢鼠制剂（1996 年 1 月 25 日【中国医药报】一版曾作详细报道）。笔者从【老年春秋】杂志（1993 年 X 期 35 页）用"地鼠散"治疗食道癌的报道。

笔者还亲眼看见了用老鼠根治"绒毛癌"的病例，并撰写成文以便交流，爰将摘要赘列于后："豫东小镇——倒栽槐乃沈、项、淮三县要塞，南临沙颍河与项城两岸相望，东靠马家沟与沈丘一桥相通。十三村相连，人口逾万，隶属淮阳（古称陈州）所辖。大千世界无奇不有，'老鼠治绒癌，沉疴立起'……已为小镇传闻，此闻虽近于荒诞，而确系实事，余经数年追访，患者安然无恙。以便同道验证或实地考察。肖门刘氏，年逾不惑，1977 年孟春来诊，自诉停经 4 个多月，3 月前某医院作妊娠试验阳性。近月余阴道反复出血，忽多忽少，连更数医，症状如故，即诊：腹检宫体大如 6 月怀胎，触无胎体，听无胎音，诊为'葡萄胎'建议去上级医院作手术治疗。淮阳县医院行宫体及附件全切术。术后低热不解，体温多在 37.5～38℃之间，多次用药乏效，日渐虚衰。月余阴道复出血，医院检查：转为'绒毛上皮癌'，且时至家资告罄，诸医一筹莫展，惟返家待毙。归途中听人言：'黄胶泥煨老鼠，待鼠熟食其肉可愈'。归后如法，一次症轻，共食 7 只鼠肉病除，结合调养，月余康复如初。年近 20 载，迄今健康无恙。"笔者由于资料较少，视野有限，不能尽述老鼠治病的功能。总之从历代医学方书记载来看，老鼠的医用价值不可低估，应在临床中反复验证，不断总结充分发挥其医用价值。

有些动物或植物，当未发现它的有用价值之前，往往不引起重视，甚至认为是有害之物。一旦发现它的宝贵用途时，就可以变废为宝。如甲鱼、乌龟 20 世纪 60 年代初，在鱼肆中无人问津，有些地方还视为不祥之物，现在已成为高级餐桌上珍贵佳肴；水蛭、蟾蜍、蚂蚁等动物，以前人们对其不屑一顾，现在已发现它们有较高的医用价值而身价百倍。天然资源日渐减少，有些地方还办起了专业养殖场。笔者认为，通过此文，以期提高读者对老鼠医用价值的认识，开拓思路，大胆实践，使其变废为宝，为人类造福，老鼠一旦被开发利用，也和甲鱼、水蛭一样会成为"稀有动物"。到那时，鼠害也自然会减少了。

公元一九八三年十二月

9.未年话羊漫谈羊医用价值

马年奔腾而去，羊年欢快而来，新春伊始，略谈羊的医用价值，以飨读者。

中华民族自古就有养羊的习惯，山羊、绵羊遍及全国各地，羊肉及其脏器是餐桌上的美味佳肴，人所共知，要讲它的医疗作用，并不是每个人都能回答出来的 。只知道羊肉是美食，医疗作用常被忽视。

羊肉甘温，入脾肾二经，能益气补虚，温中暖下，主治虚劳羸瘦，腰膝酸软，产后虚冷，腹痛寒疝，中虚反胃，张仲景创"当归生姜羊肉汤"（《金匮要略》），是治疗产后虚劳的名方。羊肉配蒜薤食之不但益肾气、强阳道（《食医心镜》），又治反胃朝食暮吐（《孟诜秘效方》）；配甲鱼加糖盐炖服可治久疟（《浙江中医杂志》1：1959）；配当归、干姜、生地黄煎服治崩中去血，积时不止（《千金方》）；与莨菪末煎服治胃寒下利（《外台》）。《金匮》"有缩热者不可食"之名言，《医学入门》有："素有痰饮者食之骨蒸"之警句，故外感时邪或有缩热、痰饮者忌服。羊心甘温，能解郁补心，煲食可治膈气、心虚惊悸。羊肝甘苦性凉，入肝经能益血、补肝、明目，善治肝虚目暗昏花、雀目、青盲、翳障。羊胆苦寒，能清火、明目、解毒，蜜入于内悬檐下待霜出，用霜点眼可治一切暴赤目疾；与茵陈、大黄、秦艽、白鲜皮、木通煎服，善治黄疸；与青黛、马勃、川贝、牛膝煎服可治喉头红肿，胆汁导入肛中可通大便闭结。羊黄为胆中结石，功能清热、利痰、开窍、镇惊，可用作牛黄的代用品。羊肺甘平，补肺气，调水道，主治消渴、小便不利或频数，以杏仁（研）、柿霜、真酥、真粉、白蜜灌入其中白水煮食可治久咳肺燥，肺痿。羊肾甘温，能补肾气，益精髓善治肾虚劳损，腰脊疼痛，足膝痿弱、耳聋、消渴、阳痿、尿频、遗溺，与肉苁蓉作羹，著入食盐、葱白、五味末空腹服食，可治五劳七伤，阳气虚弱，腰脚无力等症。羊外肾（睾丸）善补肾虚，益精、助阳，主治肾虚腰痛、消渴、带下、疝气、睾丸疼痛，小便频数，与小茴香、胡芦巴、破故纸、龙骨、木香、胡桃肉为丸可治遗精梦漏；与鹿茸、菟丝子、茴香为丸善疗肾虚阳痿。羊胃甘温，善补脾胃，煮烂空腹服食可治消渴；烧炭为末香油调敷善治瘰疬；与白术煮服食可治久病虚羸，不能饮食，四肢烦热。羊胲子乃胃中草结入胃经能解百草药毒，与平胃散、大枣为伍煎服可治噎膈反胃。羊脑善治风寒入脑，头痛久治不愈，与芒硝外敷可治小儿丹瘤；与新酒酢调和可涂足指内刺；与胡桃脂、头发炭、胡粉调膏又可接骨续筋。羊靥（羊的甲状腺体）甘淡无毒，与坤布、海藻、通草、海哈作丸可治胸膈满塞，咽喉颈项渐粗。羊乳甘温，温润补虚，内服可治虚劳羸瘦、消渴、反胃呕逆，外涂可治漆疮。羊脂甘温，能补虚润燥，祛风化毒，与生地黄汁、生姜汁、白蜜合煎入酒饮，可治产后诸病虚羸；与大枣、醇酒合浸，食枣肉善治虚劳口干；与牛脂温酒频化服之，可治卒汗不止；与腊、阿胶作粥服之可治久痢不瘥。羊血咸平功能止血，祛瘀。鲜血热饮可止九窍出血，又治产后余血攻心或下血不止；煮熟醋拌服食，可治大便出血；血块烧炭与血余炭、黄芩末外敷可止外伤出血。羊胰与大枣浸酒，饮之可治远年久咳；用醋洗净煮熟空腹服食，善治妇人带下。羊脬（羊的膀胱）入补骨脂焙干为末服之，可治下虚遗尿。羊骨与良姜、生姜、草果、陈皮、食盐等煎汤内服，可治虚劳腰膝无力；嫩羊骨煮烂同蒜齑服食，并少量饮酒可治肾脏虚冷，腰脊难转。羊胫骨浸酒服可治筋急挛痛；与干姜、厚朴作丸米汤送服，可治脾不摄精白浊。羊骨烧炭为末榆白皮汤调下，可治膏淋；与鹿角炭为末蜜丸可治小儿洞泄、下痢不瘥。羊骨髓益阴补髓，润肺泽肌。与熟羊脂、白蜜、生地黄汁、生姜汁熬膏，服用可治虚劳腰痛、咳嗽、肺痿骨蒸；与白蜜、甘草同煎，收膏含服治消渴口干；调青粉外搽可治白秃头疮。羊蹄骨中髓调胡粉可敷小儿舌上生疮。羊蹄肉补肾益精，可治肾虚劳损。白羊头、羊蹄与胡椒、荜茇、干姜加葱豉煮食可治五劳七伤。羊皮去毛煮羹可补虚劳，并去肺中ң்风；干皮烧炭冲服又治蛊毒下血。山羊须与甘草、荆芥烧存性入轻粉，香油调搽可治面上生疮、耳疮久不愈。羊胎与鹿胎、紫河车同入六味地黄丸中，善治肾虚羸瘦。羊角咸凉入心、肝二经，具有清热、镇惊、明目、解毒之功效。可用作羚羊角的代用品。（以上资料均搜集于《中药大辞典》中相关各条）。

其实，羊的医用价值还不仅如此，由于笔者视野有限，临床经验较少，舛谬错漏，有待同道补正。

公元一九九零年十二月

10.五运六气概况

"五运六气"简称"运气"，是我国古代研究天体运动、气象变化及自然气候的变化，对生物（包括人体）所产生影响的学说。自然界气候变化与人体生理、病理相互联系的理论，充分体现了"人与自然界相参"的整体观念。

五运六气学说的建立，是在整体观念的基础上，以阴阳五行为核心，以六气（风、寒、暑、湿、燥、火）、三阴三阳（厥阴、少阴、太阴、少阳、阳明、太阳）为理论基础，以天干、地支为推演符号，用来解释自然界万物的变化规律，其内容丰富，涉及面广，我国古代的天文、气象、医学、历法等，无不依其为说理依据。

我国古代的三坟之一《黄帝内经》中，对五运六气的记载甚为详尽。《内经》中记载五运六气的内容主要见于《素问·六节脉象论》《素问·天元纪大论》《素问·五运行大论》《素问·六微旨大论》《素问·气交变大论》《素问·五常政大论》《素问·六元正纪大论》《素问·至真要大论》等篇中，为历代医家所重视。对中医学的发展起到一定的推动作用。中医针灸学中的"灵龟八法""飞腾八法""子午流注"等无不以五运六气学说为理论基础。它们能巧妙地根据五运六气的原理，把自然界的气候变化以及人体经气盛衰的变化有机地结合起来，按日、按时开穴，从而使针刺部位、手法、时机三者融为一体，使针灸治疗达到致精致微的境地。在对疾病的诊断、治疗、和对疾病的预测方面都起到了主导作用。我们学习和研究五运六气学说的目的，主要是掌握自然界气候变化对人体的影响，和发病规律，从而指导临床诊断、治疗、和对疾病预后的推测。

由于五运六气学说是我国古代文化的一部分，其文义深奥，内容丰富，变化无穷，很少有学者通精者，所以，历代对五运六气学说的看法不一。有持肯定态度的，也有持否定态度应该废弃的。《素问·五常政大论》强调说："必先岁气，无伐天和"。指出：治病必须注意自然界气候的变化，同时在用药上也不要违反自然界气候变化的规律。1978年，"江苏省中医内科提高班"开学典礼上，中华全国中医学会副会长邹云祥教授曾指出："不了解五运六气学说就不了解祖国医学"，并对太阳黑子11年的活动变化周期，分析了五运六气的科学性。（引自【新中医】1981第5期第29页）

近年来，由于对宇宙节律性变化，对生物活动和生理变化的研究进展，关于四时气候变化对人体的影响，日益引起世界学者的重视，为此，对我国古代"五运六气"学说的发掘和研究很有必要。

一、运气学说的一些基本概念

（一）五运六气

五运是宇宙间木、火、土、金、水五类物质元素的运行。是形成气候变化的地面因素，它来自东、南、西、北、中五个方位，合并对应一年的五时（春、夏、长夏、秋、冬），而产生风、暑、湿、燥、寒等五气的更叠变化，所以，《素问·五运行大论》说："天有五行御五位，以生寒暑燥湿风。"在天的五气，又不断下降到地面，成为木、火、土、金、水，促进生物生长化收藏，《素问·五运行大论》又说："东方生风，风生木，南方生热，热生火，中央生湿，湿生土，西方生燥，燥生金，北方生寒，寒生水。"说明了，五方生五行，五行化五气，五气转化为五行的道理。五行学说就运用五行生克制化的原理，探索自然界气候的变化规律。

六气是风、寒、暑（热）、湿、燥、火六种气候。因暑与火性质相同，所以六气中的火分为"君火"和"相火"。这六种气候分别表现于一定的时令季节，与自然界阴阳的消长的规律一致，故六气与三阴三阳结合为：风化厥阴、热化少阴、湿化太阴、火化少阳、燥化阳明、寒化太阳。即六气分主一年的六季，。六气应时而至是为正常气候；若非其时而至，则为六淫邪气。

五运六气是研究日月运行，运用五运和六气的相互化合，及其有节律的运动规律来说明自然界气候变化的规律，及其对生物和人体的影响，从而找出人体的发病规律。

（二）五运六气对人体的影响

五运六气是天地日月的运行，和五种物质（木火土金水）的运动所产生的六种不同气候变化，而人体则有五脏六腑和三阴三阳六经之气的运行。五脏六腑之气与六经之气的运行，与自然界的变化类同相应（天人相应），故古人把人体比喻为"小天地"，自然界气候的变化直接影响着人体的生命活动，形成了自然界与人体的统一关系。如《灵枢·顺气一日分为四时》篇中说："春生、夏长、秋收、冬藏，是气之常也，人亦应之，以一日分为四时，朝则为春，日中为夏，日入为秋，夜半为冬。朝则人气始生，病气衰，故旦慧；日中人气长，长则胜邪，故安；夕则人气始衰，邪气始生，故加；夜半人气入藏，邪气独居于身，故甚也……"。《素问·宝命全形论》又说："人能应四时者，天地为之父母"。"应"即适应调节之意，是说四季正常的变化中，春暖、夏热、秋凉、冬寒，生物在这种变化的影响下即会有春生、夏长、秋收、冬藏的变化过程。即人体则产生"天暑衣厚则腠理开，故汗出，天寒则腠理闭，气湿不行，水下注于膀胱则为溺"的反应。

气候不但在一年四时的变化中对生物产生影响，即使在一日之内也是如此，随着昼夜晨昏的变化，人体的阴阳气血也随着相应的调节，如《素问·生气通天论》说："故阳气者，一日而主外，平旦人气生，日中而阳气隆，日西而阳气始虚，气门乃闭。"气门即汗孔，又称玄府，为人体散发热量，调节阴阳平衡的主要途径，即是说，人体的阳气，白天运行于外，推动着人体脏腑的功能，并同时抵抗外邪，保护体表，早晨阳气初生，中午阳气隆盛，到夜晚则阳气收敛，便于休息恢复精力，故中医学又有"阳入于阴则寐"的说法。其他生物也是如此，鸡黎明则啼，晨则出巢，晚则入宿。如植物苏叶朝则提，暮则垂，花生叶朝则开，暮则合等，都说明了由于运气的影响，而产生不同的变化规律。

五运六气不但有"年节律""月节律""日节律"，而且还有"时节律"，由于阴阳消长和运气变化的不同，而形成昼渐热，夜渐寒的气候规律性变化，临床上所见热病，多见"朝轻暮重"；肺痨多见"日晡潮热"；脾肾泄，多见于黎明；老人寒咳多起于夜半，都说明了人体生理随运气的变化而改变。这种现象，现代科学称为生物钟现象，充分证实了我国的五运六气学说早就孕育了生物钟的内涵。在运气学说的指导下，中医在预防、治疗疾病中，不但考虑人体本身的病变，又要考虑到气候因素，地理环境对人体的影响，形成了人与自然界的整体观。

（三）干支甲子

干支甲子不但是古人用以纪年、月、日、时的符号，同时又是五运六气的推演符号和说理工具。天干是十天干，支是十二地支，甲子是干支的结合。

1. 天干：甲、乙、丙、丁、戊、己、庚、辛、壬、癸，称为十天干。十天干以阴阳五行配属，按十天干顺序排列，逢单为阳干，逢双为阴干。甲乙属木，丙丁属火，戊己属土，庚辛属金，壬癸属水。这是按阴干、阳干依次配偶，又根据五行相生推演而来。

2. 地支：子、丑、寅、卯、辰、巳、午、未、申、酉、戌、亥，古人用以纪十二时辰的，称为十二地支，地支也有阴阳五行配属，单数为阳支，双数为阴支，寅卯属木，巳午属火，申酉属金，亥子属水，辰戌丑未属土，此是据土旺于四时，余按时序根据五行相生的规律推演而来。

3. 甲子：是天干的第一干，"甲"，地支的第一支"子"相结合而命名的，用以纪年的符号。甲子中的天干，主五运的盛衰，甲子中的地支司六气的变化，

天干地支五六相合，阳干配阳支，阴干配阴支，构成六十年一个气候变化的大周期，称为

六十甲子。（如表1）

表1　六十甲子

天干	甲	乙	丙	丁	戊	己	庚	辛	壬	癸
地	子	丑	寅	卯	辰	巳	午	未	申	酉
	戌	亥	子	丑	寅	卯	辰	巳	午	未
	申	酉	戌	亥	子	丑	寅	卯	辰	巳
支	午	未	申	酉	戌	亥	子	丑	寅	卯
	辰	巳	午	未	申	酉	戌	亥	子	丑
	寅	卯	辰	巳	午	未	申	酉	戌	亥

4.十天干统运

所谓统运，即大运，也称中运，统司一岁之气，五运是形成一年的气候变化的主要因素。十干统运是按前后五干重叠排列，即：甲乙木、丙丁火、戊己土、庚辛金、壬癸水。按五行相生的规律推绎而来。（如表2）

表2　十天干统运

年干	甲己	乙庚	丙辛	丁壬	戊癸
五运	土	金	水	木	火

附十天干统运歌：

甲己化土乙庚金，丁壬化木尽成林，

丙辛化水滔滔去，戊癸南方火炎侵。

5.十二地支化气

即十二地支分主六气，子午为热，丑未为湿，寅申为火，卯酉为燥，辰戌为寒，己亥为风，十二支构成各年的年支，决定着各年司天在泉之气，（如表3）此按前后六支重叠排列，从君火开始据五行相生推绎，但要注意君相二火夹一土的情况；司天之气定后与相对的在泉之气，除相火与风木外，均可按五行相生推算。从表3可以看出，司天、在泉是互倒的。以上所说的推算演绎法，是从便于掌握和记忆而言的。至于古人的解释由于实际意义不大，故从略。具

体运用时，只须把上述干支的属性，及统运、化气、司天、在泉的问题当作"数学公式"进行演算就行了。

表3　六气司天在泉

年支	司天	在泉
子午	少阴君火	阳明燥金
丑未	太阴湿土	太阳寒水
寅申	少阳相火	厥阴风木
卯酉	阳明燥金	少阴君火
辰戌	太阳寒水	太阴湿土
己亥	厥阴风木	少阳相火

附十二地支化气歌：

子午少阴君主火，丑未太阴湿土雨，寅申少阳相火炎，

卯酉阳明燥金主。辰戌太阳司寒水，己亥厥阴风木举。

（四）主气、客气及客主加临

1. 主气即地气，又叫主时之气，是六气分司于一年的二十四节气，反映一年气候变化的规律，年年固定不变，主气按五行相生之序分为六步，自大寒日至春分日，相当于十二月中至二月中为初之气，属厥阴风木；从春分日到小满日，相当于二月中至四月中为二之气，属少阴君火；从小满日到大暑日，相当于四月中至六月中为三之气，属少阳相火；从大暑日到秋分日，相当于六月中至八月中为四之气，属太阴湿土；从秋分日到小雪日，相当于八月中至十月中为五之气，属阳明燥金；从小雪日到大寒日，相当于十月中至十二月中为六之气，属太阳寒水。（如图一）。由此可见，主气是根据五行相生的规律发展变化的，是一年正常气候的变化规律。

主气图

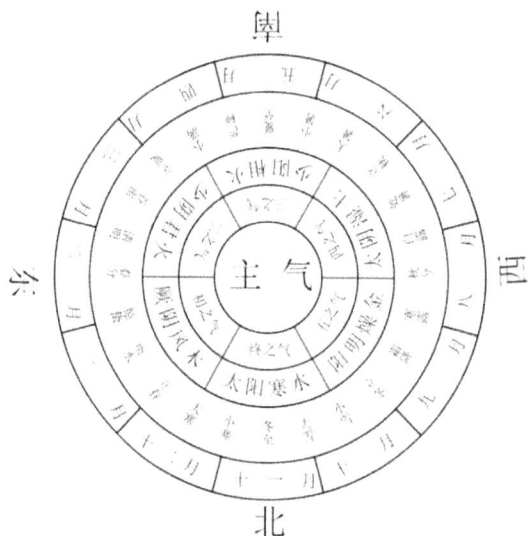

图一

司天在泉左右间气

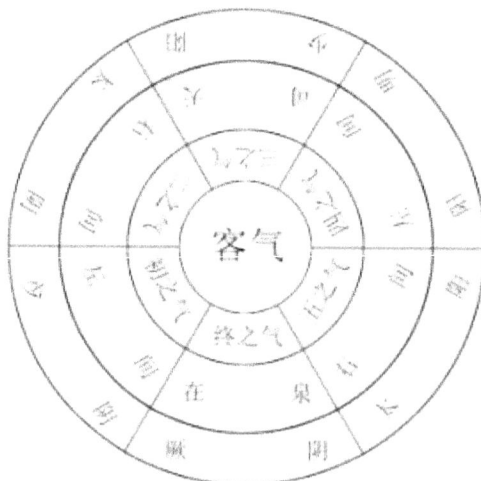

图二

2. 客气即天气，指时令气候的异常变化。客气也分六步，即司天之气，在泉之气，左右四间气，客气六步运行规律是：一厥阴（一阴）→二少阴（二阴）

→三太阴（三阴）→四少阳（一阳）→五阳明（二阳）→六太阳（三阳）而一周，即先三阴后三阳，均按一、二、三之序。司天、在泉、四间气六步运行方式，居南面北，与司天相对的位当终之气，应当是在泉，居北面南，在司天、在泉左右方的即是左右间气。何年是何气司天，何气在泉，根据该年年支，查表3即得。该年的左右间气，即可按六步运行规律推算。如庚申年，查表3，年支"申"是少阳相火司天，厥阴风木在泉，再按客气六步先阴后阳一、二、三，即算出在泉的左间是少阴，右间是太阳；司天的左间是阳明，右间是太阴（如图二）。客气是随年支的变化而变化，年年轮转。

客主加临图

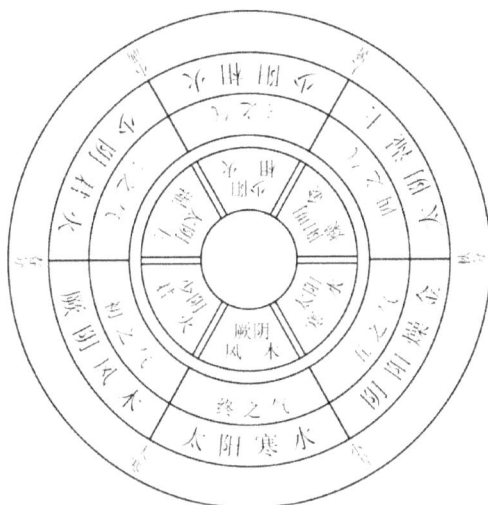

图三

3. 客主加临每年轮转的客气加在固定的主气上，叫客主加临，具体加法是将该年的司天之气加在主气的"三之气"上，其余则依次相加，为便于推算，可用硬纸板做一主气盘和一客气盘，圆心重叠，客气盘可自由旋转，推算时，将该年的司天之气对位于主气盘的三之气上，其他五步的加临情况就一目了然了。（如图三）客主加临后，还要根据五行生克之理，看是否相得、不相得，或属顺、属逆。

（1）相得：客主之气相生，或客主同气，或客气克主气为相得。

（2）不相得：主气克客气为不相得。

（3）顺；客气生主气为顺，客气大于主气（如客气是少阴君火，主气是少阳相火）亦为顺。

（4）逆：主气生客气为逆，主气大于主气亦为逆。

（五）运与气结合

每年的年号都由一个天干和一个地支组成，因而要推算一年的气候变化，就得将天干所统的运和地支所主的气结合起来分析．

1. 中运太过、不及与平气

（1）太过：凡阳干主运气盛而有余，谓之太过。

（2）不及：凡阴干主运气衰而不足，谓之不及。

（3）平气：凡岁运太过而被抑，或岁运不及而得助，就成为平气，司天之气与中运之气相克，为相抑，如戊辰年，戊为阳干属火，为火运太过，但辰是太阳寒水司天，水克火便成为平气。如癸巳年癸为阴干为火运不及，但巳是厥阴风木司天，木生火，则为平气，中运之气生司天之气亦为平气之年。

在六十年中，岁运太过而被抑得平气者，计有：戊辰、戊戌、庚子、庚午、庚寅、庚申等六年。岁运不及而得助者，计有：乙卯、乙酉、丁巳、丁亥、己丑、己未、丁卯、辛亥、癸巳等九年，共十五年。

2. 运气同化

运与气属于同类而化合，就叫运气同化。如木同风化，火同暑化，土同湿化，金同燥化，水同寒化。但由于运有太过、不及，气有司天、在泉的不同，因而有天符、岁会、同天符、同岁会、太乙天符之别。

（1）天符：年干的中运之气与该年年支的司天之气相符的叫做天符。在六十年中逢天符的年份有：己丑、己未、乙卯、乙酉、丙辰、丙戌、丁巳、丁亥、戊子、戊午、戊寅、戊申等十二年。

（2）岁会：年干的中运之气与年支五行属性相同的，叫做岁会。如丙子年，丙为水运，子亦属水，故为岁会。在十二地支中，寅卯属木，巳午属火，申酉属金，亥子属水，辰戌丑未属土，（所谓四季）为何逢寅、巳、申、亥之年不为岁会呢？因它们都不是五方的正位，而卯（位东方），午（位南方），酉（位西方），子（位北方）都是五方的正位，由于土归于四时，所以辰戌丑未属土，都可以加临。在六十年中，逢岁会的年份有：甲辰、甲戌、己丑、己未、乙酉、丁卯、戊午、丙子计八年。

（3）同天符：凡逢阳年，太过的中运之气，与在泉的客气相合，叫做同天符，如壬寅年，壬为阳木运，寅为厥阴风木在泉，木同风化，故壬寅年为同天符。在六十年中逢同天符的年份有：甲辰、甲戌、壬寅、壬申、庚子、庚午计六年（甲辰、甲戌与岁会同）

（4）同岁会：凡逢阴年，不及的中运之气与在泉的客气相合，叫同岁会。

（5）太乙天符：既为天符，又为岁会，叫做太乙天符。太者，大也，非常也；乙者一也，一致也。即运与气非常一致之年，如戊午年，戊为火运，午为少阴君火司天，为天符，午的属性属火，故亦为岁会，如此戊午年（1978年）既为天符，又为岁会，所以是太乙天符。在六十年中有太乙天符的年份有：戊午、乙酉、己丑、己未计四年。

二、运气学说在医学上的运用

在医学上运气学说主要用来预测气候的变化对人体可能产生的影响，包括生理活动、发病机理等方面的影响，以作诊断和预防疾病的参考。

（一）运气学说与生理活动的关系

运气运行所形成的正常气候是人体所必须的，由于天地之运，阴阳之化，而变生自然界的万物。人与自然界是息息相通的，才得以维持正常的生命活动。正如《素问·六节藏象论》说："气合而有形，因变以正名"，"天食人以五气，地食人以五味"人体各组织器官的活动都不能离大自然，因此，必须适应运气的变化。如《素问·脉要精微论》指出："天地之变，阴阳之应，……四变之动，脉于之上下，以春应中规，夏应中矩，秋应中冲，冬应中权。"说明脉象随四时气候的变化而产生相适应的变化，若不能与之相适应，就将如《素问·四气调神大论》所说："逆春气则少阳不生，肝气内变。逆夏气，则太阳不长，心气内洞。逆秋气，则太阴不收，肺气焦满。逆冬气，则少阴不藏，肾气独沉。"所以，古人非常强调适应四时的锻形炼神养生之道，以增强人体的适应能力。认为："逆之则灾害生，从之则苛疾不起……。"

（二）运气与发病的关系

运气影响人体发病，主要表现在年运的太过、不及，六气司天、在泉的气候变化，运气相合，客主加临都可影响人体发病。

（1）主运与发病的关系在运气学里，主运是用来说明一年四季气候的常规变化。主运根五行相生的关系有规律性的转移，因气候随主运的转移而变化，其发病随气候变化有一定的规律性，如初之运木，木在天为风，应春季，在人为肝，因此每年春天多风盛，多影响人体的肝气，多发生肝病；二之运为火，火在天为热，应夏季，在人体为心，夏季气候炎热，人体多发生暑病和心病，使人心气旺盛的特点；三之运为土，在天为湿，在人为脾，在时为长夏，应夏秋之交，雨湿较盛季节，故人体发病多湿和脾胃病变；四之运为金，在天为燥，应秋季，在人体为肺，因此秋季多干燥，燥宜伤肺，所以多发生喘咳等呼吸道疾病；五之运为水，应冬季，在天为寒，在人体为肾，寒邪宜伤阳气，故冬季气候寒冷，人体多发生伤寒，及关节病变。总之，主运是一年四季中气候的常规变化，是生物和人类赖以生存的必然条件。

（2）中运的太过与发病的关系：中运太过主本气流行致病；如《素问·气交变大论》云："岁木太过，风气流行，脾土受邪，民病飧泄，食减体重烦冤，肠鸣腹支满……甚则忽忽善怒，眩冒颠疾……反胁痛而吐甚"；说明了岁运太过，本气流行，不但相关的脏腑发病根据五行相克的关系，所胜之脏也受其害。以木为例，由于木运太过，风气流行，肝气旺盛，能克脾土（制其所胜）从而出现食减腹满，体重烦冤，肠鸣吐泄等脾胃失常的病症。由于侮反受邪，并可出现眩冒颠疾等肝脏受病的现象。

（3）岁运不及，受其所不胜的克制，以木为例，木运不及，金来克之，气候变化可出现燥气偏胜的现象，在疾病的流行上，不但出现肝病，而且还会出现肺系的症候。如《素问·气交变大论》说："岁木不及，燥乃大行，……民病中清，胠胁痛，少腹痛，肠鸣溏泄……病寒热，……咳而鼽。"说明了木运不及胜气金气大行，燥宜伤肺，故见寒咳而鼽的肺病，又见胠胁痛，少腹痛，的肝病，由于已所胜轻而侮之，故又见到内寒（中清）肠鸣溏泄的脾病主候。

（4）六气司天、在泉与发病的关系：推测时只须据该年年支查表3，便知何气司天，何气在泉，司天主上半年，在泉主下半年。何气司天、在泉，就是何气淫胜为病。如子午之年，少阴君火司天，热淫所胜，上半年的气候偏热，多发生热病、心病，因五行的生克乘侮关系，还会出现肺病和肝病的病变。《素问·至真要大论》说："少阴司天，热淫所胜，怫热至，火行其政，民病胸中烦热，嗌干右胠痛，……唾血血泄，鼽衄。嚏呕……"说明了子午年少阴君火司天，主司上半年之令，因制其所胜，所以发病规律以肺金为主，但由于侮反受邪，所以出现心本脏病变，甚至波及到生我之肝木（子病犯母）。

子午年的下半年，燥气偏胜，多发燥病肺受其邪，根据五行的生克乘侮关系，还会出现肝和心的病变。所以《素问·至真要大论》说："岁阳明在泉，燥淫所胜，则雾雾清暝，民病喜呕，呕有苦，善太息，心胁痛，不能转侧，甚则嗌干、面尘，身无膏泽，足外反热，"说明了阳明在泉，燥金主令，由于"制其所胜"，故以肝病为主，由于侮反受病，以及侮所不胜，所以引起肺本脏和心脏发病。

（5）运气同化与发病的关系：运气同化，便可出现天符、岁会、同天符、同岁会、太乙天符等不同。直接关系到人体的发病和预后。《素问·六微旨大论》"帝曰：土运之岁，上见太阴；火运之岁，上见少阳、少阴；金运之岁，上见阳明；木运之岁，上见厥阴；水运之岁，上见太阳。奈何？岐伯曰：……天符为执法，岁会为行令，太乙天符为贵人。帝曰：邪之中也奈何？岐伯曰：中执法者，其病速而危；中行令者，其病徐而缓；中贵人者，其病暴而死。"说明了运气结合的情况不同，使人发病的轻重缓急也不同。天符和太乙天符之年，气候专一，易形成太过之气为病；岁会之年，气候多平和。所以，天符之年多发生危重的急性病，太乙天符之年易出现死亡率极高的暴发性疾病；岁会之年罹病后多病情轻而病势缓。

（6）六气客主加临与发病的关系：客主之气相得则气候正常不致为病；不相得则气候异常而致病。客主加临的顺逆，也可使疾病发生轻重缓急之不同。逆则病情深重，传变迅速，顺则相反。

（7）运气学说预测气候变化及其致病的推算方法：预测一年内气候变化与发病的关系，须对上述几方面进行综合分析才能作出准确的预报，一般用四步推算法：

第一步是根据所测年的年干，确定中运之气（可查表2）；

第二步据该年的年支确定司天、在泉之气（可查表3）和客主加临（参考图3）；

第三步根据该年干支的制约关系，确定中运之气和运气同化；

第四步综合二、三步并根据五运和六淫的特点得出中运是否致病，所致何病？

如庚申年，庚是年干，申是年支，第一步根据年干查表2，得知金运为该年的中运之气；第二步根据年支申查表3，得知少阳相火司天，厥阴风木在泉。六气客主加临，将客气盘的少阳相火加在主气盘的"三之气"上，便见一二三四五六步为客主相生为相得，但因主生客故为逆，三步是客主同气为顺（参考图3），第三，虽金为阳干为金运太过，但司天之气少阳相火克中运之气金，故为平气之年。第四，综合分析，庚申年为平气之年，不致有大病流行。上半年虽少阳相火司天，但三步客主加临为相得为顺，故气候亦属正常不致为病；下半年厥阴风木在泉，兼之五六步主生客为逆，可能出现风淫致病，罹病之后，可能出现病情发展较快。但因年运为平气所以不会造成大流行。是否如此，有待验证。但须说明的，运气学说产生于中原地区，对黄河中下游地区比较适合。有人对开封地区1961～1970年的气象记录与按运气推测的气候作比较，结果一年基本符合，一年不甚符合，一年不符，其余七年皆相符合。即符合率占80%左右，对于全国其他地区符合率可能低些。总之，运气学说基本上是用不甚严密的数学方法推测气候，因此，不可能百分之百的准确，张景岳说得好，"自余有知以来，常以五六之义逐气推测，则彼此盈虚，十应七、八，"但是，"徒欲以有限之年辰，概无穷之天道，隐微幽显，诚非易见。"

（三）运气与防治疾病的关系

运气学说预测气候的目的，在于事先采取措施，而防止因气候变化所致的疾病。所以古人"春夏养阳"，以预防冬天寒冷致病；"秋冬养阴以防夏天暑热致病。"治疗疾病也要根据气候的变化。《素问·五常政大论》强调"必先岁气，无伐天和"因时制宜。如《素问·至真要大论》就明确指出司天、在泉之气淫胜为病的治疗原则："风淫于内，治以辛凉""热淫于内，治以咸寒""寒淫于内，治以甘热……。"总之，凡治各种胜气、复气所致之病，不外"寒者热之，热者寒之，温者清之，清者温之，散者收之，抑者散之，燥者润之，急者缓之，坚者软之，脆者坚之，衰者补之，强者泻之"。

（四）运气与疾病预后的关系

古人非常重视对疾病预后的判断，其预测的方法就是根据运气学说，如《素问平人气象论》说："肝见庚辛死，心见壬癸死，脾见甲乙死，肺见丙丁死，肾见戊己死，是为真脏见皆死。"意思是五脏病，凡该病无胃气的真脏脉出现后，就将死亡。其死亡的日期心病死在壬日或癸日，因天干壬癸属水，水克心火之故，余仿此类推。运气学说不仅能预测病人死亡的天日，而且常用于判断死亡的时刻，如《素问·玉机真脏论》说："一日一夜五分之，此所以占死生之早暮也."将十二地支按五行分属（详前）然后将时支的属性与所患病的属性按五行相克之理推算便可确定死亡的时刻。

　　总之，运气学说判断预后是根据所病脏器的属性和病情，结合季节日时干支的属性，以五行生克之理推算，若属相生，则病情在相应的日期减轻或相愈；相克则病情加重或死亡，这看似形而上学，但据一些学者认为有研究价值。

公元一九八六年十二月

三、秘方、验方

由于我是《新中医》杂志的老订户、老读者，本书的秘方、验方，大多数是从该杂志中摘录。部分验之于临床，疗效确切，为此，特向《新中医》杂志、秘方、验方的作者表示鸣谢！

（一）内科秘、验方

1. 【治疗全血全少症】

处方：熟附子 12 克，菟丝子 18 克，白术 15 克，白茯苓 30 克，金樱子 15 克，鸡血藤 30 克。每日一剂，连服 1 月症状就可能有所改善。（病案从略）

按本证有形寒肢冷，神疲肢倦，颈痛腰酸，双目无神，眼圈黧黑，尺脉沉微无力之症状，属肾阳虚衰；形体消瘦，纳呆，食后腹胀而便溏，乃脾阳不振；头晕、心悸，为心血不足，血虚也。究其病机，肾为先天，脾为后天，后天脾土之化生，赖先天命火之温养；而先天真阳需后天不断供养才能不致匮乏。故有"补脾不若补肾""补肾不若补脾"之说。正是揭示了先天与后天的密切关系。故用附子、菟丝子补肾助阳；茯苓、白术健脾化湿，金樱子、鸡血藤补血助新血速生。

2. 【治疗缺铁性贫血验方】

土丹汤治疗缺铁性贫血效佳。

处方：土大黄30克，丹参15克，鸡内金10克。每日一剂，清水煎服。连服15剂为一疗程。

按：本方对血小板减少，再障贫血恢复期有较好的疗效。方中鸡内金为消化淤积之要药。更为健补脾胃之妙品。以治室女月信一次未来者尤为要药。土大黄又名金不换、血三七、牛西西，属"理血类"药物，有凉血、止血，促进骨髓造血功能，有利血小板生长，用量10～20克，最多可用30克，丹参活血祛瘀，相互配伍具有健补脾胃，凉血补血，活血祛瘀的作用。

3. 【醋泡花生米治疗高血压】

醋泡花生的"天仙配"是科学的，醋泡花生米有清热活血的功效，能保护血管壁，防止血栓形成有较好的作用。长期坚持服用，能降低血压，软化血管，减少胆固醇堆积，是防治心脑血管病的保健食品之一。花生米的突出价值在于含有人体所需要的不保和脂肪酸，但毕竟脂类含量高，热量大，有油腻感，而醋中的多种有机酸恰是解腻又生香的物质，因此，用醋泡花生米一周以上，每日2次，每次10～15粒。连服一周为一疗程。有降低血压，软化血管，减少胆固醇的堆积，有较好的作用。

4.【疏风活络汤治周围性面神经麻痹】①

药物组成：荆芥 10 克，防风 10 克，白芷 10 克，白附子 10 克，白蒺藜 10 克，乌药 10 克，豨莶草 10 克，僵蚕 10 克，全蝎 3 克（为末分 2 次冲服），当归 12 克，白芍 12 克，甘草 9 克，玉竹 15 克。清水煎服，每日一剂。病重者可加蜈蚣 2 条；有热者加黄芩 10 克，钩藤 10 克，蝉蜕 9 克；风寒偏盛者加桂枝 5～10 克；体弱气虚者，酌加党参、黄芪。

5.【清热解毒法治疗面瘫】②

药物组成：金银花 35 克，净连翘 25 克，苏薄荷 10 克，牛蒡子 15 克，大生地 25 克，大青叶 20 克，紫花地丁 20 克，山豆根 20 克，板蓝根 20 克，干芦根 30 克，生甘草 10 克，生石膏 30 克，黑玄参 30 克，清水煎服，每日一剂。一日三次服。

注意事项：1、周围性面瘫，临床具有咽部红肿或耳后茎乳突压痛（此不是必见之症状），者，均可服用本方，以发病一周内服药效果最好。2、此方不必配针灸及外敷药,3、此病口眼歪斜恢复后，部分病人尚觉患侧面部肌肉无力，此时可在此方基础上加用桃仁、红花、蝉蜕等活血通络之品。

6. 【乌附散治疗面神经麻痹】③

药物组成：熟附子 90 克，制川乌 90 克，乳香 60 克。将三味研成细面，分成 8 ～ 10 包，每日 1 次，每次 1 包，临用前加生姜末 3 克，放入药面内，用开水调成糊状，即可应用。

敷药前嘱患者用热姜片擦患处，擦至局部充血为好，将上药调成糊状，敷患侧（上至太阳穴，下至地仓穴），宽约 3 公分，再用纱布复盖，胶布固定。嘱患者用热水袋热敷，（将热水袋放在药物中间或纱布上），用药第二天，把药取出不用，另取一包加生姜末，配法如上，患侧用热姜片擦，方法同上，如此每日 1 次，直至症状完全消失为止。

7. 【解郁汤治疗郁症】

药物组成：人参 10 克，白术 10 克，茯苓 10 克，白芍 10 克，当归 10 克，柴胡 10 克，甘草 10 克，远志 10 克，菖蒲 10 克，牡蛎 15 克，龙骨 15 克，磁石 24 克，大枣 5 ～ 10 个，小麦两把，琥珀 3 克（分 2 次冲服）。清水煎服每日 1 剂。

该方由逍遥散、甘麦大枣汤、千金定志丸（远志、菖蒲、人参、茯苓）三方组成。具有疏肝解郁，健脾养血，安神定志的作用，再加龙骨、牡蛎、磁石平肝潜阳，重镇安神及琥珀宁心安神，散瘀破结，利水，共同收到解郁的作用。

辨证加减：心悸失眠者选加枣仁、柏子仁、夜交藤；肾虚腰酸者选加杜仲、枸杞子、续断、狗脊；肝阳上亢，头痛、头晕者选加决明子、地龙、黄芩；气短，血虚头晕者选加黄芪、党参，将龙骨、牡蛎、磁石酌情减量；食欲不振者选加砂仁、神曲、焦山楂、谷芽、麦芽、鸡内金；痰多者选加胆南星、半夏、陈皮、郁金；白带多者，选加土茯苓、椿根皮、鸡冠花；颈项痛者选加葛根、丹参；胸闷者选加佛手、降香、瓜蒌；呃逆甚者选加代赭石、丁香、柿蒂。

8. 【治癫病验方】

药物组成：一方；生地6克，麦冬3克，石菖蒲6克，白芍6克，牡丹皮3克，茯神3克，鲜石斛15克，陈皮6克，木通6克，胆南星3克，甘草6克，生石膏9克，知母6克，鲜半夏（生用）15克，水竹叶、野灯草为引。

二方：鲜石斛6克，生地12克，熟地12克，滑石6克，木通3克，泽泻6克，杏仁6克，牡丹皮6克，远志15克，麦冬6克，川黄连6克，野灯草为引。

服法：第一方服2剂，第二方服4剂，两方接连服用，不可间断。

按：此二方，均系张景岳"服蛮煎"加减而来，第一方即服蛮煎（见《景岳全书》新方寒阵第十九方）加生石膏、胆南星（此二味系原方加减法中药味）、鲜半夏、粉甘草、水竹叶、野灯草而成。第二方亦第一方加减而成。

癫证的病因多由思虑太过，情怀抑郁，以致肝失调达，脾失健运，津液凝滞为痰，痰浊上逆，神明失常，发为癫证。服蛮煎方论云："此方性味极清，善入心脾二脏，行滞气，开郁结，通神明，养正除邪，大有奇妙"，但方药仅有滋阴通窍，开郁散结之功，而无豁痰降火之力。故加鲜半夏、胆南星、生石膏等祛痰降火之品而补原方之不及，故而能收滋阴降火，豁痰开窍之功。剩有余邪未净，阴气未复时，则用第二方滋养阴液。略兼通窍祛痰，以彻余邪。两相比较，前方以祛邪为主，而全在半夏之功；后方以养阴清热为主，又赖二地、远志、黄连之功。

9. 【香蜜膏治疗癔病】

药物组成：麻油 120 克，芝麻 120 克，蜂蜜 120 克，核桃 120 克，冰糖 120 克，鲜牛奶 120 克，大茴 12 克，小茴 12 克。先将芝麻、核桃、大茴、小茴研成细末，然后加入麻油、蜂蜜、冰糖、牛奶置于文火上，炖 2 小时左右，使之成膏，冷后收藏备用。

服法：每次服核桃大一团，每日 3 次，无禁忌证。

在八味药中有六味是食品，考《本草纲目》均有安神定志之作用。其中香油（麻油）可清利三焦；冰糖可除狂、平肝、润肺、清热；芝麻可补中益气，润养五脏六腑，充脑填髓，……定心惊；蜂蜜可补中润燥，安五脏，和营卫；核桃可补气养血；牛奶可调七情、和阴阳、养心安神；大茴可利膈安睡；小茴香可理气开胃。八味药可共同润五脏，安魂定志，理气舒肝。

10. 【安脏汤治疗脏躁】

珍珠母 30 克，生地 30 克，浮小麦 30 克，龙齿 30 克，柴胡 10 克，香附 10 克，栀子 10 克，半夏 10 克，甘松 10 克，白芍 15 克，甘草 15 克，竹茹 6 克，大枣 5 枚，清水煎服，每日一剂。

脏躁证以无故哭笑，精神恍惚，烦躁失眠为特征的病症。发作时呵欠频作，语无伦次，或精神抑郁，神情呆滞，默不作声，少寐易惊，多虑善感，心烦意乱，有一日发作几次，可数月发作一次不等，本病的发生，与患者的体质因素，精神因素有关。

11. 【治癫痫验方】

葛根 30 克，郁金 30 克，木香 30 克，白胡椒 15 克，香附 30 克，白矾 15 克，皂角仁（炒研）15 克，丹参 30 克，朱砂 15 克，胆南星 30 克。上药为末，装瓶备用。

7 岁以下每服 1.5 克，7 岁以上每服 3 克，16 岁以上每服 7 克，均早晚各服 1 次。30 天为 1 疗程。一般 2 个疗程即可。服完一个疗程后，停药 10 天，再服第 2 疗程。

注意事项：7 岁以下不用白胡椒，服药期间避免情志刺激，忌浓茶、烟酒、咖啡、白萝卜、茄子等生冷寒凉诸品。

12. 【痫症验方】

药物组成：郁金 21 克，白矾 9 克，天竺黄 6 克，琥珀 6 克，朱砂 3 克，苏薄荷 3 克，

使用方法：上药共为细末，（过 100 目筛为宜）将药粉分装在空心胶囊内备用。成人每次服 3 克，小孩每次 1.5 ～ 2 克，每日 3 次。一般用药 3 周后，发病间隔时间延长，发作持续时间缩短，症状逐渐减轻，说明此药治疗有效。方可再继续服用。直至不发病为止，然后再将药物剂量、次数减少，再服 1 个月左右，停药观察，不再发作视为治愈。

13.【寅时汗出验方】

适应证：每于晨间 4、5 时左右身热烦躁，遍身汗出，伴汗后身凉，体倦乏力，平时四肢欠温，腰膝酸软，舌质淡胖边有齿痕，苔薄，脉沉细弱。方用麻黄附子细辛汤加味：

炙麻黄 9 克，炙甘草 9 克，附子 12 克，细辛（后入）3 克，葛根 15 克。

"麻黄附子细辛汤"出自《伤寒论》少阴篇，谓"少阴病，始得之，反发热，脉沉者，麻黄附子细辛汤主之"，乃温阳散寒解表之剂。方中麻黄宣肺解表散寒，炙之可缓其悍烈之性，发散而不伤阳；附子温经助阳，鼓邪外出。二药同用扶正祛邪，而细辛既能助麻黄解表，又能助附子温阳。如只用麻辛发汗，而不用附子助阳，则阳气则随汗而泄，有亡阳之虞。三药配合，散中有补，相辅相成，"俾寒邪得散，而少阴之阳不出也"。葛根起阴气，升津液，以防汗出亡阴之弊。

14.【山花汤治疗小中风】

小中风亦称中风先兆，类似现代医学的高凝血症，其特点是指血液中全血黏稠度、血浆比黏度等增高，极易形成缺血性中风的病变。用山花汤治疗，疗效满意。

药物组成：山楂 12 克，赤芍 12 克，玉竹 12 克，路路通 12 克，红花 3 克，地龙 10 克，当归尾 10 克，丹参 15 克。若脾虚纳差者加茯苓 15 克；血压偏高者加桑寄生 15 克，天麻 10 克；血压偏低加川芎 10 克，升麻 10 克；手足麻木者加鸡血藤 30 克，牛大力 30 克；舌蹇语涩者加蜈蚣 3 克，白僵蚕 9 克；

反应迟钝和记忆力减退者加石菖蒲 10 克；久病体虚加黄芪 30 克。每日一剂，清水煎服。15 剂为一疗程。

15.【治疗风湿性心脏病验方】

方药组成：山药 960 克，黑芝麻 360 克，赤小豆 360 克，鸡内金 30 克，枣仁 480 克，柏子仁 360 克，共为细末，每天早、晚饭前服 30 克，以开水浸熟为泥糊状，饮服之。

方解：山药甘平，补脾胃，益肺肾，主治脾虚泻泄，遗精及糖尿病。黑芝麻甘平，滋补，复毛发润泽，通便，临床应用于身体虚弱，头晕、耳鸣、眼花，脱发，体弱便秘。赤小豆甘平，功能解毒，利尿排脓消肿。鸡内金甘平，能健脾开胃消食，主治食欲不振，食滞等。枣仁甘酸平，能宁心安神，养肝止汗，临床上主治虚烦不眠，心悸烦躁，体虚多汗。柏子仁甘平，能宁心安神，润肠通便，临床上用于治疗惊悸失眠，血虚便秘。

16.【猪囊虫病验案一则】

猪囊虫病，临床以寄生在肌肉或皮下者多见，结节累累，大小不等，推之可移，不痛不痒，若寄生在眼中，可有视力障碍；若寄生在脑部，可有头痛或癫痫发作，甚至可见颅内压升增高或有精神障碍等，目前，现代医学多采用手术疗法，中医根据此病的临床特征，认为此病为痰湿凝滞经络肌肤有关，属"痰核""瘰疬"范畴，故其治疗多以健脾除湿、化痰散结为主。"加味半夏白术天麻汤"治疗该病有效。

处方及用法：清半夏 10 克，防风 10 克，菊花 10 克，炒白术 10 克，茯苓 10 克，生黄芪 12 克，白芥子 15 克，蔓荆子 6 克，天麻 6 克，当归 6 克，川芎 6 克，甘草 6 克。细辛 3 克，每日一剂，清水煎服。连服 30～60 剂，本方以半夏白术天麻汤为主，健脾燥湿化痰，以绝生痰之源；加玉屏风散为辅，益气固表行散，配合其他药物行气活血，疏理肌肤经脉之痰瘀。只要能坚持守方服用，定能取效。

17.【透骨祛风酒热熏法治风湿性腰腿痛】

药物组成：鲜狗骨（腿骨为佳，也可用猪骨代替）500～1000 克，乌梢蛇 100 克，附片 50 克，秦艽 30 克，当归 30 克，木瓜 30 克，田三七 15 克。制作时先将狗骨打碎，放于瓦缸内用高粱白酒 1.5kg 浸泡，同时将乌梢蛇放入，一周后，除去骨渣，将酒倒入另一能封闭的容器内，再放入其余中药，再浸泡 7 日即可使用。

使用方法：取医用纱布叠为 4～8 层，其大小根据疼痛的面积而定，以能盖住疼痛范围为宜，使用时先将纱布覆盖于治疗部位的皮肤上，用吸管或汤匙将药酒浇于纱布上，使浸透，再用理发用的电吹风，调至中档，用温热风对准治疗部位热熏，熏治时间根据病情灵活而定，疼痛部位较深者热熏时间可适当延长。并且反复加药。

治疗范围：本法适用于一般寒性风湿性腰腿痛，风湿性关节炎，腰肌劳损，慢性扭伤，肩关节周围炎，椎体骨质增生等骨关节炎，及周围软组织疼痛性疾病。通过本法治疗对以上疾病的缓解与治愈能起到明显的作用。

18. 【消肿止痛液治疗痛症】

方药组成：威灵仙 10 克，川芎 10 克，草乌 10 克，红花 10 克，鸡血藤 10 克，金银花 10 克，蜈蚣 4 条，全蝎 6 克，冰片 3 克。

制法与用法：将上药浸泡于 95% 酒精 1000ml 内，5 天后便可使用。使用时用棉签蘸药液涂擦患处，1 日 5～8 次。

适应证：无明显原因引起的腰腿痛，腰椎骨质增生、髌骨骨质增生、跟骨骨质增生引起的疼痛，跌打损伤及关节扭伤、关节肿痛、肋间神经炎、腱鞘炎、痈肿疔疮（未成脓）等。重症者可同时配合其他药品，以加强疗效。

19. 【虫花酊擦剂治疗扭伤】

药物配制与用法：地鳖虫、红花、川芎各 18 克，当归 30 在，浸泡于 75% 酒精 500 毫升中 2～4 天（时间长效果更佳）即成虫花酊，用时用药棉蘸药液在扭伤部位匀力涂擦直至皮肤发红为度，每日 4 次～6 次均可。急性扭伤一般 5～7 天可愈。陈旧性扭伤二至三周愈

20. 【腰腿痛验方】

药物组成急性期：丝瓜：10克，落得打15克，黄芪15克，当归12克，川续断12克，怀牛膝10克，算盘子15克，木瓜10克，秦艽10克，独活10克，炙甘草6克。

慢性期：守上方加附子6克，桂枝6克。

上方每日一剂，清水煎服，分早晚两次煎服。连服3～5剂为1疗程，

21. 【外敷麻药方治痛痹】

外敷麻药方出自《华佗神医秘传》原用作外科局部皮肤麻醉，将其加以改进治疗痹证疗效满意。

药物组成：生川乌20克，生草乌20克，生半夏15克，生天南星15克，荜茇15克，蟾酥12克，细辛12克，胡椒30克，55～25%酒精500毫升，将上八味药轧碎浸入酒精中，密封浸泡，一周后即可使用。浸泡时间越长效果越好。

临用时，患者取适当体位，用一清洁纱布3～4层，（纱布大小视受累关节或疼痛部位面积而定）浸透该药略加拧干，以无药液滴落为度，将纱布平铺于患病处，再用红外线灯，或100～200瓦的白炽灯照射至纱布干燥，每日1～2次，连用七天为一疗程，

22. 【舒筋活血酊治软组织肿痛】

药物组成及配制：透骨草 90 克，制川乌 90 克，乳香 30 克，没药 30 克，红花 60 克，秦艽 60 克，钩藤 60 克，川椒 60 克，防风 45 克，补骨脂 45 克，将上药碾成粗粉用 60% 乙醇 3000 毫升浸泡 72 小时，每天搅拌 2～3 次，此药有舒筋活血，温经通络，消肿止痛之功效，适用于四肢关节扭、挫伤、骨折、脱位后期关节肿痛，活动不利；各种劳损，筋膜炎引起的局部肿痛等症。用时，将药液反复涂擦患处，每日 2～3 次，慢性肿痛者先热敷后涂药可增强疗效。

23. 【复方丹参片外用治疗软组织损伤】

治疗方法：根据损伤部位面积大小，取复方丹参片（均为广东信宜制药厂生产）10～40 片研细末，加 60 度白酒适量，调成糊状，外敷患处，厚度 0.1～0.3cm，上盖油纸（或用滴酒）保持湿润，每日换药 2 次，一般 1～4 天可愈。

按：复方丹参片是治冠心病、心绞痛的常用中成药，主要成分中药丹参、田三七、冰片。方中丹参有祛瘀生新，活血止痛之功，田三七活血散瘀，消肿定痛，冰片消肿止痛。三药共奏活血化瘀，理气止痛消肿之功，酌加白酒有消炎、活血、加速血液循环之用。而软组织损伤多在外力（包括强力冲撞、扭转闪挫，牵拉挤压等）作用下，使局部气血运行不畅，导致疼痛肿胀。复方丹参片研末加白酒外敷，取内服药外用，使局部气血畅通，肿消痛止。本法简、便、廉、效，使用方便，宜于推广。

24. 【伸筋丹治肩关节周围炎】

地龙（炒）500克，马钱子（制）350克，红花350克，汉防己150克，乳香（醋炒）150克，没药（醋炒）150克，骨碎补（制）150克，五加皮150克。

马钱子用砂烫至外表呈棕黄色并鼓起，去毛屑，骨碎补用砂烫去毛。将上药粉碎混匀装入胶囊，每囊含0.15克，成人每服5粒，每日3次，温水送服，每15天为1疗程。休息5天，再行第2个疗程。

25. 【肌痛验方】

巢元方《诸病源候论》有痛经、肌痛的记载。主要临床表现为：全身肌肉似火灼，手不能触摸，衣不能靠近，触动肌肉则周身肌肉疼痛不已。这些病人检查各项指标均为正常，各种治疗难以取效者。

药物组成：粉葛根30克，枳实15克，生白芍15克，当归15克，炙甘草9克，红花3克。清水煎服。一般2～4剂后就能见奇效。

26. 【菟丝子饮治疗骨质增生】

....

菟丝子 30 克，鸡血藤 30 克，忍冬藤 30 克，补骨脂 15 克，五加皮 15 克，牛膝 15 克，女贞子 10 克，旱莲草 10 克，枸杞子 10 克，焦杜仲 10 克，独活 9 克。水煎 2 次，早晚分 2 次服，每日一剂。6 剂为 1 疗程，如不效再进第 2 疗程，若颈椎加葛根 20 ～ 30 克。

27. 【白芍木瓜汤治疗骨质增生】

....

白芍 30 克，当归 15 克，鸡血藤 10 克，乌梢蛇 10 克，木瓜 15 克，威灵仙 20 克，延胡索 10 克，玄参 10 克，红花 8 克，炙甘草 8 克。腰椎增生加牛膝 10 克，杜仲 10 克，鹿角霜 10 克，颈椎增生加葛根 10 克，羌活 10 克，桑枝 30 克，下肢骨质增生加牛膝 10 克，赤芍 15 克，每日一剂，清水煎服，20 天为一疗程。

28.【红灵酒治红斑性肢痛症】

红斑性肢痛症以局限性阵发性肢端血管扩张，红肿灼痛，肤温升高，局部疼痛为特征，多在夜间发作，用红灵酒（外科经验方）改煎剂外敷患处，疗效满意。

红灵酒方：当归20，肉桂20克，花椒20克，干姜20克，红花10克，细辛5克。

用法：水煎，浸洗患处，每日2次，每次约30分钟，一般7天左右，症状就会减轻或治愈。

29.【治足跟底痛方】

药物组成及用法：白芷10克，白术10克，防风10克。取棉布一块，将上药包起，放清水内浸泡10分钟；另取砖头一块，在平面上拓出一凹窝，放炉火中烧红，离火原后，向砖内凹窝内倒食醋二两，再把药袋放在醋砖上，随即将患足底部踏在药袋上约20分钟即可，每日一剂，连用3～5剂，疼痛即除。此法疗程短，见效快，无痛，简便易行。

30.【痛消散治疗跟骨骨刺】

方药与用法：樟木 15 克，苏木 15 克，片姜黄 10 克，连翘 15 克，乌药 15 克，大黄 15 克，田三七 10 克，芒硝 30 克，红花 10 克，肉苁蓉 20 克，蜈蚣 2 条。上药研末，用时取药末 10 克，用黄酒少许，调成糊状，以 75% 酒精棉球作常规消毒跟骨处（压痛点），敷上药糊，再用纱布覆盖，胶布固定，隔日更换 1 次，3 次为 1 兼程，治疗期间以避免活动为宜。

31.【肩周1号酒治疗肩周炎】

药物组成：川牛膝 12 克，宣木瓜 12 克，炮姜 12 克，地骨皮 12 克，羌活 10 克，五加皮 10 克，陈皮 9 克，茜草 9 克，没药 9 克，肉桂 9 克，厚朴 15 克，当归 15 克。

制作与用法：上药泡酒 2500ml，浸泡 7 天后即可饮用。每日 2～3 次，每次 15ml 左右。

注意：忌食公鸡、鲤鱼。

32. 【牵牛散治疗急性腰扭伤】

急性扭伤，中医称"岔气"，单味牵牛散可治。此法简便实用。

药物：生牵牛、炒牵牛各4.5克，共为细末，分为两份，晚上睡前及早饭前用温开水各服一份，一般服两份即愈。偶有腹泻，不需处理，药停即止。

33. 【羌独散结汤治疗脂膜炎有良效】

组方与方解：羌活12克，独活12克，木瓜12克，防己12克，黄柏12克，栀子12克，川芎6克，红花6克，泽泻6克，山楂15克，茯苓15克，威灵仙15克，赤芍9克。

方中羌活、独活祛风、胜湿；配木瓜、防己更倍增通经活络之力；威灵仙辅佐以上四药；川芎、红花、赤芍活血行气，通经止痛；重用茯苓利水渗湿；栀子、黄柏燥湿清热，消肿散结，泽泻通调水道利水滋阴。全方具有活血散结，祛瘀消肿之功。

用法：内服（头煎内服），外熏（二煎熏洗），外敷（药渣外敷）

34.【一味薯蓣饮合益阴降糖散治疗中老年肾虚形糖尿病】

临床表现：多见口渴尿频，尿如米泔，腰酸乏力，形体消瘦，兼见潮热盗汗，头昏健忘，舌质红或降，少苔或苔薄白，脉细或沉细数。

治疗方法：均以张锡纯一味薯蓣饮 300ml 冲服益阴降糖散 6 克，日 3 次，饭前服用，30 日为一疗程，并结合控制饮食。张氏一味薯蓣饮制法：以生山药 120 克加水 1500ml 慢火细煎至 900ml 为 1 日量，

益阴降糖散药物组成及制法：天冬 60 克，生地 60 克，熟地 60 克，天花粉 60 克，黄芪 60 克，玄参 60 克，枸杞子 60 克，五味子 30 克，知母 30 克，丹参 30 克，山楂 30 克，共碾为细末，过 60 目筛散剂或装胶囊备用。

一般服药 3～4 个疗程，即获良效。

35.【治慢粒低热不退验方】

药物组成：生地 15 克，熟地 15 克，紫花地丁 15 克，黄花公英 15 克，半枝莲 15 克，枸杞子 15 克，紫丹参 12 克，杜仲 12 克，生晒参 12 克，五味子 6 克，菟丝子 10 克，女贞子 10 克，山萸肉 10 克，当归 10 克，白花蛇舌草 30 克，水煎 2 次混合，早晚分 2 次服。

方中熟地、杜仲、五味子、山萸肉温养补肾；生地、枸杞子、女贞子、菟丝子滋肾益精生髓；生晒参补脾益气，以固后天之本；紫花地丁、黄花公英、白花蛇舌草、半枝莲清热解毒；当归、紫丹参配合半枝莲活血散瘀，驱邪外出。

全方扶正不留邪，祛邪不伤正，具有补肾生髓，祛邪解毒之良效。（临床应用时可加服雄黄 1 克，青黛 2 克冲服）

36.【红糖艾叶蛋治疗慢性支气管炎】

药物组成及用法：红糖 100 克，艾叶 50 克，鸡蛋 2 枚组成。先将艾叶洗净，加水 500ml 煎煮至沸放入鸡蛋、红糖，不断敲打蛋壳，使药液容易浸入，煎至 200ml 时即可去艾叶，喝汤吃蛋，此为 1 日量，7 天为 1 疗程，一般第 1 疗程即显效。

37.【大剂生姜半夏汤治眉棱角痛效好】

药物组成及用法：鲜生姜 30 ～ 50 克，生半夏 30 ～ 60 克，（一剂量）用沸水泡后频频服用，或用文火煎半小时频频服用。

眉棱角痛，多系脾不运湿，风痰为患，故宜祛痰熄风，方以生姜散寒解表，化痰解毒，半夏燥湿化痰为治。《脾胃论》云："足太阴痰厥头痛，非半夏不能疗"。凡属顽痰怪病，用生姜、半夏为佳。但半夏生用有毒，医多惧用，倘能先煎、久前煎，或入生姜配伍，或滚水泡服故能降低和消除其毒性。

38. 【柔肝解痉法治疗三叉神经痛】

药物组成：白芍 30～60 克，全蝎 6～10 克，蜈蚣 3 条，川芎 30 克，炙甘草 15 克，肝胃热盛加石膏、龙胆草；遇风痛重者加白芷、荆芥穗、细辛；病久痛甚者加制马钱子粉 0.3 克冲服。瘀血阻络者加红花、丹参、延胡索。水煎 2 次分 2 次服。每日一剂。

三叉神经痛属中医"偏头痛"范畴，以 40 岁以上女性较多。多由情感内伤，肝失调达，郁而化火，上扰清窍；或肝阴亏损，筋脉失养，肝风内动而致，本虚标实为本病病机。故以养肝柔肝，熄风止痉为治疗大法。重用白芍养血柔肝，缓急止痛；全蝎、蜈蚣熄风解痉，通络止痛；因久病入络，易致血瘀，外风尤宜诱发，故重川芎活血行气，祛风止痛，《本草纲目》载："芎䓖，血中之气药也。肝苦急，以辛补之，故血虚者宜之。辛以散之，故气郁者宜之。"炙甘草和中缓急，调和诸药，通经络，利气血，与白芍配用，增强缓急止痛之效。

39. 【龙胆泻肝汤加减治头皮神经痛】

头皮神经痛是一个临床症状，龙胆泻肝汤治疗头皮神经痛，疗效显著。

适应证：头皮神经痛大部分在巅顶部，(肝经)及两侧（胆经），或不固定性，疼痛性质有灼痛、刺痛、攻窜作痛，多因恼怒、工作紧张、失眠等原因诱发。

方药及用法：龙胆草 6 克，柴胡 6 克，黄芩 9 克，山栀子 9 克，木通 9 克，丹皮 10 克，当归 10 克，甘草 10 克，泽泻 12 克。头痛部位不固定者加细辛 3 克，防风 10 克；因恼怒诱发者加沉香 3 克（后下）；失眠诱发者加黄连 6 克，炒枣仁 30 克；伴有心烦者加竹茹、淡竹叶各 10 克。上药每日一剂，清水煎服。

40.【单味玄参治风热头痛有良效】

玄参性寒，入心、胃、肺、肾经，既可祛外感之风，亦可去内脏之热，寒而能补。《品汇精要》认为"玄参消咽候之肿，泻无根之火"。《日华子本草》"治头风热毒游风，补虚劳损，心惊烦躁"。《医学启源》认为能"治心懊恼烦而不得眠，心神颠倒欲绝，血滞小便不利。"总之玄参是一味能补能清之良药。用其治风热头痛以 60 克为宜，多获良效。

41.【清眩汤治眩晕效好】

药物组成：荆芥 10 克，法半夏 10 克，大黄 10 克，钩藤 20 克。上药用清水两碗同煮 20 分钟后去渣温服，适应于治疗风、热、痰、湿浊、瘀血所致之实证眩晕。

42.【搜风通络汤治疗颈椎综合征】

药物组成：全蝎 9 克，蜈蚣 2 条，鹿衔草 30 克，乌蛇 15 克，当归 15 克，川芎 15 克，自然铜 15 克，清水煎服。若上肢麻木较重者加桑枝；颈部强直疼痛者加葛根；眩晕、昏仆者加地龙、钩藤、泽泻；气候剧变加重者加汉防己、秦艽。

43. 【独活煮鸡蛋治疗美尼尔氏综合征】

药物组成及用法：本方由独活 30 克，鸡蛋 6 枚组成。加水适量，共煮至沸，不断敲打令蛋壳破裂以利药液浸入，再煮 20 分钟即可。去独活及汤，吃蛋，每次吃蛋 2 枚，每日 1 次，

44. 【解痉散治疗肾绞痛】

基本方：白芍 30 ～ 60 克，生甘草 10 克，延胡索 12 克。水煎顿服。

加减：伴热淋者加瞿麦 12 克，萹蓄 25 克；伴石淋者加金钱草 30 克，海金沙、泽泻各 20 克；伴血淋者加白茅根 30 克。

适应证：有典型的肾绞痛症状和体征，症见腰腹疼痛剧烈，疼痛为阵发性或持续性，或放射性，或见尿频、尿急、尿痛、尿血等症状。

45. 【冰砂酊治疗癌肿疼痛】

药物组成与配制：朱砂 15 克，乳香 15 克，没药 15 克，冰片 30 克，捣碎后放入盛 500 毫升米酒瓶内，密闭浸泡 2 天即可应用。

使用方法：经沉淀后，取少量澄清液装于小瓶内待用。使用时用毛笔或棉签蘸药液涂于痛处，涂药范围宜大些，稍干后，再重复 3～4 遍即可。一般用药 10～15 分钟疼痛消失或明显缓解，止痛维持时间为 2～4 小时不等。患者如疼痛再发，再按上法涂药，可获同样效果。

46. 【芍草枳实汤治便秘效好】

方药与用法：生白芍 30 克，生甘草 20 克，枳实 15 克。用两碗水煎成大半碗，日服 1 剂，

本方用生白芍、生甘草、枳实三味药组成，味少效佳，用法简单，适用于老年、久病体虚的便秘患者，孕妇宜慎用，有个别病例一次服药见效，重复上法仍有效。

47.【牛膝木瓜酒治疗术后肠粘连】

腹部手术后，经常发生粘连，轻者经常腹胀胀痛，重者可造成机械性梗阻，甚至危及生命。本病多久治难愈。现搜集民间单方"牛膝木瓜酒"治疗，有一定效果。

治疗方法：牛膝 30 克，木瓜 30 克，浸泡于 500 毫升的白酒中，一般七天便可饮用。每晚睡前饮一次，每次饮酒量根据个人酒量而定。以能耐受为度。上述药量可浸泡三次，即 1500 毫升酒。用药最长者半年，最短者一个月。

48.【胃炎宁胶囊治慢性表浅性胃炎】

药物组成及用法：水飞滑石、醋制元胡、白芍、甘草。以上四药各等分，研细混匀，装入胶囊（每囊 0.5 克）备用。成人每次 3 ～ 4 克，（小孩减量）每日 3 次，40 天为一疗程，一般 1 ～ 2 个疗程后，大部分治愈。

49. 【葱白车前草敷膀胱区治癃闭】

民间验方生葱白、生车前草敷膀胱区治疗癃闭，敷药后30～50分钟即自主排尿，产后或手术后所致癃闭，即用此方，疗效满意。

药物与治法：生葱白8根，生车前草100克。将二药碾碎捣成糊状，敷于膀胱区，带固定，别用红外线光照射，自感有暖流入腹中为宜。

按：癃闭多因肾气不足，湿热下注而致膀胱气化不利，小便不通。生葱白能通百窍，补气升阳。生车前草清热祛湿，利尿通淋，加热药物可从皮肤吸收，激发膀胱恢复气化功能，相互协同，故收良效。

50. 【益气活血解毒汤治疗慢性乙形肝炎】

治疗方法：黄芪18克，丹参18克，虎杖18克，党参15克，半枝莲15克，板蓝根15克，白术12克，柴胡12克，郁金12克，茯苓20克，甘草6克。加减：肝脾肿大者郁金、丹参加量；有腹水者加泽泻。每日一剂，清水煎服，30天为1疗程。连续用药3个疗程。

按：慢性乙肝发病机理甚为复杂，但在整个病变过程中，湿热疫毒的持续感染是其病理因素，正气不足是其病理基础，瘀血阻滞是其病理产物，三者互为因果，故病情持续迁延难愈。益气活血解毒汤具有扶正祛邪的作用。通过临床观察表明，确能很快而稳定地消除或改善患者的症状和体征，使肝功能和乙肝病毒学标志全面改善。

51.【二方轮换服用治愈晚期肝硬化腹水】

第一方：党参 25 克，炒白术 15 克，淮山药 30 克，茯苓 15 克，玉竹 15 克，陈皮 10 克，法半夏 10 克，木香 10 克，砂仁 6 克，厚朴 10 克，泽泻 15 克，猪苓 15 克。清水煎服。

第二方：柴胡 10 克，白芍 10 克，当归 10 克，茯苓 15 克，炒白术 15 克，香附 12 克，乌药 10 克，郁金 12 克，丹参 15 克，桃仁 10 克，炙鳖甲 12 克，鸡内金 10 克。

以上每服第一方 10 剂，接服第二方三剂，交替服至 120 剂，临床治愈。（腹水严重者隔一天注射一支汞撒利茶碱一支）

52.【麻油炸花椒治胆道蛔虫】

制法：将麻油（香油）一两，在锅内熬热冒烟，放入花椒 9 克，待其发黑出味时取出，油凉温顿服。不但止痛效果好，亦能排虫。

53.【养阴柔肝疏利排石法治疗肝内胆管结石】

基本方：生地黄 15 克，北沙参 15 克，枸杞子 10 克，麦冬 10 克，当归 10 克，川楝子 10 克，四川大叶金钱草 30～60 克，鸡内金（研冲）8 克，郁金 15 克，枳实各 15 克，炮穿山甲（杵）6 克，威灵仙 15～30 克，水煎 2 次，空腹服。每日一剂，连服 15～30 剂为一疗程。一般 1～2 个疗程。

加减：胁痛如针刺者加丹参 12 克，赤芍 12 克，皂角刺 12 克，莪术 12 克，胁胀痛大便结者加大黄 10～15 克，栝蒌仁 10～15 克。

适应证：症见右胁胀痛，或同时伴有刺痛，痛连肩背部，或胃脘及左肩背部，并伴有脘胀、嗳气或恶心，纳少，口干或兼见口苦，尿黄，大便干，或手足心热等。

54.【针刺内关穴治呃逆】

治疗方法：取腕横纹上二寸，掌长肌腱与桡侧腕屈肌健之间之内关穴，毫针直刺 0.5～1

寸，轻者取单侧，重者取双侧，以平补平泻手法，得气后留针 15 分钟。

内关穴为手厥阴之络穴，阴维脉之交会穴，因手厥阴经脉下膈，络三焦；阴维主一身之里故刺内关穴有宣通上下之气机、止呃逆的作用。

55. 【鲜天胡荽治疗干咳效好】

药物与治法：取鲜天胡荽 20 克，（小孩酌减），洗净，冰糖少许，鸡蛋 1 只放入锅内，炖 30 分钟连渣顿服，1 日 2 次，连服 3 天。

适应证；主要表现为干咳，咳声短促，无痰，口干咽燥，舌淡暗或黯红，少苔，脉细数。治疗时间：1 ～ 5 天。

天胡荽又名小叶金钱草，俗称铺地锦，性味苦辛寒，具有清热、利尿、消肿解毒之功效。中医辨证干咳属于肺阴亏虚，虚热内灼，肺失润降所致。加冰糖滋阴润肺，加鸡蛋扶助正气，全方共奏滋阴润肺，扶正补虚之效。

56. 【黄芪蛇草汤治慢性淋浊】

黄芪、白花蛇舌草各 30 ～ 60 克，水煎当茶饮。

所谓淋浊是现代医学中的"慢性肾炎：缠绵难愈，用上方 3 ～ 5 剂方可见效，服 2 ～ 3 个月临床可治愈。"

57.【睾丸鞘膜积液验方】

药物组成与用法：肉桂 6 克，煅龙骨 15 克，五倍子 15 克，枯矾 15 克。将上药捣碎加水约 700 毫升，放于药锅内煎煮 30 分钟后滤出药液，待冷却与皮肤温度相近时，把阴囊全部放入盛药液的容器内，浸洗约 30 分钟左右，每两日一剂，连用八剂。

方中肉桂含挥发油（桂皮醛）及鞣质，具有扩张血管的作用，并能刺激黏膜吸收，排除积气积液。鞣质有收敛作用。枯矾性味酸涩，有较强的收敛燥湿作用。另外枯矾含硫酸铝钾，有制止黏膜分泌的作用。能和蛋白化合物结合成难溶的蛋白化合物，而沉淀于鞘膜的黏膜层表面，从而制止黏膜渗出。煅龙骨有较强的收敛燥湿作用，四药合用，有较强的收敛燥湿，制止黏膜分泌，促进积液吸收的功能，从而达到治疗之目的。

（二）外科秘、验方

58.【治疗脱发】

方药与用法：鲜柳树枝、芝麻梗、鸡屎藤各适量，煎水洗头，每日早晚各 1 次，第 1 次药液洗完头后，可留下倒入药渣内复煎再用。

再以川芎 5 克，何首乌 20 克，核桃 30 克，打碎泡开水当茶饮。

59.【蝉蜕糯米酒治疗荨麻疹】

用法与用量：成人每日 2 次，每次用蝉蜕 3 克，糯米酒 50 克，（小儿酌减），先将蝉蜕研成细末，后将糯米酒加清水 250 毫升在锅内煮沸，取碗装好水酒，再加蝉蜕末搅匀温服。

方中蝉蜕甘寒，疏风散热透疹解痉，治疗皮肤瘙痒、荨麻疹、破伤风等，生用其效更佳，糯米酒（也可有同量的黄酒代之）性热味甘，能祛风醒神，促进血液循环于肌肤，加速药效。

60.【血小板减少性紫癜验方】

血小板减少性紫癜，全身皮肤出现大小不等的瘀斑，色暗红，不痒，伴有衄血，或妇女月经量多等，舌质红或紫降，边有瘀点，中医辨证，属血热、血瘀所致，治宜清热凉血，化瘀止血。用犀角地黄汤加桃仁、红花、阿胶、茅根、旱莲草治疗，可收到满意疗效。

药物组成：犀角 1.25 克（现在多用水牛角 30 克代之），生地 30 克，赤芍 10 克，丹皮 10 克，茅根 15 克，旱莲草 15 克，阿胶 15 克（烊化），桃仁 10 克，红花 5 克。每日一剂，清水煎服。

61. 【治皮肤褐斑验方】

皮肤褐斑是指皮肤出现点状或片状的褐斑，不高出皮肤，抚之不碍手之症，在《外科正宗》中称"黑黯斑"，《医宗金鉴》称"黯黑𪒟黯"，现代称"妊娠斑""蝴蝶斑"等，多发生于颜面前额及两颧等处。

药物组成及用法：菊花15克，僵蚕15克，蚕蛹15克，玉竹30克，薄荷12克。轻者当茶泡饮，重者煎服。本方若加桃仁、红花效果更好。一般60剂可愈。

62. 【五白膏治疗青年面颊黄褐斑】

"面颊部黄褐斑"多发于女青年鼻梁两旁，男青年间或有之，其色状颇似"妊娠斑"。

药物组成：白及6克，白芷6克，白蔹4.5克，白附子6克，白丁香4.5克（即雀粪），外加密陀僧3克。

用法与用量：上药共研为极细末，每次用少许药末放入鸡子清或白蜜内搅调成稀膏，晚睡前先用温水洗面，然后将此膏涂于斑处，晨起洗净，一般一个月内斑可退净。

63. 【全身黧黑治验一则】

患者形体消瘦，精神憔悴，全身皮肤呈青黄黧黑无泽，颜面部尤甚，口唇焦黑如染墨，白睛微黄混浊，全腹及腰部白天呈阵发性绞痛，入夜持续剧痛，卧床则痛如刀绞，站立时稍减，小便色如酱油，但无尿急尿痛。伴恶寒肢冷，阳痿不举。舌淡苔白润而厚腻，脉沉紧。其因乃阳衰阴盛，寒湿凝阻肝肾，肾阳衰微，失封藏之职，膀胱气化无权，故肾色外露而肤黑溲黑，阳失温煦，寒凝厥阴气血为瘀则痛。治当温阳补火，化湿退疸之剂。

处方：附子 30 克（先煎），茵陈 30 克，肉桂（焗）10 克，干姜 10 克，当归 10 克，吴茱萸 10 克，细辛 10 克，台乌 10 克，苍术 10 克，甘草 10 克，杜仲 15 克，淫羊藿 15 克，五灵脂 15 克，蚕沙 15 克，小茴香 8 克。每日一剂，清水煎服。（患者服药 20 剂病愈。本方乃以当归四逆汤、吴茱萸生姜汤、茵陈四逆汤等组成）。（【新中医】1990：5）。

64. 【鲜胡桃叶治疗痔疮】

有人介绍，用鲜胡桃叶熏洗治疗痔疮，疗效好，疗程短，无任何禁忌和副作用。既经济，又简便。

用法：鲜胡桃叶 100 克，盛于瓦罐内，加清水 1000 毫升，用纸封闭罐口，沸腾后再煮 20～30 分钟，将药罐放入提桶内，撕开药罐口上的封纸，立即坐于桶上，引药蒸气对准患处熏透 30 分钟，然后将药液、药渣倾入盆内待水温冷却至 50 度左右时，再进行坐浴 30 分钟，并用药渣（叶）擦洗患处。若内痔或混合痔，用药渣塞进肛管内数分钟，然后取出，每天 2～3 次，可连续 2～3 天，即可痊愈。对肛瘘或急性炎症者亦有效。

65.【五倍子洗剂治疗顽固性肛门湿疹】

药物组成：五倍子 30 克，蛇床子 30 克，紫草 15 克，土槿皮 15 克，白鲜皮 15 克，石榴皮 15 克，黄柏 10 克，赤石脂 10 克，生甘草 6 克，将上药入纱布袋中，扎紧袋口，放入锅中，加水 5000 毫升，煎成 3000 毫升后，取出纱布袋，将药汁倾入浴盆中，趁热熏洗，每日早晚各一次，轻者连洗一星期，重者 1～2 月左右。

66.【百部苦参汤治湿疹效好】

药物组成及用法：百部 100 克，苦参 100 克，五倍子 50 克，枯矾 2 克，食醋 20ml。先将百部、苦参、五倍子加水 500ml，文火煎至 1500ml，用纱布过滤后，趁热加入枯矾末，1 小时后再加入食醋备用。用时，先用温开水将局部皮肤洗净、擦干，再用消毒过的纱布浸入药液作局部湿敷，每天换药 2 次，一般 1 天见效，1 周内痊愈。

67.【云南白药治疗臁疮】

....

治疗方法：臁疮周围皮肤作常规消毒，创面以 1；1000 新洁而灭或双氧水棉球反复擦洗，去除异物污秽、脓性分泌物及坏死组织，取云南白药粉 1 瓶（4g）加庆大霉素注射液 3 支，（每支 8 万 u2ml）搅拌成糊状，取适量涂布于创面覆盖消毒纱布，用胶布或绷带固定，视创面感染程度，每日或隔日换药 1 次，有严重静脉曲张者，抬高患肢，自上而下，用阔绷带缠缚整个小腿。一般 5 天见效，10～20 天痊愈。

68.【田七马齿苋外敷治疮疡效好】

....

适应证：疖肿、痈疽、疔疮、痔疮等疮疡，症见恶寒发热，局部红肿热痛痒，或有包块，或疮面溃烂流脓血，流黄水等。虚证者加用扶正中药内服。

治疗方法：田三七 3～5 克，鲜马齿苋 50～100 克，先将马齿苋鲜草捣烂，再加三七末混合捣均匀，敷盖痛疮表面 0.5cm 厚，加纱布固定，每天换药 1～2 次。内外痔者间或午睡时用药，用纱布挤其汁挤入肛门内。

69. 【复方冰片合剂外敷治痈疮】

方药及用法：冰片（梅片）与复方新诺明以 2：1 的比例共研末，痈疮清洗后，撒敷在创面后，再予无菌纱布包扎，每日换药一次。以此法用于手术后感染，外伤感染，无名肿毒等屡用屡效。

70. 【铁海棠治甲癣】

方法：铁海棠茎杆近尖端部以刀削断取汁。包甲前，用刀片刮下灰化甲板，以汁涂盖整片指（趾）甲，稍干后用麝香风湿膏贴紧病甲即可。24 小时取下，每周 1 次，可连续 10 数次.

按：铁海棠，又名刺蓬花，番鬼刺，虎刺。多年生肉质灌木，多栽庭院花圃中，其茎、根、乳汁均可入药，性凉味苦有毒，具有清热解毒，排脓逐水之功，用治痈疮、肝炎、大腹水肿等。甲癣属中医学灰指（趾）甲，多由温热毒邪蕴积甲板，导致爪甲失却荣养所致。铁海棠乳汁配以麝香风湿膏，具有通窍活血，祛风除湿，清热解毒之功，此法简便，价廉、效佳，易于临床推广应用。

71.【治血管瘤验方】

方药配制：膏剂：新鲜系马桩茎 30 克，白矾 6 克，混合捣烂备用，散剂：五倍子 10 克，滑石粉 10 克，乳香 5 克，没药 5 克，黄柏 5 克，云南白药粉 5 克，黄丹 3 克，冰片 3 克。共为细末备用。

治疗方法：（附病历）患女，半岁，发现左腮部近口角处有 12cm×2.5cm 大的血管瘤，经医院诊为海绵体状血管瘤，因不愿手术用上方治疗。据血管瘤生长部位采用外敷贴治。局部常规消毒，将膏剂适量放纱布上贴敷患处，每日换药 1 次，一周后，瘤体溃破逐改散剂外贴，每日换药 1 次，8 天后，瘤体表面结痂，结痂脱落后发现较前缩小，如此反复交替使用膏散，瘤体逐渐缩小，直至与健康皮肤相平乃停止敷贴，观察数月，基底部只留轻微色素沉着与健康皮肤无异。

注：系马桩茎：学名短叶麦冬，其味苦，性微寒，功用清热解毒，治痈疽恶疮，白矾能蚀恶肉，消痈疽疔毒，两药相配，腐蚀恶肉，清热解毒效果更著，散药配方更有清热解毒，活血化瘀，去腐生肌之用。交替使用则消肿、蚀瘤、生肌、收口，去腐生新，相得益彰。

72.【治深部脓肿外敷法】

药物组成及治法：取大蒜瓣 100 克，芒硝 50 克，大黄 15 克，捣烂如泥状，搅拌均匀。病灶表面涂红霉素软膏，涂敷范围略大于病灶面，覆盖一层纱布，然后把芒硝大黄蒜泥均匀摊在纱布上，涂敷范围略小于红霉素软膏范围。表面再覆盖纱布，胶布固定，药物保留时间根据患者年龄、部位，保留时间不同，小孩皮肤幼嫩时间较短，约20～30分钟，成人相对较长，可保留1～1.5小时。若局部灼痛难忍，持续时间过长，往往可致皮肤产生疱疹。孕妇忌用。

适应证：本法适合腹腔、阑尾脓肿、背部、臀部、大腿部深部脓肿，伴不同程度发热者。

73.【花油粉治疗溃疡】

药物组成及用法：花生油，地瓜粉适量，冰片少许，将三味放器皿内，搅拌成糊状，装瓶备用。用法：溃疡面周围作常规消毒，溃疡面用双氧水棉球反复擦洗，去除异物，污秽及脓性分泌物，坏死组织，然后取花油粉液适量涂于溃疡面，覆盖消毒纱布，胶布固定，视创面感染程度每日可隔日换药1次。

74.【六黄散治疗皮肤感染】

方药配制：黄芩、黄连、黄柏、姜黄、大黄、蒲黄各等份，将上药碾成粉未备用。

用法：依据感染的不同情况，取上药粉适量，用50%酒精调匀外敷患处，每日1～2次。最长28次，最短5次。

75.【大黄紫草茶油治疗粉刺】

粉刺常见于面部,亦见于胸部及背部者,其发生最多见于鼻唇皱襞、额、颊,以及口唇的周围,顽固难治。下方可治,甚验。

外用药物:紫草、大黄各等份,研末入茶油浸泡,茶油以略高于药末为度,先搅拌后浸泡 3 ~ 6 天,然后用油搽患部,待病情控制后,如痒感消失,(尤以鼻部为典型)则每次于洗脸后,用少量的油涂脸。

内服药:适用于粉刺的高潮期:金银花 15 ~ 20 克,野菊花 15 ~ 20 克,地丁 15 ~ 20 克,蒲公英 15 ~ 20 克,天葵子 15 ~ 20 克,龙骨 30 ~ 60 克,牡蛎 30 ~ 60 克。

对于面部慢性久不愈者,可在外用药内加少量的蜂蜜,用时略取少许用开水稀释外搽。一般治疗 15 ~ 20 天痊愈。

76.【醋鸭蛋治疗寻常疣】

药物组成及用法:绿壳鸭蛋 7 枚,食醋适量。先将鸭蛋洗净,放入干净容器内,放入食醋至浸没鸭蛋,浸泡 24 小时,至蛋壳化尽,只剩蛋膜,取出,入笼内蒸熟,再换食醋浸泡 6 小时后服用,当天服完,可顿服,也可分多次服用,服食当天忌食盐、味精、茶叶、大蒜、葱、酱油。未效者,20 天后再服。

77. 【丝瓜叶治疗扁平疣】

扁平疣是由乳头状瘤病毒引起的常见皮肤病，多见于儿童及青少年，病程慢性，以丝瓜叶治疗扁平疣，收效甚佳．

药物与治法：取新鲜丝瓜叶（以秋季之叶为佳）适量洗净，捣烂取汁涂患处。亦可将叶放于手掌中揉碎涂擦患部，每日 2 ～ 4 次，连用 1 ～ 2 周，大多数涂药后 7 ～ 10 天皮损脱落，2 周后皮损消退。

适应证：扁平疣患者，无论大小，疾病初起或久病不愈者均可用本法治疗。

78. 【治扁平疣验方】

药物组成：当归 9 克，赤芍 12 克，柴胡 12 克，土茯苓 15 克，白术 9 克，甘草 3 克，丹皮 12 克，茜根 12 克，皂角刺 15 克，白蒺藜 12 克，薄荷 3 克。此方乃逍遥散之加减之方。

79.【活血化瘀法治疗牛皮癣】①

药物组成：当归15克，桃仁10克，红花10克，川芎10克，赤芍15克，茜草15克，紫草10克，土茯苓30克，生艾叶10克，蒲公英15克，麝香0.15克，苦参10克，黄酒适量，上述药物剂量成人一日量，小儿酌减，水煎早晚空腹服。麝香可直接冲服，每次0.075克，也可用布包放入煎好的药液中煮沸1～2分钟后将药汁饮下，黄酒可直接饮用。亦可兑入煎好的药汁内。疗程须1～4个月。

80.【搜风解毒汤加减治疗牛皮癣】②

内服方：土茯苓60～120克，白鲜皮10～30克，乌梅10～30克，薏苡仁15～30克，木通5～10克，防风6～12克，白蒺藜6～12克，蝉蜕6～12克，何首乌10～20克。清水煎服，每日一剂。血热重者加生地10～15克，赤芍10～15克，丹皮10～15克；瘙痒甚者加乌梢蛇10克，蜈蚣3条皂角刺10～15克；湿热重者加苍术15～20克，黄柏10～10克，苦参20克；合并感染者加金银花15～20克，连翘15～20克，大青叶20克；伴发热者加石膏30～50克。

外洗法：大枫子（捣碎）60克，大胡麻30克（捣），苦参60克，地肤子30克，水煎。待温浸洗患处。

一般用药30～50剂可愈。

81. 【黄芎碘液治疗花斑癣】

花斑癣又叫汗斑，是一种霉菌性皮肤病，以躯干为主，常累及头颈、四肢。好发于夏季。秋凉后逐渐好转，虽非大病，但不易见愈。尤以高温作业者，在汗出同时，奇痒难受，经反复应用"黄芎碘液"发现此药奏效快，疗程短，极宜推广。

一、药物组成：1、黄精浸泡液：取中药黄精，以100克浸泡在95%乙醇500ml内，三周后始可应用，浸泡时间愈久愈佳。2、川芎醇浸液：取中药川芎100克，浸泡95%乙醇500ml内，三周后始可应用，浸泡时间愈久愈佳。3、药用碘酒。4、水杨酸。5、薄荷油。

二、配制：先取水杨酸6克，倒入量杯，加入15ml黄精醇浸液；搅匀，使水杨酸全部溶解，再加川芎醇浸液70ml，碘酒15ml混合，然后滴入适量薄荷油，即成100ml"黄芎碘液"备用。

三、用法：令患者暴露汗斑区域（以夏季涂用最佳）蘸药液涂擦患区一遍，待自干后，再涂擦第二遍，以此作为一次。每日一次，个别严重病例可用两次。连用3～5天为一疗程，（若汗斑侵犯范围大，可分片进行治疗，涂擦后患者有隐刺痛的感觉，浴后涂用刺痛加重，涂用后虽刺痛加重，但几分钟后可自行消失）一疗程完毕，可见涂控部位有细小脱屑。脱屑后均显露正常皮肤。如个别地方脱屑不佳，待一周后继续下一疗程。

82. 【秘方治疗脓痂疹】

药物组成：青黛150克，黄柏120克，薄荷150克，冰片6克，人中白90克，黄连45克，硼砂60克。将上药碾为细末，瓶贮备用。

用法：将药粉用香油或菜油调面糊状，患处用 75% 酒精消毒，然后涂敷药膏，一般 2 ～ 4 次即可治愈。

83.【治烫伤验方】

....

药物组成：五倍子 30 克（沙炒微黄），生地榆 30 克，黄连 15 克，冰片 6 克。先将前三味研细末，再入冰片研匀，麻油或其他清油调成薄浆用毛笔蘸涂患处，每日 3 ～ 4 次，烫伤水泡较大者，用针管抽去泡内水后涂药，一般不须包扎。一般 5 ～ 7 天内治愈。

84.【复方胆草烫伤油治烫伤效好】

....

药物组成：龙胆草 15 克，黄连 15 克，黄柏 15 克，生地 20 克，地榆 20 克，甘草 10 克，白芷 10 克，紫草 10 克，当归 10 克，五倍子 10 克，刘寄奴 10 克，白及 10 克。上药加麻油 1.5 市斤，文武火煎至药枯，即用纱布滤出药渣，候冷贮瓶备用。

用法：创面采用暴露疗法，搽药前用无菌针头刺破水疱放出积液，感染面选用生理盐水清洗干净，勿剪除已撕破或未全撕破表皮，然后用清洁毛刷蘸烫伤油，搽涂烫伤面，一昼夜 10 数次。搽药时轻而均匀，以保油润为准，创面且勿用异物复盖，以防感染，创面出现棕黄色痂皮后，搽药次数可减至每日 5～6 次。

85. 【治疗中耳炎验方】①

药物组成：冰片 1.2 克，枯矾 1.8 克，苦参、黄柏各 3 克，香油 60 克，

配制方法：先将苦参、黄柏烤焦为末，冰片、枯矾研细。香油倒入铁锅内烧开后，冷却数分钟，再把上述药面倒入香油中调和即可，治疗时先用双氧水把患耳的脓液洗净，再用棉签拭干，用乳头滴管，棉签也可蘸取药液滴入患耳，一次 2～3 滴，一日 2 次，一般 2～3 天，炎症就可消失，痊愈，慢性者可 5～7 天愈。

86. 【治疗中耳炎验方】②

中耳炎是较为常见的疾病，治疗方法很多，有人用"核桃冰片油"滴耳治疗中耳炎收到良好的效果，现摘录如下。

药物组成：冰片 1.5 克，核桃油 5 毫升。

配制方法：将冰片细研，加入核桃油内，再将冰片核桃油混合液干净的小瓶内备用。

使用方法：先将耳内脓液及分泌物清洗干净，用棉签蘸净，用乳头滴管将药油滴入耳内，1日1～2滴，一日2次，一般3～5天可愈。

注意：配制药液的器皿和滴管一定要干净，经消毒后再使用。

87.【大蒜生葱治鸡眼】①

鸡眼是皮肤角质层受摩擦变厚，尖端向内压迫真皮乳头层内的神经末梢就会发生疼痛，使用一般外科切除或单用外敷疗法，很难根除，现介绍一个简便的治疗方法：

配方及治法：紫皮大蒜一只，葱头一个，食醋适量。先把大蒜于生葱洗净拭干压碎如泥；必须在使用时临时配制。

操作方法，患处作常规消毒，用手术刀或普通利刀，割除鸡眼表面的粗糙角膜层，以不出血或刚出血为度。接着用盐水（温开水2000毫升加盐5克），浸泡20余分钟，目的使真皮软化，以发挥药物的更大作用。干净布拭干将葱蒜泥塞满切口，用纱布、细崩带和胶布包好即可，每天或膈天换药一次，一般5～7天可愈。

88.【蜂蜡骨碎补膏治鸡眼】②

药物与用法：取蜂腊60克，骨碎补（研成细末）30克，先将蜂腊放溶器内熬化，加入骨碎补粉拌匀成膏状即成，用药前先将患处用温水浸洗干净，用刀片割除鸡眼表面粗糙角膜层，然后取一块比病变部位稍大软膏捏成饼，紧贴患处后用胶布固定。药后避免水洗或浸湿，一周后洗净患处，一般鸡眼可在6～7天内从穴窝中脱落。此后，再贴一次，待皮肤长好后即为治愈，若一次未脱落者，就继续重复治疗，一般2次可获痊愈。该药膏不刺激皮肤，能使角化组织软化脱落，且保护穴窝内肉芽生长。

89.【二黄膏治疗带状疱疹】

药物组成：雄黄、大黄各15克，柏树枝50克，冰片3克，麻油适量。

配制及用法：柏树枝烧炭，与雄黄、大黄共碾为末。麻油放勺内加热，待沸后倒入上述药末，待凉后加入冰片徐徐搅拌成糊状。将患处暴露，用药膏均匀地涂于皮损处，以不见皮损为度，外用敷料包扎，每日早晚各换药一次，换药时将旧药去掉。一般3天后疼痛消失，5天后结痂脱落而愈。

（三）妇科秘、验方

90.【精液过敏症验方】

药物组成：当归10克，蝉蜕10克，乌梅10克，僵蚕10克，益母草30克，鹅不食草 15 克，白蒺藜 15 克，太子参 15 克，黄芪 15 克，柴胡 15 克，川芎 6 克，丹参 20 克。每日一剂，清水煎服。每剂煎 3 次，前 2 次煎出液内服，第 3 次煎出液坐浴。（经期只内服，不坐浴）可连续用药 15～20 天，后可把药加工成粉，每服 5 克，每日 2 次，以巩固疗效。

91.【带下阴痒外洗法】

药物组成：苦参 30 克，蛇床子 30 克，白头翁 30 克，土茯苓 30 克，百部 15 克，川椒 15 克。

加减运用：局部充血明显并溃疡者去川椒，加黄柏 20 克；瘙痒甚者加苍耳子 20 克；滴虫性阴道炎可配合外塞灭滴灵；外阴白癜风加鹿衔草 60 克，地骨皮 20 克；外阴神经性皮炎者加食醋半斤；外阴湿疹加石榴皮 20 克，明矾 20 克

用法：上药加水 3,000 毫升，煎煮后 5～10 分钟，去渣（药渣备作第二次用，因一剂药可用二次），先熏后洗，共 15～20 分钟。坐浴时应将两腿分开，已婚妇女一小块纱布包好右手食指，然后伸入阴道口内，将前后左右穹窿内黏稠的分泌物反复排出。既能排出病原组织，又能使阴道扩张，药液能较多的进入阴道内，连用 3～6 天，每日 1～2 次，每洗完后均应换短裤衩。

92.【敷脐可治妊娠恶阻】

用中药敷脐治妊娠恶阻，敷药后轻者 1～3 天，重者 3～6 天，呕吐即可停止。疗效较佳。

方药与治法：丁香 15 克，姜半夏 15 克，焙干，研成细末，鲜姜汁调成糊状，敷于脐中，纱布覆盖胶布固定，24 小时更换 1 次。

93.【平安饮治疗妊娠呕吐症】

方药组成：代赭石（先下）15 克，姜半夏 10 克，谷芽各 10 克，五味子 6 克，莲子肉 12 克。

加减：虚寒者加党参、干姜；挟痰饮者加茯苓；兼肝热胎火者加黄连、竹茹、知母；兼气阴两虚者加党参、麦冬、南沙参。

用法：每日一剂，清水煎成 100ml，徐徐频服，胃寒者宜温服，胃热者宜凉服；难以食药者，先饮生姜汁 3ml 左右，或用鲜生姜去皮后，针刺数十孔，在舌面上摩擦数遍，或先针双侧内关穴 15～30 分钟后，随即饮药。

94.【痛经方治痛经效好】

痛经一症，临床常遇未婚者多，已婚者少，而瘀、实、热证多，虚、寒证少。痛经方结合辨证加减治疗痛经，疗效满意。

方药组成：香附10～15克，丹参10～15克，桂枝10～12克，川芎5克，泽兰15克，木香10克，延胡索10克，赤芍10克，红花10克。加减：小腹冷痛，经色淡褐，加炮姜6克，乌药12克；小腹两侧刺痛，经色鲜红者去桂枝，加丹皮10克，焦栀子10克；血量多者去红花加艾叶炭12克；有瘀块者加莪术10克；经色淡者加制附子10克；经后隐痛量少色淡者加黄芪1～20克，腰痛腰酸者加巴戟天10克，菟丝子10克，经血淋漓不畅者加桃仁10克，胁痛乳胀者加郁金10克，柴胡8克。

95.【四子益肾散治疗产后遗尿症】

产后遗尿症是指产后小便淋沥不能自止，甚至小便自遗，无力约束之症，用四子益肾散治疗效果颇佳。

药物组成及用法：覆盆子20克，菟丝子20克，沙苑子20克，桑椹子20克，淮山药30克，乌药30克，黄芪30克，柴胡10克，枳壳10克。上药研末备用，取上药末15克，加入枣汤20ml内冲服，每日3次，4天为1疗程，一般1～2个疗程。服药期间尽量控制饮水并忌食生冷油腻之品。

按：产后遗尿证，当属中医学虚淋范围，究其病因乃产后气血亏虚，日久及肾，累及膀胱，气化失约所致，故四子益肾，淮山药涩精气，乌药暖膀胱，黄芪补中气，柴胡升阳气，枳壳调脾气，大枣培中，诸药合用，共奏益气补肾，收涩培中之功，使肾有所主，水有所藏，约束有权，气化有常，遗尿得愈。

96. 【黄芪当归蝼蛄汤治产后瘀血性癃闭】

基本方：黄芪 30 克，益母草 30 克，当归 20 克，蝼蛄 12 个（酒醉死去足翅焙干研末，白米酒或黄酒送服），大黄 10 克，车前子（包煎）10 克，桂枝 10 克，怀牛膝克，炙甘草 10 克，清水煎服。

适应证：用于产后瘀血性癃闭，屡用屡验，一般 1 剂见效，2 剂病除。

97. 【陈公回乳汤效捷】

方药及用法：陈皮 30 克，蒲公英 30 克，甘草 15 克。清水煎服，每日 1 ～ 2 剂。

适应证：产后回乳，或停哺后，乳房胀硬疼痛，或乳痈初起。用此方回乳，患者多在 1 ～ 2 剂后回乳，本方药源丰富而价廉，性平味淡，使用安全，与麦芽回乳作对照，结果本方优点有：1、回乳效捷可靠，2、不会导致回乳不良而继发乳痈。3、不影响下次产后乳汁分泌，确具简、便、廉、效之特点。

98. 【蜂房银花汤治疗急性乳腺炎】

药物组成：蜂房 6 克，银花藤（鲜品 60 克，干品 30 克，或银花 10 克），丝瓜络 15 克，每日一剂，水煎 2 次，第 1 次煎液分 3 次内服，第 2 次煎液反复热敷搓洗患奶。如寒热往来显著者，加山芝麻 15 克，胀痛甚者加陈皮 5 克，效果更佳。后期若已化脓即不宜使用。

（四）儿科秘、验方

99. 【小儿消化不良验方】

处方：白术、车前子、诃子。

用量：一岁以内：白术 6 克，车前子 6 克，诃子 3 克。一岁以上：白术 10 克，车前子 10 克，诃子 6 克。

用法：水煎两次，早晚分服。也可放在碗里加水，做饭时放在锅里蒸。也可加些砂糖，小儿爱吃，可少量多次当茶喝。

方中白术补脾止泻，车前子利尿止泻，诃子涩肠止泻。三者配合，共同起到补脾助消化，利尿止泻的作用。

100.【疳积外敷内关穴治疗小儿疳积】

药物组成：桃仁、杏仁、栀子各等分，共为末，加冰片、樟脑少许，贮藏备用。

用法：取药末 15～20 克，用鸡蛋清调拌成糊状，干湿适宜，敷于双侧内关穴，然后用纱布包扎，24 小时去之。

适应证：面色萎黄，形体略瘦，烦躁易怒，好哭，时有低热，日轻暮重，口渴引饮，但饮之不多，胃纳欠佳，偏嗜香甜，大便稀薄，或不稀不稠，舌苔白腻等。疳症初、中期一般 1 次见效，少数患儿 2 次，最多不超过 3 次，每次间隔 2～3 天。

101.【小米制麦冬治疗小儿疳积】

凡小儿出现消化不良，食欲不振，肝脾肿大，肚腹胀满，消瘦骨软，面色无光，五心烦热，肚大青筋，指纹淡白，毛发干枯等现象，用之无不见效。

制法：将小米 8 两铺铁锅内，麦冬 1 斤摊于米上，加水超过 1 公分许文火加热，用物轻轻搅拌待水干至小米成糊状粘于锅底，麦冬即制成可用。

用法：2 岁小儿每日煎服 3～4 次，20 日用完，小者用量稍减。

102. 【治遗尿验方】①

药物用法：生龙骨 20 克，水煎取水，用水煮荷包鸡蛋，3 岁以下每次 1 个，3 岁以上每次 2 个，第二次龙骨 30 克，加入第一次煎过之龙骨同煮，如此逐日加入，常在 3 ～ 6 日生效。

103. 【治遗尿验方】②

药物用法：麻黄 15 克，海螵蛸 30 克，益智仁 15 克，补骨脂 15 克，石菖蒲 7 克，肉桂 8 克，共为细末，炼蜜为丸。每日 3 次，5 ～ 10 岁，1 次 3 克；10 ～ 15 岁，一次 5 克，饭后服，以 1 料药为 1 疗程，一般 1 ～ 2 个疗程可愈。服药期间，晚饭吃干饭，少喝水，夜间定时叫醒小便，养成小儿夜间醒来小便的习惯，愈后继续服药 1 天，以巩固疗效。

104. 【苦楝子、苦楝根皮治虫】

苦楝子塞肛①：

方法：用苦楝子1个，用温开水泡软，去皮后塞入肛门，每晚睡前一次，连用5天，塞后卧床休息，第2天早晨排出苦楝子。同床者须同时治疗，治疗期间每日用开水烫洗内裤，以绝感染之源。笔者经多年应用于临床无不奏效。

苦楝根片②：

取苦楝根皮1000克，粉碎，过120目筛，先称细粉250克，剩余粗粉煎煮两次，过滤去渣，两次药液共浓缩成膏，与细粉混合制粒，60℃以下干燥，加入滑料混匀，压片，每片0.3克。本品为淡棕色，功能驱虫，用于驱蛔虫、鞭虫、蛲虫、钩虫等，成人每服6～8片，空腹一次完。

105.【苦参雄黄外冶蛲虫症】

药物组成：雄黄3克，苦参3克，樟脑少许。

将上药研成细粉，用纱布包成小团，浸蘸香油或食醋，于晚间睡觉时塞入肛门口处，每晚1次，一般2～3次即效。

106.【吴贝散治疗腮腺炎】①

方药组成：吴茱萸12克，浙贝母9克，大黄9克，胆南星3克。共为细末。

用法：上药用醋调敷足心涌泉穴，患左敷右，患右敷左。双侧患病，左右均敷，每日换药一次。单用外敷药，一般 1 ～ 3 天痊愈占 2/3，因病情较重配合板蓝根针剂及退热剂者占 1/3。

107. 【流行性腮腺炎验方】②

一、内服方：板蓝根 60 克，夏枯草 60 克，紫花地丁 30 克。每日一剂，水煎分 3 次服。

方解：板蓝根清热解毒，凉血消肿，清涤咽喉；夏枯草平肝清热，软坚散结；紫花地丁凉血消肿，清除疫毒。合之，有清热解毒，消肿散结之功。

二外用方，用活蚯蚓 5 ～ 7 条，洗净，放入小碗内，再放入少许白糖，待 20 分钟后，即浸出溶液，将此溶液涂患处，每日 2 次，有清热解毒，散结消肿之功。

108. 【腮腺炎外治法】③

药物组成：赤小豆 30 克，大黄 15 克，青黛 30 克。

配制：先将赤小豆、大黄研细末，与青黛粉混匀分成 5 包（每包 15 克重）备用。

用法：取复方赤小豆散 1 包，与鸡蛋清两个调成稀糊状，用鸡毛（翅羽）蘸药液涂两腮。干后再涂，不拘次数。

109. 【急肾汤治疗小儿急性肾炎】

药物组成与用法：生地 12～24 克，木通 10～12 克，竹叶 6 克，甘草 6 克，白茅根 30 克，石苇 10～20 克，车前子（包）10～20 克，泽泻 10～20 克，黄芩 6～15 克，血尿明显者加藕节 7 个，发热者加金银花 12～30 克，连翘 10～15 克，每日一剂，加水 500 毫升，浸泡半小时，煎 2 次，每次煎 100 毫升，兑服，每服 100 毫升。

本方为导赤散加味而成，纵观全方，清热解毒而不伤正，利水消肿而不伤阴，通气活血而不留瘀，化瘀止血而不塞流，该方消除尿蛋白较快，一般 3～5 剂，尿蛋白即可消失，对消除红细胞和管型，用 3～6 剂即可消失。该方疗效确切，不留后遗症。凡急性肾炎属急热实证者皆可用之。

110. 【釜底抽薪散治小儿口疮】

组成：吴茱萸、胆南星、大黄。按 4：1：2。

用法：共研细末，用时将药末与陈醋（日常食用醋亦可）适量调成糊状，俟患儿晚上睡熟后涂敷于两足心（涌泉穴）外加纱布包扎，12小时后去之，据病情次晚再用1次。本方药味一般不作加减，用量可根据患儿年龄、病势按比例略事增减。

笔者多年用此方治疗小儿口疮多例，屡验屡效，是值得推广的好方子。

111.【抽薪散治疗小儿口角流涎症】

药物组成：吴茱萸三份，胆南星一份，研成细粉，装瓶勿泄气。

用法：临睡前，先洗净脚揩干，取药粉15克，用米醋调成粘厚糊状饼敷贴涌泉穴，男左女右，外用纱布包扎，每次贴24小时，一般3～5次即愈。

112.【姜、葱外敷治新生儿无尿】

姜、葱均为辛温走散之品，二者合用，其效更为显著，用姜葱外敷治新生儿无尿，是取其通阳化气，以收利尿之功。

方法及用法：生大葱去叶留白及须根约60克，生姜15克，共捣成饼状，放锅内加热，洒酒水少许，以助蒸气，翻炒至热取出，放手巾上包好，外敷关元穴处，使其辛热透散，50分钟后，尿液通畅而愈。但一定要注意，热度要适宜，以防烫伤皮肤。

113.【龟头、鳖头治疗小儿脱肛】

制作方法：将龟头或鳖头剁下后，用湿透水的湿纸包裹一层，再用胶泥封两个五分硬币厚度，纳入文火烧存性，取出待凉将泥和纸除去，研为细粉备用。

用法：小儿大便脱肛后，用温的淡盐水将脱出之段洗净，周围敷布上粉，然后托上即可，一般 2～3 次，严重者 3～4 次可愈。最多 2 个龟头或鳖头，每个龟头或鳖头可用 2 次。

114.【气管内异物验方】

气管异物在临床上虽不多见，但也偶有发生，多见于儿童，同时病情比较严重，甚至可以危及生命，根据病史和症状，一般都可以诊断。尤其是听到呼吸音有活塞样拍击声时即可表示气管内有异物，如果病史不详，主诉不明时，X 线透视出现阴影容易误诊为肺结核，应详细问诊和审症，诊断才能明确。中医用催咳打喷嚏的办法将异物从气管咯出，是个好办法。

方法：用活的大蜘蛛一只，放入鸡蛋内，外以面粉为糊裹住鸡蛋，放入火里煨熟，然后去蛋壳，连面粉焙枯为末，开水送服。一般在服后，病人接连喷嚏和咳嗽，可把异物咯出。

115. 【散寒止泻汤治疗婴幼儿腹泻】

临床体征：久泻不止，每日 10 次左右，粪质稀薄，多带泡沫，有时完谷不化，形寒肢冷，肌肉消瘦，面色萎黄，纳差欲吐，舌质淡红，苔白，脉细弱，指纹淡红。

方药及用法：党参（或太子参）5～8克，白术4～8克，茯苓4～8克，山楂4～8克黄芪～8克，鸡内金4～8克，薏苡仁4～8克，神曲4～8克，木香（后下）3～5克，砂仁（后下）3～6克，干姜、甘草各2～4克，每日1剂，清水煎服。2次煎液混合分多次口服。

116. 【单味莱菔子治疗便秘效好】

方药与用法：取莱菔子150克，（干燥无虫蚀）研为细末，装瓶备用。3岁以下患儿每次2.5克，8小时冲服1次。4～7岁每日4～5克，8岁以上每日6～10克，均12小时冲服1次。佐白糖适量调服。

117.【外涂止咳消喘膏治小儿咳嗽】

小儿风寒咳嗽临床颇为多见，因小儿服药不便，采用外敷疗法，小儿易接受。

方药与治法：肉桂30克，干姜30克，制附子30克，山柰10克，大黄10克。将上药共为细末，装塑料袋备用。以上为6天量。选双肺俞、双百劳穴。若哮喘加定喘穴一般男左女右单侧即可。临床应用时，患儿取俯卧位，选用上穴，加入生姜汁调成糊状分别摊在直径为5cm的油纸或塑料布上，贴在上述穴位处，用橡皮膏固定。

适应证：患儿咳嗽频作，痰白稀薄，恶寒无汗，发热头痛，鼻塞流涕，喉痒声重，或全身酸痛，舌苔薄白，脉浮紧，甚者气促鼻煽，听诊两肺可闻及散在的细小啰音，X线检查两肺可见点片雾状阴影实验室检查白细胞总数增多，中性粒细胞增加。

118.【升提散治疗小儿疝气】

药物组成：枳壳、乌梅、川楝子、石榴皮、小茴香、肉桂、吴茱萸各9克。

用法：上七味共为细末，以1岁儿为标准，每次5克，用乳汁或茶水调成软面状，制成2～5分币大小药饼。先将阴囊中的肠管纳入腹腔后，将药饼置于腹股沟上缘用纱布固定；内服0.3克，温开水调匀后服，随小儿的年龄增大而加大药量，内服量最大用至1克，用完1剂为1疗程。方中小茴香、吴茱萸、肉桂温肝肾，驱阴寒，川楝子、枳壳疏肝理气；乌梅、石榴皮酸敛收涩以固提。诸药配合，共奏温阳散寒，固涩升提之功。

（五）五官科秘、验方

119.【桂枝汤加味治疗过敏性鼻炎】

处方：桂枝 10 克，白芍 10 克，炙甘草 5 克，生姜三片，大枣 5 枚。另加葶苈子 15 克，蝉蜕 10 克，二味研末分 3 次吞服汤药送下，一日服完。

过敏性鼻炎又称变态反应性鼻炎，因对某些物质过敏所致，中医称为"鼻渊"。症状多鼻内发痒，打喷嚏、流清涕、流眼泪、头胀闷，病程长，也有反复发作，日久可致嗅觉失灵。其病因多因感受风寒或风热之邪，有虚有实，实证多系寒邪袭肺，热郁肺经（本虚标实）；虚证由于肺虚卫气失调，抵御外邪能力不足，风寒乘虚侵入而形成。方用桂枝汤调和营卫，其所以奏效者，在于加葶苈子、蝉蜕二味。考葶苈子入肺、膀胱二经，功能祛痰行水，下气定喘。蝉蜕入肺肝二经，其质轻性浮，有开肺平肝，散风清热，熄风定惊之效，二药一升一降，治节有权，营卫和，风浪静，故能痊愈。

120.【菊花猪心汤治中心性视网膜脉络膜炎】

药物组成及用法：菊花 30 克，猪心 1 只，将菊花塞入猪心内，加水适量，不用佐料，文火慢煲，熟透为宜，去渣吃肉喝汤每天一次，一般 3～5 次可愈。

按：中心形视网膜脉络膜炎主要表现为视物模糊。据《灵枢》"肝气通于目，肝和则能辨五色矣"的理论，究其病因属肝血不足，肝气失和为多，肝血不足，目失所养，故视物模糊，以因心主血，肝藏血，心血不足则肝无所藏。方中猪心为血肉有情之品，以形治形，补益心血而治本，菊花入肝经和肝明目以治标，二药合用，肝气得和，肝血得充，标本兼顾，眼疾乃愈。

121. 【中药熏洗治疗流行性结膜炎】

急性流行性结膜炎，俗称"红眼病"，易流行于夏秋之季，有较强的传染性，用中药熏洗效果很好。

方药及用法：菊花 30 克，薄荷 30 克，（鲜者效果更佳，用量均需加倍），将上药以清水洗净，尽量撕碎，入两层纱布袋缝口，把药袋置于约盛 500cml 搪瓷茶缸内，加入沸水加盖，稍焗数分钟，先熏后洗；患儿可不熏，待药液凉后，清洗患眼。每日 2～3 次，（成人 1 剂只用 1 次，小儿可把药液分次倒出，每日 1 剂）。

122. 【乌冰散治口腔溃疡】

药物组成：取乌梅（个大肉厚者佳）10 个，略焙之存性，冰片 5 克，分别研细过筛，搅匀装瓶密闭瓶口备用。

用法：用玻璃棒粘适量的乌冰散，敷于口腔溃疡面上，略觉微痛，流口水，成人患者在敷药前先用温开水漱口，小儿宜喂奶后，睡前敷药，日 3 ～ 4次，嘱平时多饮水，胃肠功能紊乱者，可用药调理，有其他全身症状者应对症治疗。

123.【山萸肉湿敷涌泉穴治疗复发性口疮】

药物与治法：干山萸肉 400 克，碾碎成末，陈醋 200ml 备用，每晚临睡前取山萸肉粉 10 克，有陈醋调成糊状，分别置于 3×3cm 干净纱布中央，敷贴于双足涌泉处，次日晨起揭开洗净，每 10 天为一疗程，连续湿敷 4 个疗程，其中每个疗程间隔时间为 10 天。经过治疗可获满意疗效。

www.ingramcontent.com/pod-product-compliance
Lightning Source LLC
Chambersburg PA
CBHW051750200326

41597CB00025B/4505